赵守真医案解读

ZHAOSHOUZHEN YIAN JIEDU

名誉主编　黄　煌

主　　编　苏巧珍

副 主 编　吕少华　李　哲　张新春

编　　委　郑春叶　梁宏风　王俊镔　乔寒子
郭　硕　陈丽纯　河文峰　叶諰斐
刘文琛　林朱贤　刘国辉　张世葳
姜洮洮　陈务华　张泽梁　李瑜欣
吴　瑜　胡丽娜　周嘉梅　黄飞霞
安　畅　兰彩虹　邱思婕

河南科学技术出版社

·郑州·

内容提要

一代伤寒名家赵守真，临床擅用经方，以四逆辈、理中汤尤为娴熟，其著作《治验回忆录》历经数十载畅销不衰，一直受到中医学界的推崇和喜爱。本书汇集赵老先生临床验案一百例，在叙述病证表现、辨证要点、诊断依据、处方准绳等完整病证治疗过程的基础上，借鉴全国名中医黄煌教授方证相应的临证思维模式，参考现代经方大家胡希恕、刘渡舟先生的学术观念，对每例医案深入解读，说理丝丝入扣，剖析跌宕起伏，解读畅快淋漓。为读者更为全面理解和掌握赵守真先生独具特色的治学理念与经验，进一步提高临床诊疗水平提供有益的帮助。

图书在版编目（CIP）数据

赵守真医案解读 / 苏巧珍主编. --郑州：河南科学技术出版社，2025. 4. --ISBN 978-7-5725-2034-1

Ⅰ. R249.7

中国国家版本馆 CIP 数据核字第 2025JP4403 号

出版发行：河南科学技术出版社
地址：郑州市郑东新区祥盛街 27 号　　邮编：450016
电话：（0371）65788613　65788628
出 版 人：乔　辉
策划编辑：赵东升　王婷婷
责任编辑：赵东升　王婷婷
责任校对：龚利霞
封面设计：田　甜
版式设计：崔刚工作室
责任印制：徐海东
印　　刷：河南文华印务有限公司
经　　销：全国新华书店
开　　本：720 mm×1020 mm　1/16　　**印张**：15.25　　**字数**：300 千字
版　　次：2025 年 4 月第 1 版　　2025 年 4 月第 1 次印刷
定　　价：68.00 元

前言

2020年初，特殊时期，人人居家，按时上班、下班，生活从忙乱突然变得很有规律，周末在家读赵守真先生的《治验回忆录》，医案之精彩，让我突然就很有下笔的冲动，读的过程中，我就在不断地想：如果这个病人是我首诊，我会怎样考虑？前医出现了误治，如果是我，是不是也会犯同样的错误？正确的治疗方法是什么？如何做到准确的方药选择？带着这一串的疑问，我开始写下了第一篇医案解读，并发在微信群“经方半月谈”里，得到了广大群友的热烈反响。于是我就想：“一个人的思维、学识毕竟是有限的，为什么不召集一群人来一起做这件事？大家集思广益、互相启发，这样岂不更好？”在这样的思想推动下，在群里号召了一下，组成了21人的作者群，开始进行了一个全新的尝试。

读古今医著，除弟子著跟诊老师的医案外，鲜有外人对医案作注并评论者。我们一群中医的后生，胆大妄为，对先辈的医案评头论足，实有不敬之嫌，心中不免忐忑。但仔细一想，赵老一生行医，精选医案著书立说，一定是希望对后辈有所启发，而能让大家启发最大、收获最多的方式就是把一个医案掰开了、揉碎了、翻来覆去、戴着放大镜地去读，最后消化为读者自己的东西，并能在实践中具体应用。这样，应该才算达到了赵老著书的目的。而当今的网络之发达，为一群人讨论一个医案创造了极为便利的条件，实系古今之未有，虽说参与讨论的每个人在赵老面前都是小学生，但21个臭皮匠，应胜过任何1个诸葛亮。因此，我就放任自己胆大妄为一次，把我们的解读及讨论详细记录下来，公之于众，希望能对学中医者有所启发。

2020年3月至7月底，我们以每天一篇、一周六篇的医案解读并整理的速度，按质按量地完成了整本医案的解读，但随着后续工作的繁忙及个人的惰性，医案的阅改被无限期地搁置了，在多次和出版社赵东升老师讨论后，终于在今年完成了全部医案的阅改。但由于本人学识水平有限，在解读及阅改的过程中不免有不当或曲解之处，恳请各位读者批评指正！

解读医案并阅改，多次有种不真实的感觉：就像我在跟诊赵老，而赵老不时地对此案进行点评分析，最后处方；而我在不停地提问。唯一不同之处就是我的提问是自问自答。需要说明的是，本医案解读及讨论中所有的处方及用药基本都是按全国名中医黄煌教授方证相应的思维来进行的，参考的主要观点大多来自现代经方大家胡希恕、刘渡舟及黄煌老师的经方著作。在这个过程中，受到了黄煌教授的积极鼓励和支持，也得到了我们编者组全体同仁的大力支持，没有他们，我一个人很难完成此本著作，而我本人的受益是最大的，在此表示诚挚的感谢！

需说明的是，医案40.2之后体例的改变是全体解读者在解读过程中认为这样的体例更适合现代年轻的中医人习惯，因此，做出了调整，敬请所有读者提出意见和建议，我们一定认真倾听，审慎修改。

最后，再次对所有参与此书编辑的所有工作人员表示诚挚的谢意！

苏巧珍

2024年8月于广州

目录

1. 伤寒变证

王新玉伤于风寒，发热怕冷，身疼汗出，服表散药未愈。转增腹痛泄泻，舌白润，口不渴；小便清利，一变而为太阳太阴并病。用时方平胃散加防风、桂枝，不惟前证未减，反益心下支结，胸胁满痛，口苦烦渴，再变而为太少二阳及太阴诸病矣。窃思证兼表里，《伤寒论》中之柴胡桂姜汤，病情颇为切合。其方柴桂发散和解，可治太少二阳之表；姜草健脾止泻，可温太阴之里；牡蛎开结住汗，有利气机之调畅；黄芩清热，蒌根生津，能清内在之烦渴。是一方而统治诸证。书方与之。否料患者又以病变时延，易(注：原书为简体“杨”字右半边，后均同)医而欲速效。医不详察证情，认为表实里热而迭汗下之，遂致漏汗洞泻，息短偃卧，而势甚危殆。又复邀诊，脉微欲绝，四肢厥逆，汗泻未已，不时转侧手扰，此属阴阳垂绝之象，亟宜通脉四逆汤挽将绝之阳，配童便敛将尽之阴，以策万全。

附子一两，干姜两半，炙草五钱。浓煎，冲童便少许。

频频灌下，自晨迄暮，尽二大剂，泻汗逐减。当子夜阳回之时，汗泻全止，身忽发热，是阴复阳回之兆。按脉浮缓无力，阴阳将和，邪气外透。乃煎桂枝汤加参续进，益气解肌，二剂热退人安。后以补脾胃和气血调理匝月复元。夫是病几经转变已濒于危，虽得幸愈，然亦险矣。

【解读】

本案初起诉伤于风寒，症状表现为发热怕冷，身痛、汗出，似属中风表虚的桂枝汤证，因初诊为他医，来诊时已属变证，因此初诊时舌脉未知，服表散药未愈，转增腹痛腹泻，可知病已入里，病邪入里有两种可能：病体素虚，医之误治致里虚。此患者腹痛泄泻之舌为白润、口不渴、小便清利，可见为合并太阴虚寒证，此泄泻之物必定为清稀不臭之品。方应选治太阳表证合并下利的桂枝人参汤，而此时医家考虑为湿滞胃腑之平胃散证合并太阳表证，因此，予平胃散加桂枝、防风以解表。此一误再误，患者又增心下支结、胸胁满痛、口苦烦渴之少阳热化证，因此赵老选柴胡桂姜汤既可解太阳表，又可温太阴里，同时有疏解少阳热证的一举三得的方剂。但病家病急乱投医，未服药又易医而治，他医以表实里热而又汗又下治之，使本就虚寒的身体阳气更虚，并使阴津受损，至此，患者阴阳两伤，脉微欲绝，四肢厥逆，随时有阴阳离绝之象。此时，赵老果断出手，以回阳之剂通脉四逆汤以回阳救逆固脱，加童便以救阴，并以频频灌下之法服之，以挽一线垂绝之阴阳。晨迄暮(约 12 小时)

两剂后，患者之危症终得缓解。至夜半天气阳回之时，患者身忽发热，此处说明赵老医治时患者已不发热，此发热是病进还是退还需要医者来判断，赵老的判断依据是汗泻止、脉浮缓，说明此发热为病退正气来复、邪气复归于表之佳兆，而脉无力，说明正气仍有不足，因此，予桂枝汤加参续进益气解肌，两剂后病情缓解。此时，是否应该继续医治，还是就此罢手？赵老以补脾胃和气血之品调理使身体复元来善后。说明此患者平素为脾胃不足之人，如不解决其脾胃的根本问题，患者再伤风寒，仍易入里。因此，中医治病，要解决根本性的问题，根据患者体质善后非常重要。

【讨论】

1. 如果初诊是我们自己接诊，我们会出什么方给患者？

读过全篇医案后，回想：患者初诊时"发热怕冷、身疼汗出"，并无热象，似乎选方桂枝汤较宜，当然此时说来已是"事后诸葛"。然医者此时宜根据患者平昔体质、当时神气、脉象有力与否来判断病情、选择用药。若畏风寒、精神疲倦明显，脉弱少力，即使脉数，宜加附子固护阳气，以利于祛寒散邪。

2. 患者服药后增加腹痛、腹泻，可能是服了什么方或者说哪一个表散方导致的？此时应该选哪个方更对症？

患者初诊"服表散药未愈，转增腹痛泄泻……"此或是初诊用药不当导致（可能是桑菊饮、银翘散之类）；也很有可能是本身疾病发展，初诊用药不误，但患者中阳不足，或感受寒邪偏重、迅速入里，也可能会出现此类病情转变。

3. 平胃散也兼顾了太阴证，为什么服了反而又增少阳热化症？

患者服药后增加腹痛、腹泻，应该是太阳阳明合病的葛根汤证？还是协热下利的桂枝人参汤证？这个又需要我们去做鉴别。《伤寒论》163条："太阳病，外证未除，而数下之，遂协热而利，利下不止，心下痞硬，表里不解者，桂枝人参汤主之。"此条中提出了"外热未解的表证、利下的里证及心下痞硬"，从原文观之，似以里虚寒证为主而兼有表虚发热。胡希恕老师对本方的解释为太阳太阴合病，而此处的太阳病应为太阳表虚的桂枝汤证。而葛根汤原文如下：《伤寒论》31条："太阳病，项背强几几，无汗，恶风，葛根汤主之。"32条："太阳与阳明合病者，必自下利，葛根汤主之。"《金匮要略》："太阳病，无汗而小便反少，气上冲胸，口噤不得语，欲作刚痉，葛根汤主之。"综合此三条原文，葛根汤的下利必兼太阳表证的无汗、恶风、项背强紧。而此患者有汗恶寒、发热，更符合桂枝汤证。因此，此时个人认为应选桂枝人参汤更合适。平胃散出自《太平惠民和剂局方》，原文："平胃散，治脾胃不和，不思饮食，心腹胁肋胀满刺痛，口苦无味，胸满短气，呕哕恶心，噫气吞酸，面色萎黄，肌体瘦弱，怠惰嗜卧，体重节痛，常多自利，或发霍乱，及五噎八痞，膈气反胃，并宜服。"从原文看，更多是反映寒湿阻滞中焦造成的呕恶、下利的症状，其所用药皆以燥湿为主，燥湿必伤阴，伤阴必化热，因此，出现了少阳热化证。

4. 病已至坏症明显，病势危殆，赵老选了通脉四逆汤加童便，如果单选四逆汤或独参汤可行不？有没生脉散的指征？

病至坏症明显时，此时个人认为四逆汤或四逆汤加人参、独参汤、生脉散皆有回阳固脱的功效，但通脉四逆汤比四逆汤干姜量增多一倍，附子用大者一枚，其回阳之力远大于四逆汤，因此，效果应更佳；而加童便起到引火归元的作用。单用独参汤可固欲脱之元气，但回阳力略显不足。生脉散缺乏温阳之品，使用指征不足。

5. 用通脉四逆汤加童便后出现身热，此时判断病情是否好转的依据是什么？

用通脉四逆汤加童便后出现身热，病是进还是退的指征赵老是根据患者的原诸症是否好转及脉是否和缓来判断。患者汗泻止、脉浮缓为病退正复的征兆。反之，若患者全身状况不改善，手足厥冷，昏沉不醒，再出现发热，则很可能阴阳将脱，不可如此乐观判断。此患者汗泻止、脉浮缓，因此，赵老判断为邪欲出而正不足，给予桂枝汤加参以扶正祛邪。

（解读　苏巧珍）

2020 年 3 月 1 日

2. 失表坏证

农民谢荆生，年二十五岁。先病感冒未解，寻又大便不利多日，但腹不痛不胀。诸医偏听主诉之言，皆斤斤于里证是务，频用大小承气汤。大黄用之半斤，芒硝达乎四两，且有投备急丸者。愈下而愈不通，病则日加剧矣。病家惧，因征及余。诊脉浮而略弦，问答不乱，声音正常。据云：口苦胁痛，多日未食，最苦者两便不通耳。细询左右，则谓："患者日有寒热，寒时欲加被，热则呼去之，两月来未曾一见汗。头身时痛，常闻呻吟，是外邪尚未尽耶？"吾闻之恍然有悟。是病始由外感未解而便闭，屡下未行。乃因正气足以驱邪，邪不内陷，尚有外出之势，故下愈频而气愈闭，便愈不通，此由邪正之相持也。如医者果能缜密审辨，不难见病知源。从其腹不胀不痛，即知内无燥结，况发热恶寒之表证始终存在，岂可舍表以言里。假使因误下而表邪内陷，仍不免于结胸，或酿成其他之变证，为害曷可胜言。幸其人体力健，抗力强，苟免如此。今当依据现有病情，犹以发汗解表为急，表去则里未有不和者。证见脉弦口苦，胸胁满胀。病属少阳，当用柴胡和解；头身疼痛，寒热无汗，病属太阳，又宜防、桂解表。因拟柴胡桂枝汤加防风。服后温覆汗出，病证显然减轻。再剂二便通行，是即外疏通内畅遂之义。遂尔进食起行，略事培补，日渐复元。

【解读】

患者为青年人，初诊感冒的医治从本案已无从探究，致数日不大便时可能多次易医求治（从“诸医”二字推断非一医），患者当时主诉应该是不大便数日，但是否描述阵发性恶寒发热未知（从后述可知从患病始此症始终存在），或者是诸医皆认为此发热症为里实证所致，但所有的医师皆着眼于不大便而频用大小承气汤，且大黄量大达半斤，甚则有寒下不效而改投温下的三物备急丸者。病情非但未解，而反加剧。因此，至赵老处就诊，此时患者阵发性恶寒发热，无汗，头痛、身痛，口苦胁痛，多日未食（可能是不饥？不欲食？），两便不通，但腹不痛不胀，脉浮而略弦。赵老依据恶寒、发热、无汗、头身疼痛，脉浮，证属太阳；而胸胁苦满、口苦、不食、脉弦辨证属少阳，予太少合并的柴胡桂枝汤加防风加强解表之力。服后汗出症减，再行 2 剂，则便通。后身体基本复元。达到了不用通便药而便自通的目的。

【讨论】

1. 赵老此例提出了大便不通除阳明腑实外的另一个原因——表闭里不和。问题来了：什么情况下辨为表闭而里不和的大便秘结？什么情况下为阳明腑证的大便秘结？

《伤寒论》208 条：“阳明病，脉迟，虽汗出，不恶寒者，其身必重，短气，腹满而喘，有潮热者，此外欲解，可攻里也；手足濈然汗出者，此大便已硬也，大承气汤主之；若汗多，微发热恶寒者，外未解也，其热不潮，未可与承气汤，若腹大满不通者，可与小承气汤，微和胃气，勿令至大泄下。”此条明确提出，如遇“发热恶寒”的表证，此时的热非“潮热”，即使汗出也不可予承气汤。本案患者在就医时明确存在发热恶寒的表证，因此，属大承气汤的禁忌证。另：仲景还在 209 条中提出诊断性治疗的鉴别之法：“若不大便六七日，恐有燥屎，欲知之法，少与小承气汤，汤入腹中，转矢气者，此有燥屎也，乃可攻之；若不转矢气者，此但初头硬，后必溏，不可攻之，攻之必胀满不能食也。”即可予小量的小承气汤，如汤入后转矢气者，方可判断为有燥屎，可予下之，如不转矢气，则说明此大便不通非燥屎所致，不可予承气汤。而该患者在诸医予大小承气汤皆不通的情况下可能都未问过服药后是否有矢气，因此，继续予加大剂量的野蛮攻下法，一错再错。

2. 患者至赵老处就诊时阵发性恶寒、发热，口苦、胁痛，多日未食，两便不通，是否应属大柴胡汤证？

大柴胡汤原文表述如下：“呕不止，心下急，郁郁微烦者，为未解也，与大柴胡汤下之则愈。”（103）“伤寒十余日，热结在里，复往来寒热者，与大柴胡汤。”（136）“伤寒发热，汗出不解，心下痞硬，呕吐而下利者，大柴胡汤主之。”(165)“按之心下满痛者，此为实也，当下之，宜大柴胡汤。(《金匮要略》)”从以上表述中可看出，大柴胡汤所致的大便不通应有“心下急”“心下满痛”“心下痞硬”甚则“呕”等实证，而此患者无此诸症，诉“最苦者两便不通”。按黄煌老师的方证总结，大柴胡汤的腹部应有硬满之象，因此，非大柴胡汤证。

3. 恶寒、发热、无汗，头痛、身痛，是否应属葛根汤证？

赵老在此处未合用葛根汤，可能考虑到葛根汤主治以项背不适为主的表证，而此患者为头身痛，因此，予加桂枝、防风之属，以及柴胡桂姜汤之方。

4. 此案带给我们的启示

通过此案我们有两个经验可以吸取：①如患者以大便不通为主诉来诊时，我们一定要注意患者是否有腹胀痛不适等阳明燥结症的存在及详细询问患者的兼证，及是否有表证存在，如有表证存在的情况下宜先解表，而非攻下；②如我们无法判断是否燥屎内结于里，可予小剂量小承气汤试探性治疗，如药后有矢气，则考虑燥屎内结，可予承气汤类方，如无矢气，则需另寻病机而转用他法。

(**解读**　苏巧珍)

2020 年 3 月 2 日

3. 寒闭失音

汪之常以养鸭为业。残冬寒风凛冽，雨雪交加，整日随鸭群蹀躞(dié xiè)奔波，不胜其劳。某晚归时，感觉不适，饮冷茶一大盅。午夜恶寒发热，咳嗽声嘶，继而语言失音。曾煎服姜汤冲杉木炭末数盅，声亦不扬。晨间，其父伴来就诊，代述失音原委。因知寒袭肺金，闭塞空窍，故咳嗽声哑。按脉浮紧，舌上无苔，身疼无汗，乃太阳表实证。其声喑者，非金破不鸣，是金实不鸣也。《素问·咳论》云：“皮毛者，肺之合也。”又《灵枢·邪气藏府病形》篇云：“形寒寒饮则伤肺。”由于贼风外袭，玄府阻闭，饮冷固邪，痰滞清道，治节失职之所致。治宜开毛窍宣肺气，不必治其喑。表邪解，肺气和，声自扬也。疏麻黄汤与之。

麻黄三钱，桂枝、杏仁各二钱，甘草一钱。

服后，覆温取汗，易衣二次。翌日外邪解，声音略扬，咳仍有痰，胸微胀。

又于前方去桂枝，减麻黄为钱半，加贝母、桔梗各二钱，白蔻一钱，细辛五分，以温肺化痰。续进二帖，遂不咳，声音复常。

【解读】

养鸭人汪氏起病原因先生归之贼风（外寒）、饮冷（内寒），须加注意者：汪氏整日奔波，劳伤阳气实为受邪起病重要因素。据我了解，此病不独寒冬之时、饮冷之后发作，一年四季皆有：我曾见多例护理人员夜班后发病，或女士月经期后发病者，询知受寒、饮冷因素并不突出，显然与劳伤阳气后受邪有关；我也曾遇初时似乎风热咽痛黄痰起病，服清解药或抗生素后失音，一派寒闭之象者。明乎此，则即便盛夏接诊，病者否认受寒饮冷，也不能排除寒闭之证。或者这样说更易理解：中医辨证乃“因发知受”，由患者呈现的多种症状，推求出其致病之邪属“寒邪”。

守真先生辨识此证属“寒闭（太阳表实证）”依据：受寒起病、恶寒发热、咳嗽声嘶、继而失音、身疼无汗、脉浮紧、舌上无苔。应当说明，此处舌上无苔并非光剥无苔，而是舌苔薄、洁净之意。再，据我体会，此类病者辨识为“寒邪”为病常见的证据尚有：形寒（面部缺乏光泽、畏恶风冷、厚衣裹束、自诉“出一点儿汗舒服些”）、口淡不渴或口干而喜微微热饮（自诉“烫一烫喉咙舒服些”）、舌润多津。顺便一提，形寒常是我接诊时最先发现的信号。

先生审察明白，以宣肺散寒之法，用麻黄汤顺利解决了患者失音，理法方药，一气呵成，此处不再赘述。

【讨论】

1. 本案患者初诊时有明确的受寒、饮冷的病因，症见风寒束表的症状和咳嗽的症状，可以用小青龙汤吗？

案中患者诊时见风寒束表的症状及咳嗽、声嘶的症状，结合患者发病经过，很容易联想到外寒内饮的小青龙汤。曾见《范文甫专辑》一书中载先生用小青龙汤治寒闭失音之法，取法《素问·阴阳应象大论》“因其轻而扬之”之义，“小青龙汤用量除半夏 9 克外，余皆用 0.9 克……开水泡服，复被取汗”，疗效甚佳，与此案有异曲同工之妙，因此，作者认为，初诊时患者可用小青龙汤。

顺便一提的是，我们用此类宣肺散寒之法可以解决失音，临床也常见“感冒”后听力下降，耳内有明显堵塞，检查出“中耳炎”之类的病例，审证有一派寒闭之象，也可以用此类宣肺散寒的办法解决，前人有“耳聋治肺”的经验，我曾遇一寒咳耳聋数月的患者，给服小青龙加附子汤后听力明显改善，印象深刻。

2. 临证中注意“金破不鸣”和“金实不鸣”的鉴别

赵老在此提出“金实不鸣”和“金破不鸣”两个概念，即提出失音一病分虚实两端，本案是典型的“金实不鸣”案，“金实不鸣”者伴随症状以实证为主，而“金破不鸣”伴随症状以虚证为主，因此，临证不可执着于宣肺（风寒或风热）之法，需根据患者的兼证进行辨证。曾遇有老人重病突发失音者，尤当重视。曾在病房遇一体瘦宿喘老人，某日午后突发失音，很快即陷入昏迷、消化道出血、高热、休克，当夜去世。此即“金破不鸣”之例。近期读到《徐批叶天士晚年方案真本》载有“凡痨病肾精内夺，每声哑而死”一语，实历练得来。

（**解读** 郭　硕　**阅改**　苏巧珍）

2020年3月3日

4. 阴虚挟湿

翟翁，年古稀，体甚健。嗜酒喜内，常服龟、鹿、参、桂之类调补，故自来鲜病。不料今冬伤于风寒，畏冷发热，身疼无汗，但舌紫绛，上笼白腻，津干口渴，心烦难寐，脉象浮数而无力。乃外感风寒而阴虚内热，即俗云寒包火之候。翁多欲阴亏，湿热久郁，兼之温补常进，不免助桀为虐。猝为风邪触发，故壮热烦渴诸象一时毕呈。然权其寒热轻重，犹属热重于寒，治宜辛凉疏表，滋阴清热为主。如清热而不解表，邪必内陷而助热；解表而不清热，则汗出伤津，尤易导热势之猖狂；又退热而不滋阴，则水不济火，其热未必可退。凡此种种，稍一失宜，皆能促成病变之恶化。故在治疗上以审认病体，辨清证情，区缓急、别轻重为要。再以用方而论，如大青龙汤主治内热外寒悉重之证；小青龙汤则主治表里皆寒而兼内饮之证；麻杏石甘汤则主治表寒里热挟有喘促之证；而对本证寒轻热重而阴虚挟湿者皆不合。再三审辨，选用越婢加术汤增液汤合剂。其方麻黄辛温发汗，石膏辛凉清热，麻石合用清解效力尤著；苍术辛燥祛湿，生姜辛散和胃，助麻黄以解表；大枣甘温调中，和协诸药；又虞麻、苍之辛燥伤液，佐玄、麦、生地之滋阴生津，转化其用。服药二帖，头身微汗出。虽外热得解，而脉呈洪大，舌紫腻化，湿又转热，口渴烦躁大增，火焰高张，颇有燎原之势。若稍延治，将出现神昏谵语之变证，亟当未雨绸缪，遏阻病机。乃随证处以人参白虎汤加竹叶、花粉、茅根、滑石大清气分之热，日夜进二大剂。次日脉现和缓，烦渴大减。舌尚紫红干燥，余热未尽，疏用竹叶石膏汤去半夏加蒌根、生地、滑石、茅根、芦根等滋阴清热润燥药。五剂热尽人安，舌转红润。仍服前药二剂，病大减退。最终进以和胃生津育阴之品，如大补阴丸加玄麦石斛及玄麦六味地黄汤与右归丸等轮服。同时增进营养，不一月而康强如初。

【解读】

本案患者基础信息：翟某，70余岁，既往体健，嗜酒而房劳过多，常服用龟板、鹿胶、人参、桂枝之类的补药。本次起病诱因以冬天伤于风寒，出现发热恶寒，身体疼痛，无汗，口干口渴，心烦，入睡困难，舌紫绛，白腻苔，少津，脉浮数无力。赵老此时考虑患者为外感风寒、阴虚内热的"寒包火"现象。原因在于患者70余岁多欲已致阴亏，湿热内生，而多服温补后则加重患者体内的湿热，外感风寒后则外热内寒之象毕呈，而体内壮热尤显，内热重于外寒。在此处赵老提醒大家，务必清热与解表并治。告诫后学："清热而不解表，邪必内陷而助热；解表而不清热，则汗出伤津，尤易导热势之猖狂；又退热而不滋阴，则水不济火，其热未必可退。"即只顾及本病患者的一个方面皆不能达到治病的目的，甚则导致坏病。并对大青龙汤、小青龙汤、麻杏石甘汤方证做了鉴别后分别排除，提出予越婢加术汤合增液汤合剂治疗。服药二帖后，至二诊时，患者外邪得解，但舌紫苔腻、脉洪大、口渴、烦躁之象显，说明病已入阳明、太阴，病至此，赵老即予人参白虎汤、花粉祛阳明热、生津止渴，予茅根、滑石祛太阴之湿而不伤阴，又予竹叶除烦。此处处方用量应较重(原文日夜进二大剂)，次日阳明之热即大解，脉缓、烦渴减；三诊时患者只留阳明余热，伤津之象仍有，仿仲景法赵老予竹叶石膏汤去辛燥之半夏，加蒌根、生地养阴清余热，继予滑石、茅根、芦根祛湿不伤阴。前后7剂药，病即大减退。至四诊时予和胃生津育阴之品大补阴丸加玄参、麦冬、石斛及玄麦六味地黄汤与右归丸轮服来针对患者的体质状况来善后。

【讨论】

1. 患者首诊时属于温病还是伤寒？

《伤寒论》第6条："太阳病，发热而渴，不恶寒者，为温病。若发汗已，身灼热者，名风温。"该患者就诊时明确存在畏冷发热、身疼无汗的风寒表证，因此，应属于伤寒，而非温病。但二诊时患者属"发汗已"的大热范畴，也可以说是温病。温病是对伤寒的补充，是不同时期疾病谱的不同特点。

2. 首诊时患者太阳、阳明、太阴三经病变并存，赵老予越婢加术汤加增液汤，药后患者表邪得解，而阳明热象甚，首诊是否可以加大清阳明之力，截断疾病的传变？

用"事后诸葛"的思维方式看此案，赵老原案中并未写明用量，按彼时医生用药习惯，推测可能石膏的用量在30～45克，作者妄自揣测：如一诊清阳明之力加大，像黄仕沛老师用石膏常加量至100克以上，并加知母，也就是合白虎汤，这样可能清阳明之力更强，可能就不会有二诊时"火焰高张，颇有燎原之势"的出现，可以直接过渡到三诊清余热利湿即可。

(**解读** 陈丽纯 **阅改** 苏巧珍)

2020年3月4日

5. 阴虚发热

姚妇，成友之室也。上月小产后，不慎风寒，遂致恶寒头疼，口渴无汗，身热如燔炭，小便黄短。服寻常感冒药，不得汗，热益炽，烦渴不寐。自犹以为外邪未尽，煎服表散药，再以盆盛沸水，患者赤身坐其中，外围草席，上覆以物，利用热气蒸发，果得大汗淋漓，但病仍不解，午后热增，肢倦神疲，卧莫能兴，人事虽清，而气短不能言矣。成君见状心慌，急足邀余，诊脉细数乏力，舌质紫红，干燥无苔，烦渴喜饮，壮热不退，其他如前状。成君曰："是否外邪未清，抑或内热炽盛，尚须汗之清之乎？"吾曰："尊室小产血亏，虽兼外感，不合峻发，只当滋阴祛邪以图缓解，而乃一再汗之不足，竟复蒸发大汗。盖汗即血也津也，夺血者无汗，夺汗者无血，故血愈亏则外热愈炽，津愈伤则口渴愈加；血不养心则舌燥而烦，已成阴分内虚阳热外发之象。"是时护阴生津犹恐不及，尚可汗之清之以重戕之耶？即使汗之清之，亦难获愿。譬之无根之水而欲长留，无源之井而欲不涸，乌可得乎？当今唯一前提，宜宗古人"诸寒之而热者取之阴"及"壮水之主以制阳光"之法，注重养阴，不在清热，一旦阴津充沛，则不求汗而汗，热不求退而退，所谓治病必求其本也。徐灵胎有云："盖发汗有二法，湿邪则用辛燥之药，发汗即所以去湿；燥病则用滋阴之药，滋水即所以发汗。"（按滋水即是滋阴，本证宜滋阴解热，职是故也。）尊室症状虽危，犹可图治，遂宗前法运用玄麦六味地黄汤加味：

玄参一两，麦冬八钱，生地两半，山药六钱，山茱萸五钱，丹皮二钱，茯苓一钱，泽泻一钱。另洋参五钱蒸兑，日服二帖。

五日后证无损益，因思滋阴最难，水到则渠成，病未增即药之匪误，嘱再守服原方三日，前后服药十六帖。

某夜热加微恶寒，烦躁不安，拥被呻吟而卧。成君认为证情剧变，又飞舆迎往，视其面热如醉，脉虽细数而较前有神，别无异状。谓曰："此为邪正相争，将作战汗，汗出则解，否则殆。不必服药，静以待之，须预煎参麦汤防其变。"夜半果大汗出，热遂渐退，神疲懒言，但欲寐，而脉细停匀。知病向愈，即以参麦汤灌之，戒勿惊问。此后改进大定风珠去麻仁加当归、山药等大补阴液，调养半月，身健如初。

【解读】

本案姚妇小产后当存血亏，血属阴，故素体阴津受损。气无形而寓于血中，气随血脱，气虚失固，则易感外邪。患者不慎风寒后，证见恶寒头疼，口渴无汗，身热如燔炭，小便黄短，此处舌脉未明，从恶寒、身热、头痛，属伤寒表实麻黄汤证，然又口渴兼见小便黄短，亦有阴津亏虚之内症，此处是否应仿案4选用越婢加术汤合增液汤已不得而知，只知患者服寻常感冒药仍无汗、热愈炽，且增心烦不寐。此时患家犹以为外邪未尽，自以为必须发汗方解，因此服表散药加热浴的发汗法，令其大汗淋漓，但病仍未解，热势变本加厉，阴愈虚而热愈炽，出现了“肢倦神疲，卧莫能兴，人事虽清，而气短不能言……脉细数乏力，舌质紫红，干燥无苔，烦渴喜饮，壮热不退”的阴津大亏之象。此时赵老初诊，分析：小产加误汗已使患者阴血内虚甚，阳热无根而外发，并对家属提出的“是否外邪未清，须汗之清之”的疑问指出：此时“护阴生津犹恐不及，尚可汗之清之以重戕之耶?”治疗上宜重在养阴，“壮水之主以制阳光”。用滋水发汗的方法服用玄麦六味地黄汤至八日十六帖，阴复而与邪相争，至夜半汗出热退，病渐向愈，后以大定风珠调养半月而痊愈。正如赵老所言：此病注重养阴，不在清热，一旦阴津充沛，则不求汗而汗，热不求退而退，真乃料事如神。

【讨论】

1. 本案中一诊时，应该选用什么方？案中的“寻常感冒药”可能是什么？

一诊时患者有恶寒、身热如燔炭、无汗、头疼(太阳风寒表证)，有口渴、小便黄短(阳明热而津伤之证)，似有越婢汤或大青龙汤的太阳伤寒加阳明热证的指征，因同时有津伤，建议在方中加增液汤以滋补阴津。考虑到作者所处的年代在新中国成立后，考虑案中的寻常感冒药可能为西药的感冒药或中医的祛风解表药。

2. 在解表不效而又强力发汗之后，在面对赵老处就诊时患者的情况，我们会如何考虑？能开出赵老的处方吗？

至赵老处就诊时，患者仍有高热，午后热增，烦渴喜饮，神疲，短气，舌质紫红、干燥无苔，诊脉细数乏力，壮热不退，其他如前(考虑是无汗、小便黄短)，此处应已无恶寒(从治疗后“某夜热加微恶寒”推断)。从以上症状推断患者阳明热证增且气阴两伤明显，临证时我可能会考虑白虎加人参汤加生地、玄参之属。断不会想到赵老的玄麦六味地黄汤以养阴血达到增液解表的目的。但赵老之功力颇深，在服药五日病无损益的情况下能坚持已见，认为“滋阴最难”，根据“病未增”来判断“药之匪误”，可见赵老的定见颇强，坚持嘱患者继续用药至八日夜间出现微恶寒、烦躁时，赵老根据“脉虽细数而较前有神”判断“为邪正相争，将作战汗”，后果如赵老所言，战汗而解。赵老的胆识，对疾病的精准判断及冷静处理都值得后辈深入学习。

3. 赵老处方时，单用六味地黄丸不加玄参、麦冬行吗？

本案中患者除小产的基础外，尚有误汗的津液亏虚之证，因此，加玄参、麦冬合六味地黄汤中的地黄即增液汤，可补误汗后的津液不足，应当效更佳。而六味地黄汤中的“三补”除地黄外，山萸、山药的补津液力皆不足，因此，加麦冬、玄参应效果更好。

（**解读** 河文峰 **阅改** 苏巧珍）

2020年3月5日

6. 阳虚感冒

朱君，中学教员。体羸弱，素有遗精病，又不自爱惜，喜酒多嗜好，复多斫丧(zhuó sàng，特指因沉溺酒色以致伤害身体)。平日恶寒特甚，少劳即喘促气上，其阳气虚微肾元亏损也明甚。1947 年冬赴席邻村，醉酒饱食，深夜始归，不免风寒侵袭。次日感觉不适，不恶寒，微热汗出，身胀，头隐痛。自煎服葱豉生姜汤，病未除，精神呈不振，口淡不思食，舆而来诊。切脉微细乏力，参之前证，则属阳虚感冒，极似《伤寒论》太阳少阴两感证。其麻黄附子细辛汤、麻黄附子甘草汤两方，殊不宜阳虚有汗之本证。以麻黄宣发、细辛温窜，如再发汗则足以损其阴津，病转恶化，此所当忌。遂改用桂枝加芍药生姜人参新加汤，又增附子，并损益分量，期于恰合证情：

党参五钱，桂枝、芍药、甘草各三钱，生姜钱半，大枣五枚，附子三钱。

嘱服三帖再论。

复诊，诸证悉已，食亦略思，精神尚属委顿，脉仍微弱。阳气未复，犹宜温补，处以附子汤加巴戟、枸杞、鹿胶、芦巴补肾诸品，调理善后。

【解读】

本病患为中学教员，平素身体羸弱，沉溺酒色，怕冷，动则气促，有遗精病，因此素体肾阳虚非常明确。因冬日夜醉酒饱食回家时候感受风寒而出现不恶寒，微热汗出，身胀，头隐痛，自煎服葱豉生姜汤后病未除，精神不振，口淡不思食至赵老处就诊。诊时赵老切脉微细乏力。诊时结合患者平素身体状况，赵老判断为阳虚外感，并用“极似”一词来形容与《伤寒论》中太阳少阴两感证的相似度。但在一番比较分析后指出本患者有汗，太阳少阴两感的麻黄附子细辛汤、麻黄附子甘草汤两方中的麻黄宣发、细辛温窜，易伤阴津，“殊不宜”阳虚有汗之本证。用之则易病转恶化，此所当忌。斟酌后赵老选用了具益气养血、调和营卫之功效的桂枝加芍药生姜人参新加汤，并加了附子以固护阳气。三剂后诸症皆愈，但唯患者素有的肾阳不足、精气亏虚而导致的精神不足及脉微弱仍在，予附子汤加补肾填精之品善后。

【讨论】

1. 这样的患者，其实在我们日常工作中经常碰到，发热、微汗出、头痛、身胀，不恶寒，精神差，不思食，脉微细乏力，如寒无寒，如热无热，临证中我们怎样去判断

患者是否阳虚外感？应怎样选方？

现在社会不同于交通、通信不发达的旧社会，那时看病的多为四里八乡相熟之人，对患者的生活习惯皆能有所了解，现代社会如患者不说，医者根本无从了解患者的平素状况，因此，自然会对患者基础状况的判断带来失误。该患者就诊时，不恶寒、发热、微汗出(似有里热)，头痛、身胀(说热邪攻冲所致好似也未尝不可)，精神差(热易伤津耗气好似也解释得通)，唯独脉微细乏力不可用热邪来解释。这就对医生的指下功夫提了一个很高的要求，看似热证而无热脉，提醒我们要在问诊上下功夫，进一步问一下患者平素的生活习惯及平素是否有恶寒怕冷等阳虚之象，如有此象，则可判为阳虚外感。判断阳虚外感后，我们应该怎样选方？《伤寒论》第281条："少阴之为病，脉微细，但欲寐。"乍一看，此条似是为此患者而设，那就应该在少阴篇中选方。《伤寒论》第301条："少阴病，始得之，反发热，脉沉者，麻黄细辛附子汤主之。"第302条："少阴病，得之二三日，麻黄附子甘草汤微发汗，以二三日无里证，故微发汗也。"这两个方很符合患者的情况，那是否应该选此二方治疗此患者呢？赵老给大家做出了鉴别，并指出此二方使用的禁忌证："麻黄宣发、细辛温窜，殊不宜阳虚有汗之本证"。此处可能赵老没点破的是此患者为素有遗精的失精家，用麻黄、细辛发汗伤津更伤精血。因此，赵老在仔细鉴别后选择了桂枝加芍药生姜人参新加汤加附子以温阳解表。此方出自《伤寒论》第62条："发汗后，身疼痛，脉沉迟者，桂枝加芍药生姜各一两人参三两新加汤主之。"刘渡舟老师对此条文的解释颇为合理："太阳病未经发汗的身体疼痛，是表不解；已经发汗后的身体疼痛，多为气血两虚，不能濡养筋脉所致。凡属表证的身疼，其脉应浮；属气血虚的身疼，脉多见沉迟而涩。气虚血少，充盈鼓动血脉的力量不足，故脉沉迟而涩滞不畅。表证身疼，治当汗解；汗后气血不足的身疼，则应温补，用桂枝加芍药生姜各一两人参三两新加汤治疗。"该患者虽只是经过葱豉生姜汤发汗，但结合患者的体质，即使未服此方，也不可予表散药，而应在解表同时顾护正气。赵老的做法给我们临证思维处方及方证鉴别做了很好的示范作用。

2. 为什么用附子汤善后不用四逆汤善后呢？

附子汤原文出处：《伤寒论》第304条："少阴病，得之一二日，口中和，其背恶寒者，当灸之，附子汤主之。"第305条："少阴病，身体痛，手足寒，骨节痛，脉沉者，附子汤主之。"组成：附子(炮，去皮，破八片)二枚，茯苓三两，人参二两，白术四两，芍药三两。该方从组成分析，本方所主治的身体痛为阴津不足所致(人参、白芍所主)；而骨节痛、手足寒、脉沉为阳虚有寒湿所致(茯苓、白术、附子所主)。该患者喜酒多嗜好，酒客多湿，是寒湿还是湿热是根据患者体质从化。该病素体阳虚，嗜酒后寒湿体质形成可能性大，"口淡不思食"亦不像湿热，虽然没有舌象可以验证，但更多症状指向寒湿。因此，考虑本患者为肾阳虚而有寒湿体质，故以附子汤为基本方善后温阳化湿更合适。而四逆汤以温阳为主，化湿利湿作用不强。

3. 该患者内有寒湿，善后用鹿胶等会滋腻不利于祛湿吗？还是临证时应分步来先把寒湿化了再进补呢？

以前，老师常给我们讲熟地滋腻，如有湿之人不宜用，同理，在此大家也有同样的担心，但我们分析一下六味地黄丸，既然补阴，为什么要加茯苓、泽泻利水？这说明水邪和阴虚可以同时存在。同理，鹿角胶益肾精、补肾阳，茯苓、白术、附子温阳祛寒湿，各司其职。附子与其说补阳，不如说温阳祛寒更合适，因附子善于通走，本身补性不及鹿角胶等药，此患者为失精家，予温阳祛寒湿的基础上加鹿胶以补肾精、温肾阳更好。此时患者的寒湿存在与肾精不足、阳气亏虚密不可分，因此，同步进行更好。

4. 本案其实涉及两个处方：桂枝加附子汤和桂枝加芍药生姜人参新加汤，两方的临证鉴别点是什么？

《伤寒论》第 20 条："太阳病，发汗，遂漏不止。其人恶风，小便难，四肢微急，难以屈伸者，桂枝加附子汤主之。"此方用于发汗后表阳亏虚，汗漏不止致津液不足之证。本方与桂枝加芍药生姜人参新加汤均可见发汗过多，但桂枝加附子汤证以汗漏不止为特点。桂枝加芍药生姜人参新加汤为营亏筋脉失养，以身体疼痛较突出。此案既有阳虚卫外不固，亦有营亏筋脉失养，因此若理解为表里两虚用桂枝加附子汤，再加参来补其津液也可以。观赵老处方芍药生姜并未加量，但重用了党参，或许以桂枝加附子汤加人参来理解赵老此处用方更合适。

5. 赵老用桂枝新加汤为什么不加芍药的量？为什么生姜减量？

桂枝新加汤主要是治疗发汗后津液受损所致之证，本案显然亟待解决的主要问题是外感，枝枝新加汤加大芍药量显然是为营津亏损而设，本案中患者以外感证为主，加大芍药量恐不利寒邪外出，减生姜意在减其发散之力，以防伤津。

（**解读** 叶譞斐 **阅改** 苏巧珍）

2020 年 3 月 6 日

7. 热邪内闭

黄翁冠三，自奉甚丰，有病辄喜温补，以为年老体衰，非此不可，医亦以此逢迎之。1947 年夏月患泄泻，腹鸣作痛，日十余行。自视为虚，蒸参汤代茶饮。医不审其证，徇（xùn）其意，疏予理中汤，利益甚，更增赤石脂、禹余粮固涩之，利得止。此后胸腹胀满，呕不能食。易医，犹以为虚，给服香砂六君子汤，意在调气止呕健脾进食。讵知三剂后，目合欲睡，口不能言，不烦不躁，渐见昏厥。更医数辈皆寒者温之、虚者补之之意，进退十余日，病无增损，遂尔停药，日惟以参汤养之。由其内兄何君之介，百里迎治。患者僵卧如尸，面色枯黄，唇红燥，肢虽厥而气不短，目白珠有红丝，珠虽鲜动而神光朗然，舌苔老黄刺裂，两手脉若有若无，足脉三部按之现有力，腹部硬满，热气蒸手。问大小便？其妻曰：大便日下稀黄水，小便赤短，均甚臭秽。并谓其夫自某友留饮后，归即腹泻，泻止即病如斯。因知该病先伤于酒食，则泻非虚泻。不为消导，反进温补，以致愈补则邪愈固，内热结聚，阳不外越，故肢厥而不温；胃热不降，逆而上冲，故神昏不语。证为热邪内闭，自非攻下清热不可。无如耽于酒色，肾阴亏损，兼之热久伤阴，不胜攻伐，攻之则有虚脱之虞，不攻则热无外出之路，证情若此，宜策出安全，乃仿古人黄龙汤遗意，以大承气汤加玄参、生地、麦冬，貌虽近增液承气汤而微有不同，此则调气宽胀之力为大。

玄参一两，生地一两，麦冬五钱，大黄四钱，元明粉(另冲)三钱，枳实二钱，厚朴二钱。

兼吞牛黄清心丸一颗，并蒸力参五钱备防不测。

当守服前药，不二时，患者腹鸣如鼓，旋泻数次，继复大汗出，突现虚脱象征。即将参汤灌下，同时温粉扑身，顷间汗止。午夜阳气回，厥止发热，四肢能自移，目能视而口不能言，此内邪已动而阳气外出之象，佳兆也。次晨，脉现细数，舌苔黄燥退，色呈紫绛，证似大减，但尚神昏不语，阴分极虚，一时难复。改处大定风珠大滋阴液，加犀角、石菖、莲心开窍清热，日服两剂，四日神清能言，可进稀粥少许。舌不绛，气短息微，肢倦乏力。因余热已清，专重养阴，只服大定风珠原方，不另加味，十日能起床行动。又随进杨氏还少丹(改汤)半月，并吞杞菊地黄丸，遂竟全功。此病一误再误，能斡(wò)旋而安，亦云幸矣！

【解读】

本案黄翁平素耽于酒色，自认为年老体衰，有病喜温补，而医家多逢迎患者心理而顺承之，自觉体质很好(似富贵之家，此处说明患者平时温补暂未见其害)。此次适逢夏月从某友处“留饮后，归即腹泻”，日十余行。自认为虚导致的腹泻，因此，自蒸参汤代茶饮，并请医生诊治后予理中汤，结果，利不减轻，反而加重，此时，医仍认为此为固涩无力，予加赤石脂、禹余粮固之。利止而邪无出路，阳明气机不利，胃气上逆，致出现胸腹胀满，呕不能食。至此易医，皆未反省是否前治有误所致，仍奉患者意或判断为中焦虚而失运所致，以香砂六君子汤，病情不退反进，致愈补则邪愈固，阳明腑气浊邪上犯清窍，而见神昏。至此，病家心急，更医数名，皆以补剂为之，十余日病情始终不见好转，病家遂停药仍以参汤养之。请赵老诊治，赵老诊时，见患者神昏，不烦不躁，面色枯黄，肢厥，两手脉若有若无似有少阴证阳虚不足之象；但查患者唇红燥，气不短，目白珠有红丝，目珠神光朗然，腹部硬满，热气蒸手，舌苔老黄刺裂、足脉三部按之有力，加之患者妻子诉“大便日下稀黄水，小便赤短，均甚臭秽”，赵老判断此为热邪内闭的真热假寒证，病情的发展与前医的不断温补有关，致邪无出路，热邪内结于阳明，“热深厥亦深”，肢厥为热盛深伏，阳气内郁不能外达所致。此热唯有攻下方可泻内热，结合“伤寒六七日，目中不了了，睛不和，无表里证，便难，身微热者，此实也，急下之，宜大承气汤。”考虑到患者有耽于酒色肾阴不足的基础，为防攻下带来的虚脱之患，以大承气汤加增液汤通腑泄热，养阴生津，配合牛黄清心丸清热开窍醒神。赵老早已预料药后气随津脱之虞，因而备下参汤于泻后服下，至此，阳回厥止。赵老根据患者脉细数，舌苔黄燥退，色呈紫绛考虑证大减，但尚神昏不语，阴分极虚，一时难复。予大定风珠一派补阴之药大补阴液，并加犀角、石菖、莲心开窍清热，直至热清后专注补阴后阴阳两补以善后。

【讨论】

1. 在临证中如何判断“真假寒热虚实”？

本案赵老接诊时神志不清，不烦不躁，四肢厥冷，面色枯黄，一派阴象。很容易被医者当阴证论治，事实证明，患者经历的诸医也都是按这样的思路予温补法而治之。可见临证中很多假象障眼。赵老在此处对临证如何判断真假寒热虚实给做了一个很好的示例：察患者面色、四肢、神态后，再进一步看巩膜颜色、目珠神光、摸腹部的虚实及温度，问二便的性状及气味，看舌苔颜色及津液情况，进一步摸趺阳脉。而以后者为内里寒热虚实的判断标准，最后判断为邪热内闭，予攻下清热的方法清患者的内热，使阳复厥止。关于厥与热的关系，《伤寒论》原文第 335 条有具体论述：“伤寒，一二日至四五日，厥者必发热；前热者后必厥，厥深者热亦深，厥微者热亦微。”因此，在临证中常能见到热邪内伏而四肢厥冷的现象，切不可见厥即判为阳虚而予温补法，疗效往往适得其反。

2. 本案中初诊时患者以腹泻就诊，面对这样的患者，我们应如何问诊？如何处方？

腹泻的患者在临证中常见，《伤寒论》第 159 条：“伤寒服汤药，下利不止，心下痞硬。服泻心汤已，复以他药下之，利不止。医以理中与之，利益甚。理中者，理中焦，此利在下焦，赤石脂禹余粮汤主之。复不止者，当利其小便。”从中可以看出理中汤为治腹泻的常用方，如理中汤不效，则考虑利在下焦，当予赤石脂禹余粮汤。本案中医者确实也如法炮制处理，结果，止了泻。说明赤石脂禹余粮的固涩功效甚佳。但从后来病情发展看，这样的固涩止痢法是错误的。理中丸所治的腹泻应为泻下清稀之物，不臭，腹部喜温喜按，其效佳。本患者从后文其妻的描述可知患者泻下清稀，但其味臭秽，当初诊时是否腹硬满从文中无法判断。在这里提醒我们，如腹泻患者，除了大便的性状外，大便的气味也是一个很重要的判断寒热的标准。该患者因友人留饮后致腹泻，且泻下清稀臭秽之品，应属胃肠积滞所致，初诊时可能根据情况选保和丸、枳实导滞丸之类更合适。

3. 赵老选用的大承气汤加增液汤与黄龙汤有何区别?

赵老在文中提到,仿黄龙汤遗意,以大承气汤加玄、地、冬(增液汤)为方。黄龙汤出自《伤寒六书》,组方为大黄、芒硝、枳实、厚朴、当归、人参、甘草,主治阳明腑实,气血不足证。本案中患者有阳明腑实热证,同时阴津亏损甚,黄龙汤中当归性甘温,入血分,恐助邪深入。故以玄地冬代替黄龙汤中当归、人参、甘草,甘凉清热,更彰养阴生津之效。

(**解读** 刘文琛 **阅改** 苏巧珍)

2020 年 3 月 7 日

8. 暑邪内闭

刘修齐远商零陵,闻母病,冒暑遄(chuán)归,则病已愈。但未几日,晚餐毕,修齐倏然神昏仆地,口噤不语,四肢厥冷。举家睹状惊惧,迎医多人救治,有谓少阴厥证,药宜温补;有谓痰闭气厥,法宜涤痰调气;有谓热邪固闭,治应清暑开窍。议论纷纭,莫衷一是,因之远道延余商决。吾视其人肢虽厥而头身甚热,呼吸气粗,目珠呈现红晕,脉轻按则无,重按则细数有力,唇紫红,舌苔黄燥,有时咳一二声,喉中无痰鸣。揆(kuí)思证非少阴寒厥,亦非痰闭气厥,乃如某君所云暑邪内闭之候也。《内经》"厥深热深"之说可为佐证。如因厥而视为痰闭,药用开提,为害尚浅;若视阴证而用温补,则抱薪救火,死不旋踵矣。现以清暑开窍为治,先用紫金锭磨浓汁,另益元散调开水兑服一大盅。约三时许,目开呻吟,尚难言语,再灌以前药二盅,日晡所神清能言,四肢厥回,身反发热,口渴引饮,脉现洪大,知其内闭已通,热向外发,正宜乘势清透之。药用人参白虎汤加瓜蒌、薄荷、青蒿、连翘、芦茅根等煎服,每日二剂,连服三日,内外热邪均退。再以竹叶石膏汤清余热,生津液,调理旬日即安。

【解读】

本案属厥证范畴。《黄帝内经》论厥证甚多,大概可分为两类表现:一种是指突然昏倒,不知人事,如《素问·大奇论》说:"暴厥者,不知与人言。"另一种是指肢体和手足逆冷,如《素问·厥论》说:"寒厥之为寒热也,必从五指而上于膝。"《伤寒论》和《金匮要略》论厥,主要是继承《黄帝内经》中手足逆冷为厥的论点,如少阴四逆实证的四逆散证(少阴病,四逆,其人或咳,或悸,或小便不利或腹中痛,或泄利下重者,四逆散主之)和少阴虚证的四逆汤证(少阴病,脉沉者,急温之,宜四逆汤;吐利汗出,发热恶寒,四肢拘急,手足逆冷者,四逆汤主之)。后世医家在内经、伤寒的基础上，把厥证分为外感发厥和内伤杂病厥证，更是明确提出了气、血、痰、食、暑、尸、酒、蛔等厥，病因病机一目了然，提醒我辈治厥必治病求本。细读本案，患者突然晕倒及手足逆冷两证并见，彼时各医家议论纷纭，莫衷一是，有只见患者四肢厥冷即以为少阴厥证，论曰药宜温补（此处的少阴厥应属少阴虚证之四逆汤证）者；也有误以为痰闭气厥，法宜涤痰调气者；亦有谓热邪固闭，治应清暑开窍者。赵老诊治前案中四诊举证不详，我们无法仅凭倏然神昏仆地、口噤不语、四肢厥冷而揣度其病机，至赵老临证时见患者肢虽厥而头身甚热，呼吸气粗，目珠呈现红晕，脉轻按则无，重按则细数有力，唇紫红，舌苔黄燥，有时咳一二声，喉中无痰鸣，辨非少阴寒厥（气息不微、唇不淡、舌苔黄），亦非痰闭气厥（喉中无痰鸣），赵老判断如某君所云暑邪内闭之候也。文中虽未提及患者昏厥前是否有疾病先兆症状，但根据赵老提供的四诊和结合暑气当令（刘修齐远商零陵，闻母病，冒暑遄（chuán）归），反推患者昏厥前当有大汗、口渴、头晕或胸闷等中暑先兆。至此，理法方药立现，赵老以清暑开窍为治，先用紫金锭磨浓汁解暑开窍，另益元散祛暑清热利湿、安神。约三时许，即目开呻吟，虽尚难言语，知药已对症，效不更方，再灌以前药二盅，日晡所神清能言，四肢厥回。厥回后，身反发热，口渴引饮，脉现洪大，知其内闭已通，前方开窍药需中病即止。今热向外发，赵老巧妙易方，药用人参白虎汤加瓜蒌、薄荷、青蒿、连翘、芦茅根等药乘势清透之，每日二剂，连服三日，内外热邪均退，病已向愈。大概思及暑多夹湿易缠绵反复，以及暑热阴伤，赵老最后以竹叶石膏汤清余热，生津液善后，调理旬日即安。

【讨论】

1. 少阴厥、痰厥和暑厥（暑邪内闭）易于区分，为何首诊诸医会莫衷一是？临证时我们要如何做到不误诊？

看似容易区分，但患者常有假象呈现，就像此案中之患者，神昏不躁，四肢厥冷，脉轻按无，一切都指向患者为阴证而非阳证。但当时的医生水平应该也参差不齐，或者是不能仔细触诊增加临床辨证线索，故诸医莫衷一是。本案再次提醒我们，临证遇到神昏的患者：一要观察患者整体状态和面容，要看唇色、舌色、目睛是否带红；二要视患者气息急缓；三要问患者（家属）大便情况；四要摸四肢是否冰凉，按肚腹是否灼热、鼓胀、压之疼痛；五摸脉要注意浮取沉取的力度，并要注意趺阳脉。只有做到这几点，阴阳方向上才不会犯错，即不会误诊。临床上厥证多见，心源性休克、中风昏迷、病毒脑昏迷、重度中暑休克等皆属于厥证范畴，临证需四诊合参仔细辨证论治方可避免误治。

2. 本案中赵老予清暑开窍后患者神志转清、厥止，但出现了大热、口渴、脉洪大的阳明热盛之象时，单予白虎汤是否可行？加人参的用意何在？

在我们所学的《方剂学》中白虎汤的四大主症：大热、大渴、大汗出、脉洪大，似与此证十分符合，但张文选老师《温病方证与杂病辨治》一书中在认真对伤寒原文推敲后明确提出：白虎汤的方证为：脉浮滑数，或洪大数，自汗出，心烦；而白虎加人参汤明确为白虎汤证加口渴。即白虎汤证未必有渴，而白虎汤证见大渴必加人参。人参为治津枯而渴的要药。因此，在此处赵老选择了白虎加人参汤为主方是十分契合病机的。

3. 本案与案7从症状来看有很多相似之处，但案7为热邪内闭，本案为暑邪内闭，临证如何区分？

暑为阳邪，暑易伤津耗气，这个特性与热邪是共同的，因此，暑邪、热邪在临证中有很多共同之处。但不同的是，暑易夹湿，易夹秽浊之气。从这个角度上讲，又有少许不同。本案的发病季节及发病前的冒暑的经历是一个非常重要的鉴别点，提醒我们临证时一定要对患者的病史进行详细询问。另：本案中患者无腹胀拒按的特点，说明邪热之气未结于阳明腑中，这也是两案选方不同的重要依据。

4. 本案赵老予紫金锭合益元散清暑开窍，为什么不选温病三宝？

紫金锭又名玉枢丹，出自宋·王璆《百一选方》，原文："治痈疽恶疮、汤火蛇虫犬兽所伤，时行瘟疫，山岚瘴气，喉闭喉风，久病劳瘵；解菌蕈菰子。"本方组成由山慈菇、红大戟、千金子霜、五倍子、麝香、雄黄、朱砂组成，皆为毒性较大的药物，以祛秽浊为主，更适合暑厥、瘟疫。而温病三宝之安宫牛黄丸以黄连解毒汤为主要成分，清热力强，适用于那些热邪入心包而致昏迷的患者；紫雪丹以镇潜药为主，紫雪丹适用于伴高热惊厥、手脚抽搐、烦躁甚至昏迷的患者；而至宝丹以芳香开窍为主，对于昏迷深重伴发热痰盛，表现得不声不响的患者更为适用。诸方虽都有清热开窍之功，但各有其特点和侧重，有是证用是方，不能替代。

（**解读** 林朱贤 **阅改** 苏巧珍）

2020年3月9日

9. 大汗亡阳

谭长春，男，45岁。患疟疾，经治多日获愈。曾几何时，又突发热不休，但口不渴，喜拥被卧，神疲不欲动，此为病久正虚之证，治宜温补。无知医者不察脉证虚实，病情真假，只拘泥于翕翕发热而用麻桂妄汗之，遂致漏汗不止。身不厥而外热愈炽，惟蜷卧恶寒，厚被自温，不欲露手足，声低息短，神衰色惨，证情严重，病家仓皇无计，由族兄某建议邀吾。至时，人已不能言，汗犹淋漓，诊脉数大无力，面赤，身壮热，舌白润无苔，不渴不呕，审系阴寒内盛阳气外格，属诸戴阳一证。治宜回阳抑阴,阳回则阴和,阴阳和则汗敛也。因思伤寒论中之通脉四逆汤及茯苓四逆汤,皆回阳刚剂,若以汗多亡阳而论,则通脉四逆又不如茯苓四逆汤回阳止汗之力大,遂用大剂茯苓四逆汤以图挽救。

茯苓八钱,生附六钱,干姜五钱,野参(另蒸兑)四钱,炙草三钱。

煎好另加童便半杯冲服。

上方实系通脉四逆、茯苓四逆两方化裁而合用之。一日夜进药三帖,午夜发生烦躁,刹那即止,渐次热退汗停,按脉渐和有神。次晨口能言一二句,声音低微,气不相续,此时阳气虽回,气血犹虚,改进十全大补汤(桂枝易肉桂)温补气血。后又随加破故纸、益智仁、巴戟、杜仲等温养肾元,服药半月,病体全复。

【解读】

患者为中年男性,发病前曾有疟疾经治痊愈史。此次急性发病,发热,恶寒(从喜拥被卧推知),口不渴,疲倦,是否有汗未知,因初诊不是赵老,舌脉未知。单从症状看,患者似太阳少阴合病,符合"少阴之为病,脉微细,但欲寐也"的提纲证。宜选麻黄细辛附子汤或麻黄附子甘草汤。而当时医者却予麻桂剂发汗,遂致患者漏汗不止。患者汗出却身热不退,壮热,面赤,恶寒、蜷卧,汗出淋漓,声低息短,精神疲惫,舌苔薄白润,脉数大无力。赵老仔细察看患者后指出,患者阴寒内盛(神衰色惨、恶寒、声低息短、口不渴、舌白润无苔、脉无力),格阳于外(壮热、面赤、大汗、脉数大),属"戴阳"。治宜回阳抑阴,在茯苓四逆汤与通脉四逆汤鉴别后,处方大剂茯苓四逆汤。因用了大剂附子、干姜,赵老的解释为茯苓四逆汤、通脉四逆汤两方化裁合用之。用量上,赵老予24小时内进药三剂,服药后患者午夜发生一过性烦躁后热退汗停,脉有神。但因仍有声低、气短,赵老考虑阳气虽回,气血尤虚,予改十全大补汤加减善后,半月后,病体全复。

【讨论】

1. 这名患者初诊于他医时的情况以发热、恶寒、口不渴、神疲为主,这样的病例其实我们临床上也常有,这样的误治在临床中也常见,我们怎样才能做到不误治?

该患者初诊于他医处时,医者看到了患者的发热、恶寒、口不渴的太阳表寒证,却忽略了患者的神疲,甚至脉微弱(此脉象为推测)的少阴证,这样的现象我称之为选择性忽略,由惯性思维导致,我在临床上也常犯这样的错误,因此,医生眼中只看到了太阳表证,选择了麻桂剂发汗,结果导致误治。赵老在此提醒我们,对外感的患者,临床时要重视患者精神及脉象,注意患者表面实证背后的虚象,方可全面考虑,不致误治。

2. 患者至赵老处就诊时发热(高热)、汗出不止、恶寒、蜷卧,人不能言(无力

言)，面赤，此时，我们应如何判断他是真热？真寒假热？

常常是纸上谈兵易，临证实践难，该患者在前医误治后于赵老处就诊时，壮热、大汗出、面赤、脉数大（至于是否能摸到脉无力要看医生的指下功夫了，但大多数可摸到），很容易让医生想到白虎汤，但当我们看到患者似有实热证之象时，还要注意患者的神疲、声低息短、恶寒、口不渴、舌白润无苔的阳气虚之象，如指下功能摸到脉无力就证据更加充足。当阳气虚与壮热象同时出现时，就是真寒假热。气息的粗短、舌苔的黄燥或白润、脉象的有力无力、腹部的体温及腹肌的力量，都是我们判断患者本体虚实的标准。

3. 在判断戴阳证后，赵老选择了通脉四逆汤合茯苓四逆汤加减化裁，为什么不可以直接用茯苓四逆汤？

《伤寒论》第 69 条："发汗，若下之，病仍不解，烦躁者，茯苓四逆汤主之。茯苓四两，人参一两，附子一枚（生用，去皮，破八片），甘草二两（炙），干姜一两半。"第 317 条："少阴病，下利清谷，里寒外热，手足厥逆，脉微欲绝，身反不恶寒，其人面色赤，或腹痛，或干呕，或咽痛，或利止脉不出者，通脉四逆汤主之。甘草二两（炙），附子大者一枚（生用，去皮，破八片），干姜三两（强人可四两）。"从原文可以看出，两方皆有虚阳上越的情况，茯苓四逆汤为汗下后的烦躁，而通脉四逆汤是下利清谷、反不恶寒而面赤。而用量上最大的不同是附子一枚变为大附子一枚（约增加 10 克）、干姜一两半加量至三两。而甘草剂量不变，合现在剂量应是附子 30 克、干姜 45 克、甘草 30 克左右，赵老在本方中虽未用至这么大剂量，但看赵老日服三剂药，剂量已超本剂量了，可想而知，赵老确实是想予大剂温阳以回阳，但考虑到此患者大汗的情况，茯苓四逆汤回阳止汗作用强，但其中附子、干姜量相对较小，温阳回阳力差，因此，予两方合一。

（**解读** 刘国辉 **阅改** 苏巧珍）
2020 年 3 月 10 日

10.1 类中风(一)

唐翁道彰，家素丰，重享受，喜肥甘，多内欲，外表虽硕胖，而内实虚乏也。1946 年冬以儿婚操劳，气血暗耗，肝火内炽，心烦不寐，又尝煎服参汤。昨因事赴城，经营未遂，黎明又徒步驰归，感受风露，已觉不适，煎服十全大补汤调养。不意夜餐未竟，自谓恶寒头疼，合衣即睡，次早时晏未兴，家人近视之，僵卧声鼾，身热燔灼，呼之不应，进入昏迷状态。一家惊惶失措，遣伻迎治。抚身壮热无汗，切脉数而欠力，目光晶莹舌绛干燥，蜷卧默然，间有咳声。然以脉证分析，外感风寒而内闭热邪，何以知然？盖其人壮热无汗，蜷卧时咳，乃太阳表证；兼之筹谋失意，肝气不舒，郁久而成热，且数进补剂，致使外邪内热，锢闭其中，无从发越，转而合流横逆，上扰心主，故舌绛干燥，神昏不语。其证有类于中风而实非中风。若言治法，一宜解表以疏肌腠，一宜开窍以清内火。表解则血脉畅，火清则神志明，双管齐下，始易奏功。当处以《古今录验》续命汤，方中麻桂解肌透汗，川芎通络活血，参草补中益气，杏仁降气化痰，石膏大清胃热，去干姜之辛热，加香附之调气，水煎顿服。三时许微汗出，揭被展肢，目启不能言，神识犹不清，时以手捺其头，知其头尚痛也。日晡药再进，夜半汗稍多，热退大半，再前方减半服之。

复诊：脉见浮缓无力，热已退尽，舌干不渴，曾大便一次，小便黄甚。此时外邪已解，内热未清，更宜肃清余邪，用四逆散加玄参、生地、蒺藜、栀仁之类，清热滋阴，调肝疏气。日服二帖，三日后，头已不晕，脉略有力，起立行动能自如，舌转白润，口知味，能食饭半小碗，精神尚不佳，身极疲倦，宜服滋阴和胃益气诸药，如玄参、熟地、麦冬、石斛、枸杞、首乌、橘皮、砂仁之属，进退调理匝月，神采焕发，肌肉丰腴，较昔为健。

【解读】

这是名老年男性，素体肥硕，喜肥甘，又多内欲（与现代很多人的生活方式很像）。起病前曾有过度操劳后服人参、十全大补汤病史，操劳、筹谋失意后又感受风寒，突发恶寒头痛后出现神昏，僵卧声鼾，身热燔灼，壮热无汗，间有咳声，舌绛干燥、脉数无力（颇似现代的中枢神经系统感染）。赵老分析病情后指出：患者高热、无汗、蜷卧（注意“蜷”字表达的是患者因恶寒而本能地蜷缩身体的动作）、间咳为风寒表证；舌绛干燥、神昏不语为热邪不得发越，内扰心主的表现；患者脉数而无力，结合病史，有气血不足的本。赵老提出表里同治的治法，一宜解表以疏肌腠，一宜开窍以清内火。予《古今录验》续命汤，其中麻桂解肌透汗，川芎通络活血，参草补中益气，杏仁降气化痰，石膏大清胃热，去干姜之辛热，加香附之调气，水煎顿服。进 1 剂约 3 时许后微汗出，神志好转（揭被展肢，目启，以手按头等动作可知），再予 1 剂，夜半汗稍多，热退大半，再前方减半服之。二诊时患者经汗后脉见浮缓无力，热已退尽，舌干不渴，曾大便一次，小便黄甚，此时应神志已清（舌干不渴应属患者自诉，故推知）。患者外邪症状已不存在，内热仍未彻清，赵老结合患者病前情况有气机郁滞的因素，用四逆散加玄参、生地、蒺藜、栀仁之类，清热滋阴、调肝疏气以肃清余邪。三日后头已不晕，行动如常，身极疲倦，用滋阴和胃益气药如玄参、麦冬、熟地、石斛、枸杞、首乌、橘皮、砂仁等，1 个月后痊愈。

【讨论】

1. 患者当时神志不清，问诊一项不能很全面，临证时，对神志不清的患者如何

获取四诊资料？

中医四诊分为望、闻、问、切，神志不清的患者无法问及其感受，那就尤其要注重望、闻、切三诊，望诊包括望神、体态、面色、汗出的多少、唇色、舌色、大小便的颜色性状等，比方此案中赵老从患者蜷卧推知患者的恶寒；闻诊包括患者的体味、口味、大小便的气味，闻患者咳嗽声音的高低，有痰无痰等；切诊除了摸脉，还有很重要的切腹，尤其神志不清的患者，摸腹的软硬、按压的反应非常重要。只有这样，才能获取更全面的四诊资料。此案中患者的体态对赵老判断有表证是非常重要的线索，提醒我们认真观察患者尤其重要。

2. 二诊时患者外邪已解，余热未解，赵老选择了四逆散加清热养阴之品以肃清余邪，但从症状看不出患者有肝气郁结的征象，临证时我们会选择赵老一样的思路开方吗？

赵老在此案第一诊时即分析，患者为操劳心烦加生意不遂而致肝气郁结的因素导致发病，因此，在外邪得解，内热已清大部之后选择了疏肝理气、滋阴清热之品。在我们临证时，常规的思路是大热之后，余邪未清，常会选竹叶石膏汤以清余热、养阴生津，即使问及患者发病前的诱因，我可能也想不到需用四逆散加减以疏解肝气，还是会选择竹叶石膏汤清余热，单从患者疲倦、舌干、小便黄、脉浮缓无力的症状来说，竹叶石膏汤也未尝不可。不过，赵老在此处疏肝理气、滋阴清热应该更高明。

（**解读** 张世葳 **阅改** 苏巧珍）

2020 年 3 月 11 日

10.2 类中风(二)

吾友刘汉芳之戚金翁，倏尔中风，伴而往视。翁性喜酒嗜内，身体肥胖。昨日酒后卒中仆地，不省人事，移之床，僵卧如尸，已两日矣。其面热如醉状，身有微热，视其目神光莹然，舌苔黄燥，脉沉而弦数，腹胀满如鼓，重按之，病者额露皱容，似有痛征。问二便，侍者曰："小便黄短，大便三日未行。"余正沉思间。汉芳君曰："据证判断，乃阳明燥结热传心包之候。忆《洄溪医案》中风门有此类似证象，用祛风至宝丹而起，似可仿而行之。"吾笑相谓曰："君不行医而能知医，言中病机，吾当师徐氏遗法而变通其方，拟三化汤加牛膝、石菖、赤芍，配清心牛黄丸一颗，以达成解表清心开窍通府之目的。"头二煎接进，约四时许，腹雷鸣，大便遍床，口作呻吟，问之不应，腹犹如鼓。其地道虽通，而胃热未尽。当晚原方再进，昧爽又腹泻一次，腹始松软可按，目能自启，舌苔黄燥减薄，口欲言而不能言，脉犹微弦而数。汉芳君又曰：

"胃热减轻,证象好转,但宜舍下而治上,张锡纯氏之建瓴(líng)汤与证符合。"余曰:"治当如是。"该方为镇敛清降之品,热降则脑清,脑清则神明,服之当效。依据张氏原方分量与服。二剂果然识人能言,舌转和润,口知味,能进稀粥少许,尿长而黄,乃热气下降之征。再于前方加减:生地八钱,赭石、山药、旱莲草各四钱,地龙一钱,知母、茵陈各三钱,牛膝六钱。

再五剂,脉趋和缓,能起床活动。改方五味异功散加首乌、山药、女贞子、当归、芍药、内金之类,调气和胃益阴。服食月余,体渐健好,未再服药,嘱以饮食调养。然因珍摄有方,历十余年而以他病故,享寿七十五。

【解读】

本案为一老年男性,喜酒而过度房劳,身体肥胖。本次起病诱因为饮酒之后,出现卒中仆地,不省人事,僵卧如尸,面部潮红,身有微热,目光炯炯有神(此处应为翻开眼皮视之),腹胀满如鼓,重按之,患者有皱眉,小便黄短,大便三日未行,舌苔黄燥,脉沉而弦数。赵老据证判断,乃阳明燥结热传心包之候,遂拟三化汤(厚朴、枳实、大黄、羌活)加牛膝、石菖、赤芍,配清心牛黄丸一颗,以达成解表清心开窍通府之目的。连续二煎饮毕,约四时许,腹部雷鸣,大便排出许多(不自知),口中已有呻吟声,但问之仍不应,仍然腹胀如鼓。赵老借此案例提示我们,其大便虽通,但如腹犹胀如鼓,说明胃热仍未尽,当需继续通腑泄热。故于当晚原方再进,黎明时又腹泻一次。这时,腹部开始松软可按,患者可以睁开眼睛,但只是可以张口而不能言语,其舌苔黄燥减薄,脉犹微弦而数。此时赵老提醒我们,腹已不胀,不可再行承气类方,但患者仍不能言,舌仍有热象,脉仍有数象,不可将热归之于阳明胃腑,调转思路,推测患者仍有面热如醉,热邪在上,因此宜舍下而治上,宜引上浮之阳热下行归于元阳之地。予选张锡纯之建瓴汤(组方:山药、怀牛膝、生赭石、生龙骨、生牡蛎、生地黄、白芍、柏子仁)以镇敛清降,热降则脑清,脑清则神明。服用二剂后,患者就可以认识人并能言语清晰,可吃稀粥少许,尿长而黄。赵老判断此尿黄乃热气下降之征。此时,再于前方增强滋阴清热之力而减镇潜药物;再五剂,脉趋和缓,能起床活动。此时赵老考虑患者平素嗜内,喜酒,肾精亏耗,湿热内生,后天不足,气血不充,改方五味异功散加首乌、山药、女贞子、当归、芍药、内金之类,调气和胃益阴。服食月余,体渐健好,未再服药,嘱以饮食调养。历十余年而以他病故,享寿七十五。

【讨论】

1. 本案与前"热邪内闭"案和"暑邪内闭"案在赵老接诊时的状态大部相似,在临证中如何鉴别?

"热邪内闭"案和"暑邪内闭"案强调的是邪气闭于内而致的神志不清、唇舌红燥、胸腹灼热，阳气不能通达于外的四肢厥冷之象。本案患者卒中仆地后神志不清，也有舌黄燥、大便不通、小便黄短的内热伤津之象，但无四肢厥冷之象，因此，不属“厥证”范畴，赵老称之为“类中风”。在治疗方面，赵老更注重通窍，从三化汤加牛膝、赤芍、石菖蒲（石菖蒲功效重在开窍）合清心牛黄丸可推知。

2. 患者在一剂药头二煎进后出现腹雷鸣、大便畅至遍床，此时，我们是否应遵守“下利即止”的原则而改服他方？

在本案中，可以看出赵老在头二煎患者下利后根据患者“腹犹如鼓”而选择继进一剂，直至患者出现腹部松软可按才停止利下改服他方。在这里，赵老提示我们是否进一步用下法的指征不是患者是否已下利，而应以是否“腹犹胀”及“可按”为指征，一旦患者出现腹部松软，压之不痛，即刻换药。

3. 本案中，赵老予“三化汤加牛膝、石菖、赤芍，配清心牛黄丸一颗，以达成解表清心开窍通府之目的”，然而在本案的症状中，表证如何辨出？

三化汤出自《素问病机气宜保命集·卷中·中风论第十》，原文：“中风外有六经之形证，先以加减续命汤，随证治之，内有便溺之阻格，复以三化汤主之。浓朴、大黄、枳实、羌活（各等分）。如麻豆大，每服三两，水三升，煎至一升半，终日服之。以微利为度，无时。”对中风的论述如下：“论曰：经云风者百病之始，善行而数变，行者动也。风本生于热，以热为本，以风为标，凡言风者热也。……治须少汗，亦宜少下，多汗则虚其卫，多下则损其荣，汗下各得其宜，然后宜治在经，虽有汗下之戒，而有中脏中腑之说。中腑者，宜汗之，中脏者，宜下之。中脏者，唇吻不收，舌不转而失音，鼻不闻香臭，耳聋而眼瞀，大小便秘结，皆曰中脏也，其治多难……若忽中脏者，则大便多秘涩，宜以三化汤通其滞。”本书成于金代，原方配羌活考虑与当时医家对中风的认识多与“外风”有关而配，而赵老用原方是遵原文之意而选全方，因此，在这里以解表表达其义。在此案中，无明确表证，个人观点，不用亦可。

4. 本案二诊中，选用“建瓴汤”的指征？

本案之二诊选建瓴汤的指征，应重在大便通畅后，脉仍弦数，面热如醉，小便黄短（从用建瓴汤后小便长而黄推用之前仍小便黄短），说明有阴津不足而热上冲于头的征象，此时，按教材应予羚角钩藤汤、天麻钩藤饮之属，赵老在此处选建瓴汤，此方生地、淮山、白芍滋阴之力加牛膝、代赭、龙骨、牡蛎引热潜热下行，正好合此患者之病机，实践证明疗效甚佳，而天麻钩藤饮、羚羊钩藤汤以清肝热、平肝阳为主，滋阴力不足，在此应效果不佳。个人观点：“面热如醉、小便黄短”应是赵老用建瓴汤的指征。

（**解读** 姜洮洮 **阅改** 苏巧珍）

2020 年 3 月 12 日

11. 中风瘫痪

曹君，县之富商也。嗜酒耽色，膏粱自奉，然以经营称意，豪放日加，而精气以此暗耗焉。近以鹡鸰(jí líng)迭丧，营业一再败北，日夜筹思振作，无如颓势已成，一蹶难起，因是神思大伤，郁抑于心，日借酒以自遣。1948 年初春某夜赴友宴会，席未终，欻(xū)然晕仆，神昏不语，身体强直。多经急救，至明始苏。嗣即半身不遂，偃卧在床，神呆流涎，言语謇涩，大异往昔之精明气象矣。诸医以其夙昔酒色是务，商业劳心，属诸气血虚损，日进温补之剂不效。又经西药注射诸法亦不效，遂此停治。数月后虽渐有恢复，能坐能食，而言涩身瘫流涎神呆诸象则如故。近由其家人伴来零陵中医院医治。诊脉弦滑，舌白腻，头部青筋暴露，常需人按捺，胸胃间抚按有膨满状，溲黄便结，其他诸证存在。查其人先伤于酒色，后则劳心忧思于营业，由于水亏不能养肝，肝旺则气益逆；血虚不能营筋，风动而血上冲，故中风之证成，瘫痪即中风之后遗证也。按之古人文献多有阐述，如《素问·疏五过论》："始富后贫，虽不伤邪，皮焦筋屈，痿躄为挛。"又《素问·通评虚实论》："仆击偏枯，……肥贵人，则膏粱之疾也。"《灵枢·刺节真邪》篇："虚邪偏客于身半，其入深，内居荣卫，荣卫稍衰，则真气虚，邪气独留，发为偏枯。"《金匮要略·中风历节病脉证并治》有云："夫风之为病，当半身不遂，……中风使然。"后贤对此亦有精切之论说，李东垣谓："凡人年逾四旬气衰之际，或忧喜忿怒伤其气者，多有此疾。"张三锡云："中年肥盛富贵酒肉辈，头时眩晕，手足作麻，久久不治，必成偏枯。"诸节论述本病皆由情志忧伤、酒色厚味而起，曹病亦不逾此由。虽其人病久气虚，血凝经络，但胸胃满胀，痰涎壅塞，当先涤其痰涎以治其标，再则益气通络以治其本，后则和其气与培补脾肾以作善后处理。现衡量证情，拟予回春瓜蒌枳实汤(当归、茯苓、瓜蒌、桔梗、陈皮、黄芩、贝母、木香、甘草、栀子、砂仁、枳实、生姜、竹茹)，除去苦寒之栀、芩，加祛风之天麻、钩藤，连服四剂。涎唾减少，胸胃宽舒，神识视前清明，而头疼身瘫则若前。改疏王清任补阳还五汤：

生芪四两，归尾二钱，赤芍钱半，地龙一钱，川芎、桃仁、红花各一钱，煎冲猴枣散、竹沥。

通调气血，清涤痰涎。服至十帖，手足活动，身能转侧起坐。又三十余帖，人事始清，身亦健旺，可以起床沿行，独步则感歪斜不稳。改服归芍六君子汤，吞送六味地黄丸。历时兼旬，言语复原，步履不须扶持。后进十全大补汤加狗脊、加皮、枸杞、菟丝饼之类，调理两月，言动完全自如，欣然归去。是时仍可从事经营，卒以不慎起居，劳忧过度，又于次年再度中风不醒而逝。

【解读】

本案患者为富商，肥甘厚味加酒色为日常(与现代人的生活方式十分相似)，因事业失败而神思大伤，郁抑于心，日借酒以自遣。本次起病为初春赴宴时出现突然晕仆、神昏不语、身体强直的典型中风症状，经急救苏醒，但留半身不遂、言语謇涩的症状，且卧床、神呆流涎。前医虑及患者的身体基础，认为属诸气血虚损所致，日进温补之剂不效。又经西药注射诸法亦不效，患者家属即放弃治疗。数月后患者渐有恢复，能坐能食，但言涩身瘫流涎神呆诸象无任何好转，看似又有好转的希望，家人遂伴来零陵中医院医治。此时赵老接诊，患者能坐能食，言涩、身瘫、流涎、神呆，头部青筋暴露，常需人按捺，胸胃间抚按有膨满状，溲黄便结。舌白腻，脉弦滑。赵老结合患者平素情况，分析本病先伤于酒色，后则劳心忧思于营业，由于水亏不能养肝，肝旺则气益逆；血虚不能营筋，风动而血上冲，故中风之证成，瘫痪即中风之后遗证也。赵老在复习经典后提出：本病皆由情志忧伤、酒色厚味而起，虽其人病久气虚，血凝经络，但胸胃满胀，痰涎壅塞。本案治疗上当分三步走：先涤其痰涎以治其标，再则益气通络以治其本，后则和其气与培补脾肾以作善后处理。一诊用回春瓜蒌枳实汤 4 剂，至二诊时涎唾减少，胸胃宽舒，神识视前清明，而头疼身瘫则若前，遂改用王清任补阳还五汤 40 余剂，至三诊时人事始清，身亦健旺，可以起床沿行，独步则感歪斜不稳。遂予归芍六君子汤吞送六味地黄丸予治其本，20 天后，言语复原，步履不须扶持。后予十全大补汤加狗脊、加皮、枸杞、菟丝饼之类善后调理两月至完全恢复。

【讨论】

1. 本案为临床常见的中风，针对中风的证治，临床常说宜采用“急则治其标”的治则，对该患者来说，何为标？且此患者来诊时已历时数月，还算急吗？

所有学中医的都知道中医的治则是“急则治其标，缓则治其本”，但真正临证时，常常判断不清，何为急，何为标，何为缓，何为本。这是很多中医实实在在存在的问题。具体到该患者来说，他已中风数月，还算急吗？如果不算急，那应该缓则治其本，针对患者的气虚、精气不足来治疗才对。但赵老却提出“虽其人病久气虚，血凝经络，但胸胃满胀，痰涎壅塞，当先涤其痰涎以治其标，再则益气通络以治其本，后则和其气与培补脾肾以作善后处理”的三步法。可以看出，赵老认为当下之急为痰涎壅塞胸胃，因此，应急则治其标即痰涎。从而也提醒我辈在临证时要视患者诊时情况来定缓急。

2. 赵老在一诊时先用回春瓜蒌枳实汤以宽胸理气化痰，可不可以用涤痰汤？

回春瓜蒌枳实汤出自《万病回春·卷之二·痰饮》篇中，原文：“治痰结咯吐不出，胸膈作痛、不能转侧，或痰结胸膈满闷作寒热气急，并痰迷心窍，不能言语者，并皆治之。”本案患者赵老初诊时“胸胃间抚按有膨满状”“言涩”，与本方之原文主治甚为符合，且用方后效果明显，说明甚合此患者就诊时之病机。涤痰汤出自《证治准绳·类方·卷第一》，原文：“治中风痰迷心窍，舌强不能言。”组成：南星、半夏、枳实、茯苓、橘红、石菖蒲、人参、竹茹、甘草、生姜。从原文来看，主治病症强调的是痰迷心窍所致的“舌强”，而非痰阻胸膈所致的胸膈满闷并痰迷心窍的不能言语，与赵老的第一步目标不符合，应不能代替。

3. 患者因中风找赵老就诊，初诊时可不可以直接针对中风进行治疗，直接予二诊方补阳还五汤加竹沥、猴枣散，兼顾了患者的痰涎和中风两个方面？

该患者初诊时神清呆滞、流涎、胸闷明显，痰涎盛，如此时予补阳还五汤，虑及本方黄芪补气力量而易致气滞壅塞加重，应该是先疏其壅，后补其虚效果最好。这也提醒我们临证时一定要分清轻重缓急，赵老在治病的次第上此案给我们一个很好的示范作用。

（**解读** 陈务华 **阅改** 苏巧珍）

2020 年 3 月 13 日

12. 血 厥

严妇张氏，年四十许，体素不健，生育多，不时发病。月前猝倒，移时始苏。今晨飧后，正操作中，又晕仆，无何亦醒，其夫始为之治。先有同屋医某诊为痫病，方书竹茹温胆汤。夫业药，疑而未决，延吾会诊。切脉问证，乃曰：“此非痫证，系血厥也。痫证当口吐涎沫，脉多弦滑。今病则否，不吐涎而脉微肢厥，面色䠒（注：原书作‘白光’，后均同）白，以此为别。本病属心气虚，营血弱，经脉敷荣失调，阴阳不相顺接，故而为厥。一俟气过血还，阴阳复通，乃即平复。”《内经》云：“上虚则脑鸣眩仆。”此亦阐明血虚而厥之理。关于血厥，许叔微本事方早已论述，且具方治。患者体弱血虚，凭脉论证，属于血厥无疑。竟书给成方白薇汤：白薇三钱，当归八钱，党参五钱，甘草三钱。

并曰：依服十帖当不复发。后果如所言。

【解读】

本患者为 40 岁左右的女性，素体虚弱，生育又多，不时会发作晕厥，移时苏醒。1 个月前猝倒，片刻苏醒。今晨餐后劳作时，再次发作。先找一医，考虑为痫病，予竹茹温胆汤。由于患者丈夫从事中药行业，可能心中认为不妥，于是又请赵老会诊。赵老提出患者无口吐涎沫，脉不弦滑，不属痫证。而此患者面色㿠白，肢厥，脉微，当诊为血厥。选取许叔微本事方中的白薇汤治之，10 剂后未再复发。可见白薇汤为的对之方。

【讨论】

1. 本案属于教材中标准的血厥虚证，如果按教材中的方案，应是先以独参汤灌服，后予人参养营汤。而赵老在此予白薇汤，与人参养营汤有何区别？

白薇汤出自《普济本事方·卷第七·诸虫飞尸鬼疰》，原文中单有方而无证。叶天士在《类证普济本事方释义》里关于白薇汤的描述如下："凡人平居无疾苦，忽如死人，身不动摇，默默不知人，目闭不能开，口哑不能言，或微知人，恶闻人声，但如眩冒，移时方寤。此由自汗多。血少。……亦名血厥，妇人多有之，宜白薇汤。"可知白薇汤似专为妇人多见的血厥证而设。人参养营汤出自《太平惠民和剂局方》，原方由四君、四物去川芎加肉桂、黄芪、五味子、陈皮、远志而成。以补益气血为主，而从白薇汤的组成看，人参以益气生津、当归补血，白薇清虚热，甘草和中，更适合以阴血亏虚为主的证。如从以方测证的角度结合黄煌老师的体质学说，推测本方所主治的是一个形容枯瘦的阴血亏虚之人，可能还有因阴虚而导致的虚热（自觉发热感）。而本方当归加人参，当归大于人参量的组合对阴血亏虚之人更单刀直入，而人参养营汤因其中有补气温阳之品，效果反而不利于此种体质的人。

2. 本案中如果我们知识库里就没有白薇汤，可不可以用其他方代替？

中医治病处方没有唯一性，只有疗效高低及快慢的不同。作为血厥虚证，如确以阴血亏虚为主，而此人中焦脾胃尚可的话，个人认为四物汤加人参也可，如有虚热，可加地骨皮。

（**解读** 张泽梁 **阅改** 苏巧珍）

2020 年 3 月 14 日

13. 肝阳头痛

屠人朱某，体雄健，好使气，凡事胜则喜，不胜则怒不可遏，捶胸拍桌，迁怒于妻儿以泄愤，气消则自如也。1942 年春邻居宦绅某筑室占其园地，愤而兴讼，不得直归，使酒谩骂，夜以继日。坐是肝火横逆，头热如烘，痛如刀劈，不可少抚摩；虽痛楚若斯，詈犹未已，其个性倔强如此。盖痛至不可耐，始嘱妻延治。诊得脉弦数有力，证则头痛震烈，经脉抽掣，面赤目红，烦躁呼号，口苦胸满，渴喜冷饮，小便赤疼且短诸象。审是肝阳上亢，火气窜升。古人谓五脏以肝火为最横，观此信然。治当泻火凉血散结，用龙胆泻肝汤加减：龙胆草、柴胡各二钱，车前四钱，栀仁、黄芩、归尾各三钱，生地八钱，牛膝六钱，代赭石(研)一两，石膏二两。

另用铁落煎水烹药。一日两大剂，早晚开水吞送当归龙荟丸各三钱，以增疗效。

次日烦渴大减，小便热疼如针，乃肝火下行之征。头痛虽稍减而热象仍重，原方又服三日，脉之弦象稍杀，诸证略平。再宗前方加减：胆草一钱，生地五钱，牛膝四钱，前仁、栀子、黄芩、赤芍、桃仁、菊花各三钱，当归龙荟丸每次减吞一钱半。

始得大便由硬转稀，口苦烦渴减。前方嘱服至痛止人安乃停，不必更方，后得痊愈。

【解读】

本案患者为一善怒谩骂之人(有肝火素旺的体质)，此次发病因官司得不到公正判决郁怒(引发肝阳上亢)发病，诊时症见：头热如烘，痛如刀劈，抽掣性疼痛，不可少抚摩，但仍不停谩骂，面红目赤，烦躁大叫，口苦胸满，渴喜冷饮，尿赤尿痛尿短，大便硬(由后文大便由硬转稀推知)，脉弦数有力。赵老审视患者后考虑为肝阳上亢，火气窜升。予龙胆泻肝汤去木通、泽泻、甘草，加牛膝、代赭石、石膏、生铁落，送服当归龙荟丸。次日患者即烦渴大减、头痛稍减，小便疼热如针刺，赵老认为此小便疼热为肝火下行之征，此时患者热象仍重(考虑面红目赤、烦躁、口苦胸满等症仍存在)，脉弦较前减，于是在前方基础上去柴胡、当归、代赭石、石膏、生铁落并减诸药量，加赤芍、桃仁以活血，加菊花以助清肝热。后患者大便转稀，口苦烦渴减，后痊愈。

【讨论】

1. 本案赵老在此定证型为肝阳上亢，但从用药来看，以一派清肝火实热药为主，似肝火实热上炎更准确，本案究竟应为肝阳上亢还是肝火实热证？

如果按脏腑辨证观点来看，肝阳上亢的根本原因是肝阴或肾阴不足，治疗应以平肝潜阳为法，代表方是天麻钩藤饮。但赵老此案予龙胆泻肝汤合当归龙荟丸，两方皆以清肝泄热的药为主，且当归龙荟丸内含黄连解毒汤，赵老在此两方的基础上加石膏，可推知该患者赵老的判断是纯实热证，赵老在此处的肝阳上亢应与肝火实热证等同，或者说本案为肝火实热头痛更合适。

2. 赵老在此案中用龙胆泻肝汤去木通、泽泻、甘草之意？可不可以不去？

龙胆泻肝汤出自《医方集解》，主治肝胆实火湿热所致诸症。《医宗金鉴》方解：“胁痛口苦，耳聋耳肿，乃胆经之为病也；筋痿阴湿，热痒阴肿，白浊溲血，乃肝经之为病也。故用龙胆草泻肝胆之火，以柴胡为肝使，以甘草缓肝急，佐以芩、栀、通、泽、车前辈大利前阴，使诸湿热有所从出也。然皆泻肝之品，若使病尽去，恐肝亦伤矣，故又加当归、生地补血以养肝。盖肝为藏血之脏，补血即所以补肝也。”可见本方中甘草为缓肝急之品，泽泻、木通为利尿之品。考虑可能虑及车前已利尿，如加木通、泽泻利之太过有伤肝阴之虞，而甘草的甘缓之性不利诸药快速发挥作用，故弃此三药不用。但个人观点：所谓热之去，必有出路，在此处不去泽泻、木通，或加芦根、滑石之类引热从小便走，效果会更好。

3. 如我们面对此患者，会予什么方？或者什么方可以代替此方？

该患者赵老处理非常得当，用大清肝火之龙胆泻肝汤与当归龙荟丸两方合一，大刀阔斧，数剂即清患者如此重的实热。从此可以看出，龙胆泻肝汤和当归龙荟丸是治此肝火实热的的对之方。如果从经方的角度考虑，该患者在赵老面诊时表现出的口苦、心烦易怒、胸胁满胀、大便不通是典型的大柴胡汤方证；口渴喜冷饮可加石膏；而人谩骂不休如狂状，大便硬是典型的桃核承气汤证。个人观点：如用大柴胡汤合桃核承气汤也可，而且，赵老在二诊时方中也加了桃仁、赤芍来活血，说明此患者当同时有瘀血征，也是桃核承气汤的适应证。我曾有用大柴胡汤合桃核承气汤治疗狂躁不休的中风患者，药后患者大便一通，如狂即消失，中风诸症也随之好转。

（**解读**　李瑜欣　**阅改**　苏巧珍）

2020 年 3 月 16 日

14. 瘀血头痛

黄起山，男，45 岁。先患太阳头痛，渐至全部头疼。凡祛风散寒温补之剂，无不尝试，历医十余人，经时五六岁，病仍依然，遂置不问。近来上午头觉隐隐微痛，午后则痛如锥如刺，经脉突起，热敷可少安，然无如之何。是月其儿病痢，亦以久医未效，由其戚来相邀治。乃血虚发热挟寒下痢，吾以当归四逆汤二剂治愈。彼惊为奇，因而以病求治。诊脉弦涩，而症状则如昔。本病午后痛剧，晚尤剧，热敷略减，是血虚挟瘀之证。盖头为诸阳之会，贼风久客，瘀塞经隧，与气相搏，遏而为痛，即古人病久入络之义。所以前投温补凉泻之药，皆非所宜，而祛陈寒疏经络实为要着。初用金匮桂苓丸以治之，数剂亦不效。乃思及王清任善于治血者，方多奇中，因改用通窍活血汤：川芎钱半，桃仁、红花各二钱，赤芍三钱，老葱六根，生姜三片，大枣三枚，麝香（后冲）五厘，归尾、牛膝各三钱。

连服三剂，头痛顿减，是瘀血化行，已着微效。前方更进二剂，痛遂全止。如是知风邪之首犯头经，若不及时宣发，则经络瘀闭，又非疏解温通所能已，故今以祛瘀疏络获效。然病无定型，治当随证而变，若拘泥一格，陋矣！

【解读】

本案头痛为临床中最常见而又最复杂的疾病之一，2015 年中华医学会公布的“中国头痛流行病学调查”显示，中国 18～65 岁人群中原发性头痛发病率为 23.8%，事实上每个人都可能经历至少一次头痛的困扰。中医对头痛的病因病机分析，外感者责之风火寒湿，内伤者责之痰瘀虚，变证多端，杂合而至，临床上经常难以分清虚实，也难以分清风火寒湿痰瘀诸邪孰轻孰重，最终导致开出大处方，陷入眉毛胡子一把抓的困境。赵老此案为中年男性，头痛 5～6 年，初以太阳头痛为主，后至全头痛，先后经历十余位医生，皆予祛风散寒温补之剂，效不佳，后不再治疗（说明此期头痛程度不重）。找赵老就诊时，头痛早上隐隐，午后如锥如刺，经脉突起，热敷少安。赵老据此推断为血虚挟瘀之证，先用金匮桂枝茯苓丸不效，后改通窍活血汤，效如桴鼓。

【讨论】

1. 本患者初起太阳头痛为何部位？为什么祛风散寒温补之剂不效？应如何选方？

本案中描述患者初起太阳头痛，可能是太阳经循行部位（前额、后枕连及颈项），也可能是太阳穴，从后文来看，患者“午后则痛如锥如刺，经脉突起”，头面部可以突起的经脉是颞浅动脉，此处经脉突起，多是此处痛甚，推断前文太阳头痛部位为太阳穴。如太阳穴头痛为主，属少阳经分布，治疗宜选柴胡类方，而时方中的祛风散寒温补之剂多为治疗太阳或阳明经头痛为主，故难以取效。因此，考虑患者初起病时应根据患者的症状选择柴胡类方加疏风散邪通络剂。临证中，常遇双侧颞部头痛，前医予疏风祛寒止痛方不效而转我处就诊的患者，按这样的思路选方治疗，效佳。

2. 患者至赵老处就诊时，初予桂枝茯苓丸不效，后转通窍活血汤效佳，两方的区别是什么？

此两方皆活血化瘀剂，桂枝茯苓丸出自《金匮要略·妇人妊娠病脉证并治》篇为治疗妇人妊娠腹中癥积而设，是重要的活血消瘀剂。当代经方大家黄煌老师将之称为“东方阿司匹林”，当然，此方比阿司匹林的效用要大很多。但个人见解，此方单用，作用在少腹部位，如和柴胡剂合方作用，则可去少阳经之瘀血，曾有用柴胡加龙骨牡蛎汤合桂枝茯苓丸治疗以太阳穴头痛为主要表现的颅内静脉窦血栓的案例，效佳，即是明证。因此，考虑初起赵老予桂枝茯苓丸不效是缺乏引经方或引经药所致。后转通窍活血汤，本方以麝香为主药，它性辛温，芳香走窜之力强。《本草经疏》："麝香，其香芳烈，为通关利窍之上药。"《本草述》："麝香之用，其要在能通诸窍一语。盖凡病于为壅、为结、为闭者，当责其本以疗之。"对一切寒积、久瘀、老痰所致壅塞之证，用之收效如神。加之此方中老葱、生姜、川芎、黄酒皆升散之品，可引桃仁、红花之活血作用至头，故能起效。而因此，两方最主要的区别是作用部位的不同。

（**解读** 吴 瑜 **阅改** 苏巧珍）

2020年3月17日

15. 痰厥头痛

刘翁镜人，年古稀，体矍铄，有卢同癖，时吐清涎，每届天候转变，遂发头痛，而以巅顶为烈，服温药则愈。近因家务烦劳，头痛较增，咳剧涎多，不热不渴，畏寒特甚，杂服诸药罔效。昨来迎诊，切脉细滑，舌润无苔，口淡乏味，证同上述。若从其头痛吐涎畏寒等象观测，由于阳气不振，浊阴引动肝气上逆之所致。正如《伤寒论》所谓："干呕吐涎沫头痛者，吴茱萸汤主之。"且其年高体胖，嗜茶增湿，胃寒失化，水泛成痰，外表虽健，而内则虚寒痰凝也。治以吴茱萸汤温中补虚，降逆行痰，颇为证情适合。

党参八钱，吴茱萸二钱，生姜五钱，大枣五枚。

连进三帖，头痛吐涎渐减，而小便清长，较昔为多，此缘阴寒下降，阳气上升，中焦得运，决渎复常耳。药既见效，原方再进四帖，诸证尽失。改用六君子汤加干姜、砂仁温脾益气，善后调理。

【解读】

患者为70余岁的老年男性，平素体胖壮（从后文年高体胖得知），喜饮茶，时有吐清稀痰涎（体内有痰饮）。天气变化时易发头痛，以巅顶为剧，服温药可治愈（头痛属寒性头痛）。近因劳累后出现头痛加剧，咳嗽甚，清涎多，不发热，不口渴，畏寒明显，服多种药（可能是原来的温药类）不效来诊。诊时患者除上述症状外，口淡乏味，舌淡红润、苔薄白，脉细滑。赵老结合患者病史、症状考虑为阳气不振，浊阴引动肝气上逆所致。予吴茱萸汤原方温中补虚、降逆化痰。三剂后患者头痛吐涎渐减，小便清长且量较前为多（赵老判断此为阴寒下降，阳气上升，中焦得运，决渎复常的征象），再四剂痊愈。以六君子汤加减善后。

【讨论】

1. 若此患者出现在你我面前，是否处方如赵老？有无误治的可能？

该患者赵老按自己的思维给列出了几个典型的症状：巅顶头痛、咳甚、涎多、畏寒，天气变化或烦劳加重。这样的四诊资料很容易让人想到寒痰阻滞肝经的厥阴头痛，因此，熟悉《伤寒论》的医生都很容易开出吴茱萸汤。这个病两个主症，头痛、咳嗽，可能以"头痛"为主诉就诊于神经科，医生会习惯性问头痛部位、头痛性质，随后问到畏寒、咳嗽、咯较多的清水痰涎，这时我们可能会想到要先止咳嗽，予小青龙汤，而直接忽略患者的头痛部位；如患者以"咳嗽"为主诉就诊于呼吸科，可能医生连头痛部位都不会问而直接根据其他情况予小青龙汤。问题来了，如果此患者予小青龙汤，咳嗽能缓解吗？小青龙汤所主之证为寒饮，但所主寒饮在胸中，吴茱萸汤所主也为寒饮，但寒饮在肝胃。小青龙汤不能祛肝经之寒饮，因此应该效不佳。

2. 患者服用吴茱萸汤后，痛止痰消咳止，换句话说，吴茱萸汤可治咳嗽，那吴茱萸汤所治咳嗽有何特征？

吴茱萸汤在《伤寒论》中涉及的条文如下。第243条："食谷欲呕，属阳明也，吴茱萸汤主之；得汤反剧者，属上焦也。"第309条："少阴病，吐利，手足逆冷，烦躁欲死者，吴茱萸汤主之。"第378条："干呕，吐涎沫，头痛者，吴茱萸汤主之。"《金匮要略·呕吐哕下利病脉证并治》："呕而胸满者，吴茱萸汤主之。"以上四处条文皆可见呕，可见呕是吴茱萸汤的核心方证，所呕之物以中焦阳明胃经虚寒产生的涎沫为主。此涎沫可由胃上犯肺而致咳，因此，咯吐之痰也应是清稀状的涎沫，且吴茱萸汤所治咳嗽多数应伴有胃部反酸如水，怕吃冷东西，或巅顶冷痛等肝胃虚寒的症状方可用。巅顶属肝经所主，巅顶冷痛是个很好的线索。在吴茱萸汤止咳方面，岳美中先生医案、经验集两本书里各有关于延年半夏汤（内含吴茱萸汤）一方的使用经验，可以认为是吴茱萸治咳喘的经验记录。

（**解读** 胡丽娜 **阅改** 苏巧珍）

2020年3月18日

16. 阳虚头痛

有彭君以文者，患头痛五年矣。凡疏散补泻之药，尝之殆遍，均鲜疗效。迄今头隐作痛，乍止乍作，恒畏寒，喜戴帽，或厚带缠结，略觉宽解一时。不过人日清瘦，而饮食如常，未尝急治。上月其邻人妻产后褥热，迓余往治，数日获愈。彭君因而恳治，留其家半月，病竟痊。其脉细数无力，两尺尤虚，头痛喜热敷；肢寒身冷，舌白润无苔，尿清长，大便溏薄。脉证参合，乃系阴寒之气逆冲脑海，而无阳气以守之，故阴盛阳衰，证见虚寒，成为阳虚头痛。惟阳虚头痛较之真头痛为轻，其来势也缓，或由病久虚致，或由攻伐太过逐渐形成。若真头痛则不然，其来势暴，头脑尽痛，手足寒至节。两证虽有彼轻此重攸分，而治法则皆以抑阴扶阳为主，不过用药尚有等差耳。本证不特阳虚而脾土亦弱，拟用：黄芪六钱，白术四钱，乌附三钱，肉桂二钱，细辛一钱。

四剂病未衰，惟痛时较昔减短，畏寒则如故。揆思证属虚寒，理应温补而效，其不效者，或通阳药中参有补剂，反掣其肘而不能发挥回阳威力，则不如专力侧重扶阳之为愈。因改拟白通汤，重用生附以启下焦之阳，倍干姜大温中焦之气，葱白引阳气上通于脑以驱阴寒，浊降清升，病当自愈。其服药后，即觉一缕热气由下而上，达心胸则豁然开朗，通头脑则痛止神清，药效之神验若是，非臆所及。连进三帖，五年沉疴顿即霍然。后用温阳益肾药进退调复。

【解读】

本患者反复头痛五年，遍服疏散补泻药，效不佳（此时医者应考虑药不对症，需改变思路）。至赵老处就诊时仍发作性隐痛，戴帽或头部缠巾则可缓解一时，平素怕冷，身体日渐消瘦，纳可，尿清长，大便溏，舌苔薄白而润，脉细数无力尺虚。从四诊资料看，一派虚寒之象，赵老在与真头痛做仔细鉴别后，提出证属阴寒之气逆冲脑海所致，治予抑阴扶阳，予拟用益气温阳祛寒的自拟方：黄芪六钱，白术四钱，附子三钱，肉桂二钱，细辛一钱。四剂后头痛略有缓解，而恶寒不减（这时可能大多医者认为已有效，应效不更方）。效果未达赵老的预期目标，考虑与通阳药中参有补剂而减弱了通阳药的功效有关（这里提醒我们欲药物通达则应减少补益药的使用）。放弃原方，予选用擅长通阳的白通汤，结果服药后患者即觉热气由下而上，达心胸则豁然开朗，通头脑则痛立止。连进三剂，五年头痛即解。看至此处，对赵老的临证功夫佩服之至。后予温阳益肾药善后。

【讨论】

1. 该患者头痛五年之久，疏散药效不佳。诊时除恶寒、喜戴帽、肢寒身冷，舌白润无苔，大便溏薄的阳虚之象，还有脉细数、消瘦的看似阴虚的症状，临证中我们怎样排除这些干扰项而抓住本质？

脉细、消瘦为代表症状的阴血不足所见之象，但人身以阴阳为根本，阴阳本互根互用，阳虚之人则化生津液、气血功能不足，日久也有阴血不足之象，与阴虚为主症的鉴别要点在于此阳不生阴之阴虚，以阳虚的症状，如畏寒、肢冷、便溏、尿清长等表现更突出。

2. 一诊时赵老予芪术附桂辛，四剂药病略有减轻，个人认为已起效了，但赵老认为此疗效不满意，在我们临床中这时会更方吗？

在临证时，针对此类病程已达五年之久的患者，四剂药能起效，作为医者，常会有沾沾自喜之心，认为前医无效而我能医治有效已经很不错了，患者由于前边失败的经历，也会比较满意，因此，更多时候，我们可能会选择不更方或略作加减。能做到赵老这样，不断地追求卓越的疗效的医者真的不多。赵老此案在此提醒我辈，疗效追求无止境，最高境界应如此案一剂知、两剂已，覆杯而愈。

3. 本案患者也是阴寒为主，能与吴茱萸汤吗？

这名患者的头痛应该是全头隐痛感，不如吴茱萸汤所主头痛程度重；另，头痛部位也不同于吴茱萸汤的巅顶；再则，本案无消化道的呕或咯吐涎沫的症状。因此，不能与吴茱萸汤。

4. 此案赵老分析后为阳虚头痛，如在我们的临证中，也会考虑为阳虚，补阳的大方向肯定没错，但在选方上可以用通脉四逆汤、四逆汤、附子理中丸、麻黄附子细辛汤代替吗？

通脉四逆汤、四逆汤、附子理中丸皆为温阳剂，但此三方皆有甘草，甘草的甘缓之性制约了附子、干姜的通达之性，且附子理中丸中还增加了党参、白术两味补药，赵老已用实践告诉大家，用上述三方有效但效不如白通汤中去甘缓之甘草而取葱白之通达之性效速。事实上，也是温补药和通阳药之用药区别。麻黄附子细辛汤为少阴阳虚感寒而设，本患者阳虚证显，而感寒证不显，服之有效，但疗效不如白通汤。

（**解读**　周嘉梅　**阅改**　苏巧珍）

2020年3月19日

17. 阴虚头痛

李大喜，男，年二十余。禀赋弱，又早婚，以年如许，居然子女成群，其不节欲而阴亏精损也可知矣。前日因事曦明外出，感伤风露，旋发寒热，头晕而痛，食少身倦。秦医不辨其体质之虚，治以感冒药，寒罢而热转甚，头益痛，不能起行，舌燥口干，腰酸膝软，小便黄短。又认为阳明经热，进人参白虎汤以清之，病情转趋恶化。

病家邀谢君志成会商，谢君详审证情，叙案如后："患者脉细数而两尺微弱，身虽热而不剧，并非濈濈(jí)然蒸蒸然也；口虽干而不渴，又非烦渴饮冷也；头之痛又不似风寒头痛之如劈如锥，亦不若风火头痛之如蒸如烘，面赤目瞀也。详查脉证，由其人肾阴素亏，精水不足，故风露侵袭，发热不剧，头痛且晕，腰膝酸疼，证情有类外感，实则内伤重而外证轻，只宜滋阴剂中微辅清热，处方六味地黄汤（用生地）加玄参、麦冬、菊花、蒺藜、薄荷、荆芥之属，如此则外邪可疏，而内热可清，阴亏可复，似为计之得者，不识有当高明否？”秦医阅而善之，力促服食。但病家疑信未决，就商于余，详道病情经过，并出方案相视。其案明辨证情，分析病理，皆能适中机宜。谓曰：“理是而方良，且宜多进。”来人欣然归去，依服十帖，病即遂减，已愈大半。旋又以善后来议，乃据滋阴原意，改用天王补心丹（改汤），兼吞杞菊地黄丸，半月痊愈。

吾因之有所感矣！谢君学养功深，论病精切，固属难能可贵，尤其秦医误治于前，而能倾心服善于后，品识尤堪钦佩。吾虽未亲临其证，但前后间接参赞末议，洞悉源流，特书而出之，借为会诊偏执己见，竞能逞辩，以患者为孤注者之警铎。

【解读】

本案是20余岁的男性患者，禀赋弱，早婚，不节欲。此次发病因黎明外出感伤风露，出现恶寒发热，头晕而痛，食少身倦的外感症状，就诊于秦医，治以感冒药（从后文服药后口干舌燥等反应推测可能是祛风散寒类温散伤津之品），药后恶寒消失而发热更加明显，头更痛，不能起来走路，舌燥口干，腰酸膝软，小便黄短。秦医辨为阳明经热，给予人参白虎汤以清热养阴，病情恶化。后请来谢君会诊，根据“脉细数而两尺微弱，身虽热而不剧，并非濈濈（jí）然蒸蒸然也（此处明确提出了阳明经热与阴虚发热的鉴别点）；口虽干而不渴，又非烦渴饮冷也（阴虚口干与阳明热盛口干的鉴别点）；头之痛又不似风寒头痛之如劈如锥，亦不若风火头痛之如蒸如烘，面赤目瞀也（风寒、风热头痛与内伤头痛的鉴别点）”。辨为肾阴素亏、精水不足的体质，此次发病诱因为风露侵袭，内伤（阴精亏虚）重而外证（外感）轻，宜滋阴剂中微辅佐清热，处方六味地黄汤（用生地）加玄参、麦冬、菊花、蒺藜、薄荷、荆芥之类（清热疏风解表之药物）。服用10帖，患者症状逐渐减轻，已经好了大半。后按照赵老提议，服用天王补心丹（改汤），兼吞杞菊地黄丸，半月后病情完全康复。

【讨论】

1. 本案中一诊、二诊时，如果是我们面对患者，会选用什么方？

本案四诊资料是赵老给大家整理出来的，患者有肾精亏虚的本，又出现感寒而“发热恶寒，头晕而痛，食少身倦”，未提供舌脉，此寒热是有汗还是无汗未予描述，但从禀赋弱及消耗多的描述，推此人应体瘦，体瘦之人出现了上述症状，临床上符合虚人外感，且患者恶寒发热、头晕、身倦，符合少阳病的特征，有很大机会选用小柴胡汤，因小柴胡中有人参扶正，若见患者口干、舌红、脉不足，加桑叶、薄荷、荆芥、防风清热解表。阴血亏虚的患者感冒后多热化，这是我的临床体悟，例如，长期熬夜的患者常易上火，感冒多是咽痛开始。二诊时，若是已经用了感冒药后出现“寒罢而热转甚，头益痛，不能起行，舌燥口干，腰酸膝软，小便黄短”这些症状，即使我摸到了患者脉细数，但可能会忽视患者尺脉弱，因外感的固化思维模式很容易把思维引向表寒已解、余热未清，而辨为气阴两虚，可能会选择竹叶石膏汤之类的方养阴益气清热，断不会想到用六味地黄汤化裁治疗。但从本案二诊时予白虎加人参汤后病转趋恶化，应该服用竹叶石膏汤效不佳。

2. 即使我们在二诊、三诊辨到了阴虚发热，我们会选用六味地黄汤加减来治疗吗？

假如二诊、三诊中我们得到了谢医生一样的结论，但考虑患者外感后的发热，在教材化的思维模式下，断不会考虑六味地黄汤加减，一定会认为肾虚为患者的本，而目前阴虚发热为患者的标，理应先治阴虚发热，外感解后方可予六味地黄汤善后。赵老此案极大拓宽了我们的临证思路，即使有外感发热，但只要患者有肾阴不足的本，即可根据内虚外感的轻重来选择是补肾阴与解表邪同步，还是先解表，后补阴。太阳少阴合病我们熟悉的是阳虚人的外感用麻黄附子细辛汤，通过此案提醒我们肾阴虚外感的人可予六味地黄汤加解表药。

（**解读**　黄飞霞　**阅改**　苏巧珍）

2020 年 3 月 20 日

18. 风湿热痹

农人汤瑞生，年四十。夙患风湿关节病，每届严冬辄发，今冬重伤风寒，复发尤剧。证见发热恶寒，无汗咳嗽，下肢沉重疼痛，腓肌不时抽搐，日晡增剧，卧床不能起，舌苔白厚而燥，经所谓“风寒湿杂至合而为痹”之证。但自病情观察，则以风湿之成分居多，且内郁既久，渐有化热趋向，而不应以严冬视为寒重也。法当解表宣肺，清热利湿，舒筋活络，以遏止转化之势。窃思金匮之麻黄加术汤，原为寒湿表实证而设，意在辛燥发散，颇与本证风湿而兼热者不合。又不若用麻黄杏仁薏苡甘草汤为对证，再加苍术、黄柏、忍冬藤、木通以清热燥湿疏络则比较清和，且效力大而更全面矣。上方服三帖，汗出热清痛减。再于原方去麻黄加牛膝、丹参、络石藤之属，并加重其剂量，专力祛湿通络。日服二帖，三日痛全止，能起床行动，食增神旺。继进行血益气药，一月遂得平复。

【解读】

此案患者为一 40 岁男性，职业农民。风湿关节病史已久，每逢寒冬季节则急性发作，当年冬天感受风寒后发作尤其明显。求诊赵老时，证见发热恶寒、无汗咳嗽(太阳风寒表证)，下肢沉重疼痛(湿在下肢经络)，腓肌不时抽掣(寒主收引，寒邪所致则抽掣)，关节疼痛、发热诸症日晡增剧、舌苔燥(邪有化热)，舌苔白厚(湿邪)。赵老分析病情，以风湿为主，但有化热倾向，对麻黄加术汤与麻黄杏仁薏苡甘草汤进行了鉴别，指出"麻黄加术汤，原为寒湿表实证而设，意在辛燥发散，颇与本证风湿而兼热者不合。又不若用麻黄杏仁薏苡甘草汤为对证"，又恐苡仁清热去湿之力不足，且患者以下肢湿热为重，予加苍术、黄柏、忍冬藤、木通取二妙丸之义加强清下焦湿热之效。患者服药三帖后汗出、热清、痛减。寒热已退，不宜再予麻黄解表，二诊时赵老在上方基础上去麻黄以防发汗伤阴太过，考虑久病成瘀，赵老又于原方基础上加入牛膝、丹参及络石藤以走下焦以加强活血通络之效，服药三日后疼痛全止可起床活动，病久必虚，病久则瘀，治病求本，后续赵老予以活血通络行气之品，服药 1 个月后症状平复。

【讨论】

1. 麻黄加术汤、麻杏苡甘汤与桂枝芍药知母汤皆可治疗寒湿痹证，在临证中如何鉴别?

关于痹证的治疗，在仲景方中集中于《金匮要略》的"痉湿暍病"和"中风历节"病两篇中。涉及的方剂有麻黄加术汤、麻杏苡甘汤、桂枝附子汤、白术附子汤、甘草附子汤、桂枝芍药知母汤、乌头汤。而治疗寒湿痹证的方子涉及麻黄加术汤、麻杏苡甘汤、桂枝芍药知母汤三方，关于麻黄加术汤与麻杏苡甘汤方证的鉴别，赵老已明确提出：麻黄加术汤为寒湿表证而设，原文："湿家身烦疼，可予麻黄加术汤发其汗为宜，慎不可以火攻之。"患者以风寒表证(恶寒发热身疼无汗)加内有湿邪(身色如熏黄、舌苔厚而不燥)为主要表现；而麻杏苡甘汤必有舌苔燥、日晡发热等在风寒湿邪基础上化热的征象。此两方在各医家治疗寒湿痹中为常选方剂。桂枝芍药知母汤出自《金匮要略 · 中风历节病脉证并治》篇，原文："诸肢节疼痛，身体尫羸，脚肿如脱，头眩短气，温温欲吐，桂枝芍药知母汤主之。"关于本条，刘渡舟老师在《金匮要略诠解》一书中的解释是"风寒湿邪侵入机体，邪留关节，痹阻阳气，气血不畅"所致，也是治疗"风寒湿痹"。翻阅诸多医家医案，多用于治疗风湿关节痛。单从病机上，确实对此方与麻杏苡甘汤、麻黄加术汤很难进行鉴别，但如果从黄煌老师体质学说来看就很容易看出此方与前两方的区别，《金匮要略》原文描述"身体尫羸"，可见此方所主的患者为瘦弱之人，用黄煌老师的体质学说解释为桂枝人，用方以桂枝为主，而前两方从形体上来说属"皮粗肉厚而形体壮实"的"李逵"式的麻黄人，用方以麻黄为主。这是两方最主要的鉴别点。

2. 从赵老本案来看，似麻杏苡甘汤中清热力不足，因此，赵老对原方进行了加味，临床中，我们应如何根据患者情况进行加减？

本案中赵老选择了麻杏苡甘汤加二妙散合方，应是考虑原方以解表散寒为主，而清里湿热证之力不足，而患者又以下肢沉重疼痛为主，病位在下，因此，予选用走下焦的二妙散作为合方并加用忍冬藤、木通加强清下肢经络湿热的力量，赵老认为这样的组合“效力大而更全面”。关于合方或加味方，也要遵循方证及药证的原则，即在辨证的基础上有此方证方可加此方，如二妙散出自《丹溪心法·卷四》：“治筋骨疼痛因湿热者。”原文也是为治湿热痹证，而本案中患者为风寒湿痹化热所致，因此，予两方相合更全面。忍冬藤为藤类药，性凉，善走经络，加之可解局部郁热，木通可利小便化湿。赵老所加的方及药皆符合方证相应的原则，用之效佳。

（**解读** 安 畅 **阅改** 苏巧珍）

2020 年 3 月 21 日

19. 风寒湿痹

康翁德生，经商外地，善于理财，凡利所在，不问寒暑，冒风露以行，是以所积日富。1946 年冬往商零陵，中途突发风湿关节病，不利于行，折归，询治于余。翁身沉重，手足拘急，关节痛处微肿，走注疼痛，如虎啮，如针刺，夜间增剧，刻不可忍，有时发寒热，但无汗，脉沉紧，舌苔白润，气短难续。此即《内经》所云“风寒湿痹”之候。稽诸古人叙述痹证最详者，莫如秦景明氏。其谓：“风痹之证，走注疼痛，上下走注，名曰行痹；寒痹之证，疼痛苦楚，手足拘紧，得热稍减，得冷愈甚，名曰痛痹；湿痹之证，或一处麻木不仁，或四肢不举，……拘挛作痛，蜷缩难伸。”又《金匮要略》更详叙其方证：“诸肢节疼痛，身体尪羸，脚肿如脱，头眩短气，温温欲吐，桂枝芍药知母汤主之。”按翁病虽与秦说三证相符，而尤切金匮之所说，自以桂枝芍药知母汤为适应。但其夜痛加剧，则又兼及血分，宜前汤与张锡纯氏活络效灵丹配用，庶能统治诸候而免偏颇。且风湿蕴积日久，寒邪深入筋骨，等闲小剂，殊难胜舒筋活络，逐寒祛湿之重任，故大剂猛攻以作犁庭扫穴之计，始可一鼓而奏肤功。

桂枝、芍药各两半，麻黄六钱，乌附八钱，知母四钱，防风、当归、丹参各一两，乳香、没药各五钱，苍白术各六钱，每日一剂，酒水各半煎，分早中晚三次服。

夜间汗出遍身，痛楚略减。又续进五剂，兼吞小活络丹，每次钱半。夜间均有微汗，痛逐减轻，脉见缓和，手足能屈伸，关节肿消，尚不能起床。然以其人思虑多，气血虚，乃师前人攻衰其半之旨，改拟攻补兼施之三痹汤，并加防己、蚕沙、海风藤、银花藤等疏络活血药，一日二剂，时历兼旬，遂得步履如常。再用十全大补汤加龟、鹿、虎三胶焦服，逐次复元。因其营养有加，调摄咸宜，数年未发，且无他病云。

【解读】

本案患者为一劳心劳力的商人，素体羸弱（从后文翁病切金匮之说推知），此次因冬日感受风寒诱发起病，诊时症见：身沉重（湿象），手足拘急（寒象），关节痛处微肿（邪注关节的痹证），走注疼痛（风象），如虎啮、如针刺、夜间增剧（血分），刻不可忍，有时发寒热、但无汗（寒象明显），气短难续（正气不足），脉沉紧、舌苔白润（无热证）。赵老审视后考虑为风寒湿痹，邪入血分，予选择治疗虚人风寒湿痹的桂枝芍药知母汤合活血通络的活络效灵丹，酒水煎（桂枝芍药知母汤原文水煎，活络效灵丹原方要求酒服，赵老遵原方意，两者皆选），药后夜间汗出遍身，痛楚略减。此后续进五剂，兼吞小活络丹加强活络，药后夜间均有微汗，痛逐减轻，脉见缓和，手足能屈伸，关节肿消，尚不能起床，考虑其风寒湿已去大半，此时赵老师前人“攻衰其半”之旨（提醒我们虚人的实证不可一味攻，遵循“攻衰其半”的宗旨，攻明显见效后应攻补兼施），予三痹汤并加防己、蚕沙、海风藤、银花藤等药益气扶正、温经通络、活血化瘀。药后步履如常，予十全大补汤加龟、鹿、虎三胶焦服收尾。

【讨论】

1. 本案为风寒湿痹，在前案中，赵老曾分析若为风寒湿痹，可选麻黄加术汤，两方证区别？

此两方证的区别在前案讨论中已做详细分析，在此处，赵老用此案证实了桂枝芍药知母汤为虚人的寒湿痹而设，关于此患者为虚人的依据：①症状中描述“气短难续”；②“翁病……尤切金匮之说”，金匮原文为身体尪羸；③一诊起效后，赵老考虑“以其人思虑多，气血虚”。换句话说，此两方的区别是麻黄人和桂枝人的区别。

2. 关于“攻衰其半”，我们临床上在哪种情况下应攻衰其半？

赵老前案为风湿热痹，但并未遵“攻衰其半”之旨，而是患者“痛全止，能起床行动，食增神旺”后才予行血益气药善后，结合患者的职业为农民，而此案为劳心劳力的商人，素体虚弱。再追溯“攻衰其半”的出处《素问·六元纪正大论》篇，原文：“黄帝问曰：妇人重身，毒之何如？岐伯曰：有故无殒，亦无殒也……大积大聚，其可犯也，衰其大半而止。”此宗旨是针对孕妇而言。因此得出结论：对虚人的实证，应遵循“攻衰其半”的宗旨。

3. 本案中，为何去原方中的甘草不用？

关于甘草的作用，在临床上大家都会认为多之一味不多，且因甘草“调和诸药”

的功用，因此，几乎成了众多医家方中必选之品。但我们观仲景方，取甘草的并不多，而用甘草者皆取其缓性，比方四逆汤和白通汤，欲其通则去甘草；黄芪桂枝五物汤，治血痹取其通达之性，不用甘草；本案中考虑赵老为防甘草甘缓之性妨碍诸药通达之性，故去之不用。

（**解读** 吕少华 **阅改** 苏巧珍）

2020 年 3 月 23 日

20. 督脉背痛

刘道生，患背冷如冰，脊骨不可按摩，虽衣重裘不暖，四时皆然，而饮食工作则如故。医有作风寒治者，有作肾虚治者，甚至作痰饮治者，且曾用针灸治疗数月，均不效，历有年矣。今冬彼来城视兄，其兄道衡与余友善，邀为诊治，详述致病经过。诊其脉沉而细微，背冷脊疼如昔。盖背为督脉所行，《素问·骨空论》云："督脉生病，治督脉，治在骨上。"《伤寒论》亦云："少阴病得之一二日，口中和，其背恶寒者，当灸之，附子汤主之。"又曰："少阴病，身体痛，手足寒，骨节痛，脉沉者，附子汤主之。"此属阳虚湿重之方证，恰与本病相符，即书原方与服：附子五钱，芍药三钱，白术三钱，党参四钱，茯苓三钱。

四剂病未改善，沉思是证是药，当属不谬，其所以疗效不高者，药力之未足欤？又嘱再服四剂，每次加吞金液丹一钱，一日两次，仍未减轻，乃于原方加鹿胶三钱，破故纸、枸杞、狗脊、千年健各四钱。外用紫金桂附膏（中药店有售）溶化于方形布块成一圆圈，中置白砒细末一钱，烘热贴背心冷处。又服药三剂，寒疼均减。惟贴处起粟形作痒，知为胶药砒末之力居多，不再服药，专用膏药贴如前法，五日一换，半月症状消失，欣然还乡。

【解读】

此患者因背冷如冰就诊（腹为阴，背为阳，背冷如冰，多为外感风寒，或肾阳亏虚，或为阳气被郁），脊骨不可按摩（脊骨为督脉所过，督脉者，阳脉之海也，阳气不足或不能外达，督脉先为之受累；阳气失于温煦，不荣则痛，或寒湿凝滞，不通则痛，故脊骨不可按摩），虽衣重裘不暖（阳气不达之重），四时皆然，而饮食工作则如故，前医有作风寒治者，有作肾虚治者，甚至作痰饮治者，且曾用针灸治疗数月，均不效，历有年矣。赵老诊时除上症外诊其脉沉而细微，考虑背为督脉所行，证应属阳虚湿重，复习《伤寒论》原文后考虑符合附子汤方证，予处此方，服药四剂后，症未减。思方证不误，应是药力未足所致，再服四剂，并加服金液丹（方出自《太平惠民和剂局方》，方中主要为硫黄，具有固真气，暖丹田，坚筋骨，壮阳道，除久寒痼冷，补劳伤虚损的作用），以加强温阳除寒之功效，仍不见效。乃于原方加鹿胶三钱，破故纸、枸杞、狗脊、千年健各四钱加强温补肝肾，同时外用市售紫金桂附膏（方出自《北京市中药成方选集》，功能主治暖腰固本，补气散寒。主男妇老少诸虚百损，腰酸腿软，胸腹冷痛。用法用量贴肚脐、腰部）熔化于方形布块成一圆圈，中置白砒细末（即白砒石）一钱，烘热贴背心冷处。又服药三剂，寒疼均减。惟贴处起粟形作痒，知为胶药砒末之力居多，不再服药（赵老判断患者取效是胶药砒末之力居多，依据是贴处起粟形作痒，赵老认为患者的病机为：阳虚湿重，之所以迁延不愈，盖因湿邪黏腻，胶着难解，内服温阳祛湿通络之药，实难速效，不若外用药物，使药力直达病所，故取暖腰固本，补气散寒之紫金桂附膏，中置白砒细末，主要成分为砒霜也，谬希雍："砒霜，禀火之毒气，复兼煅炼，《本经》虽云味苦酸，而其气则大热，性有大毒也，酸苦涌泄……"寒者热之，苦能涌泄湿邪。贴处起粟形作痒，知为祛邪外出之征兆，故考虑为胶药砒末之力居多）。于是专用膏药贴如前法，五日一换，半月症状消失，欣然还乡。

【讨论】

1. 此患者赵老首诊时所治方向应不谬，为何无效？

《伤寒论》亦云："少阴病得之一二日，口中和，其背恶寒者，当灸之，附子汤主之。"本患者确为"其背恶寒"，而且是寒至脊骨疼，脉沉细的少阴证，与本方所主证无误，效不佳的原因考虑与未重视"当灸之"一句，仲景文里以用方居多，涉及针灸的条文甚少，但此处提出"当灸之"，应是药力难以达到而灸方可达才提出，灸能使药力直达病所，迅速祛寒，灸法非独指艾灸，尚有非艾灸法，非艾灸法是指不是以艾绒作为刺激源的灸法，是我国丰富多彩的灸法的重要组成部分。非艾灸法又因其刺激源的不同而可以分为三类，第一类是以温热作为刺激源的热灸法；第二类是在常温下以某些对皮肤有一定刺激作用的物质进行灸治的冷灸法，也称为天灸法，现代亦称为发泡或引泡疗法；第三类则是以温度在摄氏零度以下的刺激物作用于穴区达到灸治目的的冰冻灸法。非艾灸法，尤其是热灸法和冷灸法在我国有悠久的历史。早在晋代《肘后备急方》中就载有用蜡灸法治狂犬咬伤，方法是"火灸蜡以灌疮中"。唐代《千金翼方》治疗疔疮以竹茹为热源："刮竹箭上取茹作炷，灸上二七壮。"在宋代《针灸资生经》中更对冷热两类灸法均做明确记述。如热灸法，就提到用干燥的鼠粪燃着施灸："旧传有人年老而颜如童子者，盖每岁以鼠粪灸脐中壮效也。"另如冷灸法："乡居人以旱莲草捣碎，置在手掌上一夫，当二筋中以古文钱压之，系之以故帛，未久即起小泡，谓之天灸。尚能愈疟。"本例患者，赵老使用的应该是冷灸法。赵老用此案提醒我们灸法有时有药物不可取代的作用。

2. 关于紫金桂附膏

此方在《北京市中药成方选集》中有记载，处方：当归1两，胡椒1两，川牛膝1两，侧柏（生）1两，灵仙1两，柳枝1两，槐枝1两，艾把1两，木鳖子1两，官桂1两，川附片1两，木瓜1两，干姜1两，白芷8钱，乌药8钱，橘皮8钱，赤芍8钱，灵脂8钱，甘草8钱，杜仲（生）8钱，寄生8钱，羌活8钱，续断8钱，防风8钱，独活8钱，骨皮8钱，蝉蜕8钱，腹皮8钱，红花8钱，清风藤8钱，川芎5钱，五加皮5钱，蛇蜕5钱。

制法：上药酌予碎断。用香油二百四十两炸枯黑，过滤去滓，炼至滴水成珠，入章丹一百两搅匀成膏，取出放入冷水中，出火毒后加热溶化。另兑细料：乳香二两，没药二两，潮脑二两，官桂二两，附子二两，硫黄二两。六味共为细粉，搅匀，摊贴，每张油重五钱。

功能主治：暖腰固本，补气散寒。主男妇老少诸虚百损，腰酸腿软，胸腹冷痛。

用法用量：贴肚脐、腰部。

（**解读** 兰彩虹 **阅改** 苏巧珍）

2020年3月24日

21. 痰饮臂痛

刘君健民，年五旬余，身短体胖，嗜酒，膏粱自奉，每病必咳嗽吐痰，习为常也。近日感风寒，头身痛，咳尤剧，服表散药，诸证俱罢。惟右臂时疼，屈伸不灵，自认风寒余邪未尽，医亦以为然，举凡蠲痹汤、祛风胜湿汤等遍服不应。易医则谓血虚不能荣筋，宗治风先治血，血行风自灭之意，递服当归补血汤、十全大补汤、独活寄生汤之类，略配风药，数进亦不效。昨偕吾友甘君来治，切脉问证，得其大概，感觉前治之非。夫人但知风血之能致病，而不知痰之病变犹奇。况其脉不紧弦而沉滑，又嗜酒好肥甘，内湿必多，尤为生痰之源。每病咳痰，已成痰体，今臂痛之不咳不痰，其痛非血非风明矣。《证治汇补》云："四肢痿痹，屈伸不利，风湿痰也。"臂痛即痹之渐，虽兼风湿而不离诸痰。本证虽为痰致而尚未深，治宜加以鉴别，其胸中不疼不胀，不宜控涎、十枣之重剂；饮食如故，则脾胃未伤，亦不适培土益气之理中、六君；而臂痛未久，痰渍经隧，考诸古人指迷茯苓丸之适应证治，实为本病之天然设置。方中半夏燥痰，茯苓渗利，枳壳行气，化硝软坚，又恐药力过缓，复增桂枝、姜黄之引经，南星涤痰，广香调气，因痰借气行，气行则痰化，组合尚称周到。服二帖转增咳嗽吐痰，病者惧而来告。吾曰："咳则肺窍开，痰吐则经络通，是佳兆也。何用惧为！”嘱依前方再服。又四帖，不咳而痰减，手臂渐次不痛，可以屈伸自如，改用归芍六君子汤以治其本，而作善后之图。

【解读】

本案患者为50余岁的男性，嗜酒好肥甘、身体短胖、每病必咳嗽吐痰（痰湿之体俱备），不慎外感风寒后出现头身痛，咳尤剧，服表散药，诸证俱罢（此处似风寒表邪已解），但仍有右臂时疼（病情发展？误治？），一医家认为风寒余邪未尽，而续投以祛风散寒除湿方剂而罔效，易医取养血荣筋祛风之方亦不效。遂至赵老处就诊，诊时患者除臂外，无咳嗽、咯痰，舌象未知，脉沉滑。赵老结合患者的平素习惯、每病咳痰、今臂痛不咳不痰及脉象，考虑为痰湿痹阻经隧所致，再一番仔细鉴别后指出，为指迷茯苓丸的适应证，又恐药力过缓，予加桂枝、姜黄引经，加南星增强涤痰之力，加广木香调气。结果服药两剂后咳嗽吐痰，患者惊惧，而赵老认定为排邪外出的反应，果然，四剂后不咳，且手臂不痛，后予归芍六君子汤善后。

【讨论】

1. 该患者风寒外感后出现头身痛、咳剧，前医予服表散药诸证俱罢，但右臂时痛，这时，前医的治疗有效吗？还是出现了误治？

从后文赵老治疗后患者出现咳嗽、吐痰而臂痛减轻的情况来看，患者出现的右臂时痛是在前医治疗后，痰浊走到了臂的位置，致局部经络不通所致。因此，从某种程度上来讲，前医的治疗是把患者肺中痰浊转移至臂处，出现了误治。也就是说，前医的治疗存在失误，通过表散药解除了外感风邪，但未顾及患者的痰体，可能未同时予宣肺化痰药致痰邪进一步深入。

2. 指迷茯苓丸治痰湿臂痛，本方组成有二陈汤的影子，可以用二陈汤加通络的药代替吗？

指迷茯苓丸可见版本出自宋代王璆《是斋百一选方·卷之五·第六门》，原文：“本治臂痛，具《指迷方》中云，有人臂痛不能举手，或左右时复转移，由伏痰在内，中脘停滞，脾气不流行，上与气搏，四肢属脾，滞而气不下，故上行攻臂，其脉沉细，后人谓此臂痛乃痰症也，用以治痰无不效者。茯苓一两，枳壳（麸炒去瓤）半两，半夏二两，风化朴硝一分，上四味为细末，生姜自然汁煮糊为丸，如梧桐子大，每服三十丸，生姜汤下。累有人为痰所苦，夜间二臂常若有人抽牵，两手战灼，至于茶盏亦不能举，只以此药治之，皆随服随愈。世间所谓痰药者多矣，至于立见神效，未有如此药之妙也。”古今多部记载该方的著作都肯定了指迷茯苓丸治疗肩臂疼痛的显著效果。其实祛痰之方有很多，比方二陈汤，为什么该方可治痰湿臂痛而他方从未提？细考本方，由二陈汤去陈皮、甘草，而加风化硝、枳壳而成，是半张二陈汤加半张承气汤组成，结合现代人用此方所治臂痛，多为肩臂酸痛难举的类似现代医学肩周炎的表现，此部位疼痛为手阳明大肠经所过之处不通所致，说明该痰阻于手阳明大肠经，予茯苓、半夏祛痰，予芒硝、枳壳通大肠经络使痰从大便排出，是正治，因此，本方可治臂痛的关键在风化硝一味，现无风化硝，用芒硝替代亦可。其余化痰方由于缺通大肠经络药，不能用来治臂痛。

3. 关于此案中赵老诊治服药后咳痰加剧的认识为排邪外出而病向愈的反应，依据何在？

本案中患者服用指迷茯苓丸后出现咯痰增剧，患家惊慌，赵老准确判断为病情向愈，依据在：患者既往病则咯痰，此次痰消则臂痛，服药后痰再次出现，患者应臂痛相应减轻（从后文“手臂渐次不痛”推知），这里说明痰邪从来路相继排出。这里提醒我们判断是否排邪反应要根据患者此次不适症状出现之前的状态及就诊时的症状是否减轻来判断。

（**解读** 邱思婕 **阅改** 苏巧珍）

2020 年 3 月 25 日

22.1 痰饮胸痛（一）

罗妇冬英，原有胸痛宿疾，一年数发，发则呼号不绝，惨不忍闻。今秋发尤剧，几不欲生。医作胸痹治，投瓜蒌薤白枳实厚朴半夏汤及木防己汤多剂皆不效。因迎余治，按脉弦滑，胸胃走痛，手不可近，吐后则稍减，已而复作，口不渴，小便少。但痛止则能食，肠胃殊无病。证似大陷胸而实非，乃系痰饮之属，前药不效，或病重药轻之故欤？其脉弦滑，按与《金匮要略》痰饮篇中偏弦及细滑之言合，明是水饮结胸作痛，十枣汤为其的对之方，不可畏而不用。

竟书：甘遂、大戟、芫花各五分，研末，用大枣十枚煎汤一次冲服。

无何，肠鸣下迫，大泻数次，尽属痰水，痛遂止，续以六君子汤调理。

【解读】

罗妇，反复胸痛发作，一年数次，发则呼号不绝（一者，此可见疼痛持续、程度较重；再者，此类疼痛伴呼号或翻滚不绝，似多见于体实、实证者，若心绞痛、心肌梗死症类病发时患者常静卧不语、面青冷汗，与此表现不同，可以作为初步鉴别）。赵老处就诊时四诊所见：胸痛走胃；手不可近；呕吐、吐后胸痛稍减，已而复作；痛止则能食，大便当自调（由下文“肠胃殊无病”推测）；口不渴、小便少；按脉弦滑；曾按胸痹治，服过瓜蒌薤白枳实厚朴半夏汤及木防己汤多剂皆不效。赵老根据《金匮要略》痰饮篇中对饮证的脉象描述，判定此是水饮结胸作痛，前医用药方向不错，但病重药轻，应予十枣汤（此处提醒瓜蒌薤白半夏汤类、木防己汤类与此方祛痰饮有力度轻重不同）。结果药后肠鸣，大便泻数次痰水样物质，痛止，予六君子汤善后。

【讨论】

1. 此案如何辨为痰饮胸痛？

关于此症患者胸胃痛，应属古人所说的"心胃痛"，关于心胃痛，《医学三字经》载"心胃痛，有九种，辨虚实，明轻重，痛不通，气血壅，通不痛，调和奉；一虫痛，乌梅丸；二注痛，苏合研；三气痛，香苏专；四血痛，失笑先；五悸痛，妙香诠；六食痛，平胃煎；七饮痛，二陈咽；八冷痛，理中全；九热痛，金铃痊……。"此段文字在老辈中医人中必然印象深刻，很有可能是他们辨析心胃痛症的"钥匙"。

试按我们所学八纲辨证方法分析其症：患者无恶寒发热，当属内伤病所致胸痛——排除表证；胸痛发则呼号不绝、痛处手不可近（拒按）、吐后稍减、脉弦滑不虚，提示体实、证实——实证；按赵老判断罗氏妇"痛止则能食，肠胃殊无病"，患者当舌苔不见厚浊、大便自调——不属肠胃有形食滞；罗妇口不渴、小便少，一般提示无内热、津亏，但水液似乎有阻滞，排除热证，从全案来看，似乎其寒象也并不突出。按我的辨证水平，恐怕也就到此为止了。接下来就陷入疑惑了，考虑罗氏妇此痛有可能是：寒凝、血瘀、肝气横逆、虫证、痰饮……。罗妇寒凝、瘀血阻结、虫积等象皆不突出，起病似未见与七情偏颇相关，故上述数痛赵老皆不考虑。赵老见其吐后则少减，依作者临证经验，所吐之物极有可能是呕吐清水涎沫；此处并未记录是否存在胁下水声，或罗妇并无此症，再参合患者形神皆实、痛处拒按、口不渴、小便少、按脉弦滑，判断其痰饮结胸作痛。赵老毅然使用十枣汤一方治疗，确是有胆有识。药后"大泻数次，尽属痰水，痛遂止"，证明辨证准确，用药得当。此处，吐后症减，及所吐物的性状应是判断邪气性质的重要参考依据。

2. 倘不用十枣汤攻逐水饮，用寻常健脾化痰和胃或温化痰饮等法，能治此病乎？

关于痰饮，《金匮要略》在痰饮总称之下，尚进一步分为：痰饮（其人素盛今瘦，水走肠间，沥沥有声）、悬饮（饮后水流在胁下，咳唾饮痛）、溢饮（饮水流行，归于四肢，当汗出而不汗出，身体疼重）、支饮（咳逆倚息不得卧，其形如肿）、留饮、伏饮等名目。此罗氏妇当属前人所论留饮、伏饮一类（按《金匮翼》"聚而不散者曰留饮""沉伏于内者曰伏饮"）。本案中前医先后予瓜蒌薤白半夏汤类方、木防己汤皆为祛痰饮之剂，不效。赵老的分析为病重药轻。对此类饮证，用寻常健脾化痰或温化痰饮法，难以祛除此伏于经隧之饮邪。尤怡《金匮翼》中释此疑惑：古云：治痰先补脾，脾复健运之常，而痰自化。然停积既甚，譬如沟渠淤壅，久则倒流逆上，污浊臭秽，无所不有。若不决而弃之，而欲澄治已壅之水而使之清，无是理也。故须攻逐之剂。

（**解读** 郭 硕 **阅改** 苏巧珍）

2020 年 3 月 26 日

22.2 痰饮胸痛(二)

刘翁茂名，年近古稀，酷嗜酒，体肥胖，精神奕奕，以为期颐之寿可至。讵意其长子在 1946 年秋因经商折阅，忧郁以死，家境日转恶化，胸襟以而不舒，发生咳嗽，每晨须吐痰数口，膈上始宽，但仍嗜酒，借资排遣。昨日饮于邻居，以酒过量而大吐，遂病；胸膈痞痛，时吐涎沫。医用涤痰汤有时少安，旋又复作，渐至面色黧黑，喘满不宁，形体日瘠，神困饮少，犹能饮，因循数月，始觉不支，饬(chì)价邀治。翁与吾为近戚，义不可却，买舟同往，至则鱼更三跃矣。翁见欷歔(xīxū)泣下，娓娓谈往事不休。诊脉沉弦无力，自言膈间胀痛，吐痰略松，已数日未饮酒，食亦不思，夜间口干燥，心烦难寐，如之何而可？吾再三审视，按其心下似痛非痛，随有痰涎吐出；再从其脉沉弦与胸胀痛而论，实为痰饮弥漫胸胃之间而作痛。又从病理分析，其人嗜酒则湿多，湿停于胃而不化，水冲于肺则发喘，阴不降则阳不升，水势泛滥故面黧，湿以久郁而化热，津不输布故口渴。统而言之，乃脾湿不运，上郁于肺所致。若言治理，如用小陷胸汤清热化痰，则鲜健脾利水之功；如用苓桂术甘汤温阳燥湿，则乏清热之力；欲求其化痰利水清热诸作用俱备，莫若《金匮要略》之木防己汤。方中防己转运胸中之水以下行，喘气可平；湿久热郁，则有石膏以清之；又恐胃气之伤、阳气之弱，故配人参益气，桂枝温阳，以补救石膏、防己之偏寒而助成其用，乃一攻补兼施之良法，极切合于本证者。方是：防己、党参各四钱，石膏六钱，桂枝二钱，另加茯苓五钱增强燥脾利水功能而大其效。三剂喘平，夜能成寐，舌现和润，胸膈略舒，痰吐亦少，尚不思食，复于前方中去石膏增佛手、砂仁、内金调气开胃。又四剂各证递减，食亦知味。精神转佳，惟膈间略有不适而已。吾以事不能久留，书给外台茯苓饮调理而归。然病愈至斯，嗣后谅无变化，定可逐步而安。

【解读】

本案患者为近 70 岁男性，平素嗜酒，形体肥胖（有痰湿之本），神采奕奕，自认为有望达百岁。发病源于家道中落，心中膹郁，出现胸闷不舒坦，咳嗽咯痰，晨起吐痰后膈上始舒，一日饮酒过度大吐后就病了。症见胸膈痞满疼痛，时吐涎沫，前医予涤痰汤可少安，但旋又复作(提示痰湿只是患者的标证)。逐渐出现面色黧黑，形体消瘦，精神困倦，体力不支，膈间胀痛，吐痰略松，不思饮食，夜间口干燥，心烦难寐，按心下似痛非痛，胀痛感，随即呕吐涎沫，脉沉弦无力。

读案至此，可能在临床我们易产生这样的思路：先有情志刺激为诱因，慢性进展，出现胸膈满闷、咳嗽，咳痰，临床易诊为肝郁化火犯肺，而选用清金化痰汤、黛蛤散等，赵老再三审视，分析其病理因素：一、平素嗜酒湿重；二、湿气伤于脾胃，又上逆于肺，"清阳不升，浊阴不降"，面色黧黑，黑属肾，主水，为水湿泛滥之征，上逆于肺，则喘促，郁久化热，伤津液使之不能舒布则口渴。并由脉象沉弦无力定论本病病理特点，沉为病在里，弦脉主饮主热，无力脉为虚证。辨为脾湿不运，上郁于肺。赵老临床诊病四诊合参，环环相扣。

治疗上，同是痰饮，赵老分析了各种治疗的特点，小陷胸汤清热化痰，而少了考虑久病致虚这一病理要点；苓桂术甘汤专一温阳化饮，清热不足；选择《金匮要略》的木防己汤，兼具化痰利水清热健脾之功。《金匮要略》木防己汤的配伍寒温并用，既针对了痰饮来源，"脾为生痰之源"，病理特点为阴邪的病机，又兼顾了痰饮同时生出复杂的变局。

服用木防己汤加茯苓，三剂后复诊，喘促平，睡眠好转，舌红润，胸膈舒坦，吐痰减少，仍不思饮食。前方去石膏，转向脾胃处理病理来源，加佛手、砂仁、鸡内金调气开胃。四剂后三诊，诸症均好转，予外台茯苓饮善后。

【讨论】

1. 在本案就诊于赵老时，患者起病有情志不舒的诱因，有心烦胸闷口干的气郁化火的表现，为什么不可辨为肝气犯肺？

本案患者就诊于赵老时，除有心烦胸闷口干等看似气郁化火的表现外，还有面色黧黑、神疲消瘦，膈间、心下胀痛，吐涎沫痰略松及不思饮食的阳虚水饮的表现，涤痰汤服后少安旋又复作进一步证实患者有痰饮之标证，但涤痰汤不能解决生痰之源的问题，而脉沉弦无力证实患者正气不足的内因。

另外，本案还涉及湿、水、饮、痰四邪的鉴别，湿、水、饮、痰本属一类，均为体内水液停聚所形成的病理性产物，临床上常混为一谈。但四种邪气治疗方案又有所不同，因此，需仔细鉴别。"湿"无形，多以肢体困重、头重如裹等表现，是一种弥漫性的病理产物，治疗上以健脾燥湿、化湿，祛风除湿为法，多用风类药或芳香醒脾、健脾药为主。"水"为有形之邪，其性清稀，水液敷布异常，泛溢于肌肤、潴留于膀胱，属于仲景笔下的"溢饮""风水""皮水"的范畴，临床表现为皮下水肿、小便不利，治疗以利水为主，多用苓桂类温阳利水剂、宣肺行水剂来治疗。"饮"为有形之邪，病理形质较水邪质地浊，而较痰邪稀，《伤寒论》中有悬饮、支饮、痰饮等病理表现，具体治法需温阳化饮、峻下逐饮等法。"痰"为质地黏稠的有形之邪，可停于三焦，流窜全身、筋骨、经络，因而有“百病多有痰作祟”“怪病多痰”之说，治疗上多选以二陈汤为代表的化痰法。

本案从“其心下似痛非痛，随有痰涎吐出”的描述来看，此邪应属介于痰和水之间的饮邪，如为肝火犯肺，患者所咯之痰应为质液黏稠甚则色黄之浊痰，结合患者面色黧黑为水气上泛之色，脉沉弦无力的正虚之象，因此，考虑患者的心烦、口干为水饮之邪郁滞化热，此口干应为不欲饮之口干，而胸闷为饮邪郁于胸胁所致的胸阳不振。从赵老用木防己汤的治疗效果来看，患者当时的主要病机是脾虚水饮郁而化热无疑，气滞只是发病的诱因，因此，在木防己汤起效后，赵老予加用佛手来理气，是顾及患者气滞的因素。本案再次提醒我辈在临证时一定要四诊合参，切不可犯一叶障目之错。

2. 临证中如何把握木防己汤方证？

木防己汤出自《金匮要略·痰饮咳嗽病脉证并治》篇，原文：“膈间支饮，其人喘满，心下痞坚，面色黧黑，其脉沉紧，得之数十日，医吐下之不愈，木防己汤主之。虚者即愈，实者三日复发，复与不愈者，宜木防己汤去石膏加茯苓芒硝汤主之。”从原文看，似属现代医学的肺源性心脏病、风湿性心脏病、先天性心脏病、心衰等病的临床表现。黄煌老师对其方证总结如下：①颜面黧黑，或紫暗，或两颧暗红；②喘息、动悸，呼吸急促，心下痞坚，气短乏力或口干舌燥，多饮，腹满，甚则面目肢体肿，小便不利，咳逆倚息，短气不得卧；③舌质红，苔少乏津，脉沉紧。并提出本方的现代应用：①本方主要用于肺源性心脏病、心脏瓣膜病（如风湿性心脏病）、渗出性心包炎等出现的慢性心功能不全（尤其是右心功能不全）；②血栓性静脉炎、肋软骨炎、渗出性胸膜炎、关节炎、尿毒症等也可见到本方证。临证中可参考应用。

（**解读** 陈丽纯 **阅改** 苏巧珍）

2020 年 3 月 27 日

22.3 痰饮胸痛（三）

禅者静圆病感冒，自服人参败毒散得解。嗣觉胸腹满胀，间有痰吐，以为痰气壅积，欲廓而清之，研服白矾末八分，得少吐，更倍量进之，随见胸中剧痛，无少间，不可按摩，并大吐痰水不休，一日两夜，约计二盆许。服温中止呕药，俱不效，但吐后得稍快，已而又作，惨痛呼号，莫可名状。遂迎吾往诊。观其身体虚弱，面白无泽，舌白润，切脉微细，右关尤虚，呕痛仍未少停。由此观察，因其脾素不健，痰水失化，潴留其中，而肌肉少津液濡润，故羸瘦干涩，而内饮猝被吐所引发，泛滥奔腾，挟排山倒海之势，上冲涌吐，因吐则伤其中焦之气，有升无降，扰窜胸膈，故剧痛不止。盖其本在脾虚不能化水，水不化则助脾之湿，脾为湿土，所恶者水，所喜者火，水盛则火衰；无火则土为寒土，而且有凝冻之忧；即有微火，仅可化水而不能化津，但能变痰而不变液，且火既衰微，则清阳沉沦，浊阴弥漫，故痰水泛逆而无所制，上吐而不下行也。本证痛吐为标，痰水为本，治不必住痛止吐，必须利水清痰而燥脾之气。而脾中无火，虽脾土之衰，由于肾火之弱，又必须补火之旺，而土自燥，土燥而水湿自除。痰饮不生，安有吐痛之患乎？拟方：

白术五钱，茯苓八钱，肉桂钱半，党参五钱，破故纸、山药、芡实各三钱，半夏二钱，砂仁一钱，生姜四钱。

意在健脾益肾以固其本。先用沉香五分，砂仁二钱，肉桂一钱，研末，开水冲服，暂止其痛，再服前方，三日病减，一周病全已。再以香砂六君子汤加破故纸、益智、巴戟等调养善后。

【解读】

本案患者为一禅者（禅者，终日以修身养心，打坐定性，以五谷、蔬菜、水果果腹，其性偏寒，长久必伤脾阳），略知医理，因感冒而自服人参败毒散，表邪解，但出现胸腹满胀、间有痰吐之变证（此时医者应考虑前方是否有误治，是前方治疗有效，还是病邪深入一层），但患者未思及此，自行服用白矾以吐法助痰外排，少吐后胸腹满胀略缓（从后文“吐后得稍快”推知），可能自认为量不足，予倍量服之，即出现持续性胸中剧痛呼号，唯吐后略缓解，但很快又发作，不可按摩，并大吐痰水不休，一日两夜间呕吐量约计二盆（提示痰水是患者致病的主要邪气，但痰水的消除不能通过吐痰解决）。自行服温中止呕药不效，遂找赵老诊治。赵老诊治时，除上述诸症外，观其身体虚弱，面白无泽，舌白润，切脉微细，右关（主脾）尤虚（一派阳虚之象）。赵老在仔细分析患者的情况后指出，患者脾阳虚为本，但脾阳虚的根本在肾火不足，治宜温补脾肾而化痰。先予沉香、砂仁、肉桂温肾阳理气以暂止痛，后予茯苓饮去理气有破气之虞的陈皮、枳壳，而予砂仁之理气而不耗气且有纳气归肾功能之品，加半夏化痰，加肉桂、破故纸、山药、芡实温补脾肾。结果三日病减，一周病痊愈已。再以香砂六君子汤加味善后。

【讨论】

1. 患者初患外感时，用人参败毒散得解，后出现胸腹满胀、吐痰是误治吗？还是病情发展所致？

从本案中得知，此患者为虚人，平素体质瘦弱，初患外感时，患者自行服用人参败毒散解表，人参败毒散出自《太平惠民和剂局方》，原文：治伤寒时气，头痛项强，壮热恶寒，身体烦疼，及寒壅咳嗽，鼻塞声重呕哕寒热，并皆治之。从组成来看，本方以祛风散寒除湿、宣肺化痰之品组成，原方中扶正之品仅人参一味，对于如此体虚之人，似扶正之力不足。患者用人参败毒散后表解而出现胸腹满胀、吐痰考虑与人参败毒散消耗人体正气而引动内伏之痰有关，因此，从一定程度上来说，患者出现后来的变证与误治有关。那么此类患者如出现外感应如何辨治？对于如此正虚之人，应考虑到单纯解表易进一步损伤患者已虚的正气，因此，治疗时应仿赵老前“阴虚头痛”案的治法，在补益脾肾的基础上酌加祛风散寒解表药方稳妥。在此方面，当代李可老中医创制的变通小青龙汤中加用大剂量山萸肉也有此意。

2. 痰饮病之根源的思考。

《金匮要略·痰饮咳嗽病脉证并治》篇言痰饮之症状甚多：喘满、咳嗽、头眩、心悸、短气、胁痛、气逆不能平卧、历节痛，身体疼重，口干或思饮、痞闷、肠间有声、水肿、背寒冷、咳嗽痛引缺盆、目泣、吐涎沫、身眠、胁满体痛等多方面症状。痰饮证包含于诸多疾病之中，痰饮邪气病位之不同，临床表现各异，精准辨证实属不易。故而引出“痰生百病形各色”“怪病多痰”之说。论痰饮病之证治，首推张仲景，其治法，根据其上下内外之别、虚实之异、证情兼挟，或用发汗、或用通利、或用攻逐、或用温化，但总不离“病痰饮者，当以温药和之”总的原则。痰饮病与肺、脾、肾三脏密切相关，其中肺肾为痰饮之标，脾胃乃痰饮之本，痰饮病之根源在于土湿。阳衰土湿，则肺气壅滞，不能化水，肾水凝瘀，不能化气。气不化水，则郁蒸于上而为痰；水不化气，则停积于下而为饮。大凡阳虚土败，金水堙菀，无不有宿痰留饮之疾。盖痰饮伏留，腐败壅阻，碍气血环周之路，格精神交济之关，诸病皆起，变化无恒，随其本气所亏而发，而总由脾阳之败。本书中痰饮胸痛案一，选用十枣汤逐水，其中大枣用意固护脾土，续以六君子汤调理；案二，选用木防己汤攻补兼施，续以外台茯苓饮调治而归；加本案三案均能体现赵老治疗痰饮病重视调治脾土的治疗思想，不管是病初或善后。倘若元气充足，胃强脾健，则饮食亦不失其度，运行亦不停其机，自然就不生痰饮病矣。故临床中，痰饮病多见于年老体弱，脾土渐衰，命火衰微之人。

3.“其高者，因而越之”，浅谈涌吐剂在临床应用。

本案患者出现痰壅胸闷时选用白矾促使涌吐排痰，可见吐法是中医的重要排邪通道之一。谈及涌吐剂，医者首先想到的是瓜蒂散。瓜蒂散出自《伤寒论》，其有关条文有二：第 166 条文：“病如桂枝证，头不痛，项不强，寸脉微浮，胸中痞硬，气上冲喉咽，不得息者，此为胸有寒也。当吐之，宜瓜蒂散。”第 355 条文：“病人手足厥冷，脉乍紧者，邪结在胸中，心下满而烦，饥不能食者，病在胸中；当吐之，宜瓜蒂散。”主治痰涎宿食填塞上脘，胸中痞硬，烦懊不安，气上冲咽喉不得息，舌苔厚腻，寸脉微浮者。其辨证要点是：痰涎填塞胸中（病位），本气不虚。伤寒瓜蒂散组成：

瓜蒂一分(熬黄),赤小豆一分,香豉一合。《医方集解》有解:"越以瓜蒂之苦,涌以赤小豆之酸,吐去上焦有形之物,则水得舒畅,天地交而万物通矣。"古书中多有记载瓜蒂散,应用非常广泛,有治瘟疫、黄疸、伤寒头痛、风痫、缠喉风、遍身风疹、痞疾等。当今中医界,涌吐法已鲜用,实为丢中医之一治病良法。

(**解读** 河文峰 **阅改** 苏巧珍)

2020 年 3 月 28 日

23. 悬饮胸痛

刘君一,中医也。患胸膈胀满,气促喘急,面微浮肿,自服宽胸调气药不效。转请西医诊治,经诊断为胸腔积液,胸腔积水甚多,曾抽水数百西西,暂获轻松,但不久又如原状。自觉疗效不高,来我所详述病程,要求研治,按脉弦滑,胸脘胀痛,喘急不安。既经西医诊为胸水,亦即中医之悬饮内痛,病名虽殊,其理则同。此为中阳不振,水不运化,结聚胸膈,因而胀痛,及呼吸转侧,均觉困难。在治疗上,唯当峻攻其水,十枣汤、大陷胸丸,皆为本证方剂,但大陷胸汤适合胸水及肠胃积热而大便不利者。本病仅为水饮结胸肠无积热,则以十枣汤为宜:

甘遂八分,大戟、芫花各一钱,研末,另大枣十枚,煎汤送下,分两次冲服。

服竟,峻下四五次,连服二日,胸不胀满,气亦不喘,此由胸腔积水已经逐荡而从大便去也。后以外台茯苓饮健脾利水,续服半月,遂告无恙。

【解读】

本案患者自为中医,因胸膈胀满、气促喘急、面微浮肿,自行服用宽胸调气药不效。西医诊断为大量胸腔积液,予抽胸水后,症状可暂时缓解,但很快就反复。因此求治于赵老,四诊:胸脘胀痛,喘急不安,脉弦滑。(《金匮要略·痰饮咳嗽病脉证并治第十二》:"脉浮而细滑,伤饮。脉弦数者,有寒饮,冬夏难治。脉沉而弦者,悬饮内痛;病悬饮者,十枣汤主之。")赵老分析西医的胸腔积液即中医的悬饮内痛。病机为中阳不振,水不运化所致。选金匮中治悬饮的十枣汤峻攻其水。并对十枣汤与大陷胸丸(此处考虑为编者笔误?应为大陷胸汤,非大陷胸丸?因其后紧接着描述大陷胸汤的鉴别点)进行了鉴别,指出大陷胸汤适合胸水及肠胃积热而大便不利者(水热互结)。本病仅为水饮结胸肠无积热,因此用十枣汤。服后峻下四五次,连服二日,诸症皆消。后以外台茯苓饮善后。

【讨论】

1. 本案与前“痰饮胸痛(一)”案都使用了十枣汤,有何异同之处吗?

两案都使用了十枣汤,考虑两案的病机是相似的,两案的区别在于病情的轻重不同,可以体现在脉象及用药剂量和疗程上面。前案中“胸胃走痛,手不可近”及本案“胸脘胀痛”都可以认为是悬饮内痛。前案“吐后则稍减,已而复作”与本案中“曾抽水数百西西,暂获轻松,但不久又如原状”均表明体内有痰饮作祟,故邪有出路则症状减轻,前者呕吐物当为痰涎清水。不同点在剂量上,前案中“甘遂、大戟、芫花各五分研末,用大枣十枚煎汤一次冲服”,本案中“甘遂八分、大戟芫花各一钱研末,另大枣十枚煎汤送下,分两次冲服”,可见本案用量更大,由于本方用药峻猛,故加量的同时赵老嘱分两次冲服,而不是一次服完。疗程上,前案“无何,肠鸣下迫,大泻数次,尽属痰水,痛遂止”,“无何”解释是“不久;很短时间之后”的意思,就是服药后很快痰水就泻尽了。本案峻下四五次,就是泻得很厉害,泻了四五次,次日再续服前方,便胸不胀满,气亦不喘了,可见水饮之多,不单药物加量,还连服两日。

在这里需要注意的是十枣汤的用药时机及用量问题,此方峻猛,赵老两案皆是以分为单位,一分为 0.3 克,一剂量约 4.5 克,大枣用量要 10 枚煎汤冲服;此方中病即止,不可多服,邪实盛者用量大时要分两次服,或分二日服。另外,症状缓解之后要续疏培补之方,一定要重视善后调理。胡希恕老师在此方的应用经验上告诫大家一定要注意,可以今天予服 1 克,如不下,可予明日加至 1 克半,切不可一日之内连续服,且大枣量一定要大方稳妥。

2.“痰饮胸痛(一)”案用予六君子汤善后,本案用外台茯苓饮善后,两者有何区别吗?可以互换吗?

解答这个问题前先看看当代医家对外台茯苓饮的解读。外台茯苓饮出自《金匮要略·痰饮咳嗽病脉证并治第十二》附方:“《外台》茯苓饮:治心胸中有停痰宿水,自吐出水后,心胸间虚,气满,不能食,消痰气,令能食。”六君子汤出自《医学正传》,原文:“(局方)治痰挟气虚发呃。”两方皆有健脾化痰或化饮的作用,但茯苓饮所主之邪为“停痰宿水”,属“饮”的范畴,而六君子汤所主之邪为“痰”。赵老前后两则用茯苓饮善后的医案,可以发现,两案皆以水饮之邪为主,本案描述“抽水数百西西,暂获轻松,但不久又如原状”,可见此案水饮顽固,易于复发。“痰饮胸痛(二)”患者“面色黧黑”之水气外泛之象明显,因此赵老皆选外台茯苓饮善后,针对心胸中之饮邪,即“停痰宿水”,可见本方更善于健脾利水饮。而另三案予六君子汤善后的邪气皆以痰为主。即是明证。因此,两方不可互换。

3. 葶苈大枣泻肺汤现在临床上也被广泛用来治胸水,与十枣汤如何鉴别?

葶苈大枣泻肺汤出自《金匮要略·肺痿肺痈咳嗽上气病脉证治》篇,原文:“肺痈，喘不得卧，葶苈大枣泻肺汤主之。”“肺痈胸满胀，一身面目浮肿，鼻塞清涕出，不闻香臭酸辛，咳逆上气，喘鸣迫塞，葶苈大枣泻肺汤主之。”《金匮要略·痰饮咳嗽病脉证并治》篇：“支饮不得息，葶苈大枣泻肺汤主之。”支饮的定义是“咳逆倚息，短气不得卧，其形如肿，谓之支饮”。十枣汤出自《金匮要略·痰饮咳嗽病脉证并治》篇，原文：“脉沉而弦者，悬饮内痛。病悬饮者，十枣汤主之。”“咳家其脉弦，为有水，十枣汤主之”“夫有支饮家，咳烦胸中痛者，不卒死，至一百日，一岁，宜十枣汤”。悬饮的定义是“饮后水流在胁下，咳唾引痛，谓之悬饮”。从以上原文来看，葶苈大枣泻肺汤可用来治疗“肺痈”“支饮”，主症是“喘逆、不得息、不得卧”，未提及“痛”的症状；而十枣汤可用来治疗“悬饮”“支饮”，原文中更强调“痛”，对“喘”的症状未作描述。因此得出结论，两方皆可治痰饮，葶苈大枣泻肺汤以饮邪致喘为证，而十枣汤以饮邪致胸胁痛为主。赵老两个十枣汤医案都明确提到了胸痛的症状，应该是个证明。

4. 本案与前案对比

本案与前案对比来看给我们的启示是悬饮可以是有形的胸水，也可以是无形的悬饮，只要符合病机便可以使用。但使用十枣汤切记用法用量，切记中病即止，注重善后调理。

（**解读** 叶謴斐 **阅改** 苏巧珍）

2020年3月30日

24. 胸胁胀痛

刘妇新连，性躁善怒，凡事不如意，即情绪索然，抑郁于心，因之肝气不舒，常见胸胁胀痛嗳气不休之证，但服芳香调气药即愈。今秋天候异常，应凉而反热，俨然炎夏，所谓当去不去，非时之候也。妇感时气，前病复作，胸胁益疼，心下痞硬欲呕。医用前药治之不效，邀往会诊。切脉弦数，口苦，舌干燥，胸胃痞胀，尿黄便结。审为肝燥胃热，有类于大柴胡汤证，由于天候失常，燥热为患，凡前芳香燥药，已非所宜，当随证情之异，应用解郁疏肝清热调胃法。处以大柴胡汤加香附、青皮、郁金、栀仁诸品煎服，顿觉心胸朗爽，须臾大便数行，呕痛顿失。故医者贵察天时之变，审证之宜，方随证变，药以时施，拘囿成规，又呜乎可。古谓医者意也，即圆通权变之谓，临床者共审诸。

【解读】

本案刘妇性情急躁，稍有不遂即抑于心中，常见胸胁胀痛，噫气不休(肝性喜条达而恶抑郁，疏泄失常，气郁停滞，横逆犯胃之象)，急躁易怒(肝郁化火之象)。服用芳香调气药即愈(表明病性以气郁为主)。因今秋季之气候反常，应凉反热，患者前病复作，除胸胁更加疼痛之外，增心下痞硬欲呕的症状(似病较前加重)，前医仍予前之芳香调气药，不效。请赵老会诊，诊时症见：胸胁胀、胃痞胀欲呕(从前文药不效推知)(此少阳胆经不畅、阳明不降之证)，口苦、舌干燥、尿黄(胆火内郁、津液不足之证)，便结(阳明腑实)，脉弦数。赵老辨证为肝燥胃热(此处似以少阳枢机不利，积热、郁热在少阳、阳明解释更合理)，赵老以解郁疏肝清热调胃法。处以大柴胡汤枢转少阳开结，加香附、青皮疏肝行气除满，郁金、栀仁宣拂郁热。病家服用后心胸爽朗即郁热得解，大便通、呕痛消为阳明经气下行，邪有出路，为愈。

【讨论】

1. 该患者赵老诊治时，主诉应是“胃胀满，欲呕”，用仲景的术语表达为“心下痞”“心下满痛”，《伤寒论》《金匮要略》主治此症的处方以系列泻心汤为主，与大柴胡汤证如何鉴别?

“心下痞”指自觉心下部(心窝处或胃脘部)有闷塞不舒感，按之不甚硬，无压痛及抵抗感。针对此症，仲景立有泻心汤方 5 首。

(1)大黄黄连泻心汤证。

《伤寒论》第 154 条：“心下痞，按之濡，其脉关上浮者，大黄黄连泻心汤主之。”原文仅大黄、黄连两味药，但刘渡舟老师认为此处应有黄芩，并在《经方临证指南》中对此方的病机解释为火热邪气痞结于心下而致的“火热痞”。黄煌老师对此方的方证归纳是：上部出血，量多色鲜红；心烦不眠、狂躁目赤、心下痞而按之濡者；舌红赤、甚或起刺，苔黄腻，寸脉浮者。可见，其突出的症状表现是“火热上扰”及“心下痞”。

(2)附子泻心汤证。

《伤寒论》第 155 条：“心下痞，而复恶寒，汗出者，附子泻心汤主之。”本方由大黄黄连泻心汤加附子而成。刘渡舟老师对此方的解释是真阳虚与火热邪气内盛同时存在。胡希恕老师的辨证要点是：心下痞、上热下寒。可理解为原文“恶寒、汗出”是真阳不足的表现。刘渡舟老师《经方临证指南》中两篇医案皆为胃肠燥热的胃痞加舌淡苔白的虚证两者皆见。可见，本方所主证的表现以“心下痞”“牙肿、口溃、心烦”的上热证和“舌淡苔白”的寒证共见。

(3)半夏泻心汤证。

半夏泻心汤是治“寒热错杂痞”的代表方。《伤寒论》第 149 条“伤寒五六日，呕而发热者，柴胡汤证具，而以他药下之……但满而不痛者，此为痞，柴胡不中与之也，宜半夏泻心汤”。刘渡舟老师对此方的解释是为“痰气痞”而设立，辨证特点是以胃气上逆为主。胡希恕老师总结本方的方证为：上热下寒而见呕而肠鸣、心下痞硬者。因此本方主症以“心下痞”“恶心呕吐”为主，可见“肠鸣”下利。

(4)生姜泻心汤证。

《伤寒论》第157条：“伤寒，汗出，解之后，胃中不和，心下痞硬，干噫食臭，胁下有水气，腹中雷鸣，下利者，生姜泻心汤主之。”刘渡舟老师对此方的解释是为“水气痞”而设，而水气的一个重要特征是“腹中雷鸣”，还可表现为“小便不利、下肢浮肿”。因此本方的主症为：“心下痞”“嗳气”，兼见“腹中雷鸣、小便不利”等水气的症状。

(5)甘草泻心汤证。

《伤寒论》第158条：“伤寒中风，医反下之……医见心下痞，谓病不尽，复下之，其痞益甚。此非热结，但以胃中虚，客气上逆，故使硬也，甘草泻心汤主之。”《金匮要略·妇人杂病脉证并治》：“狐惑之为病，状如伤寒，默默欲眠，目不得闭，卧起不安，蚀于喉为惑，蚀于阴为狐，不欲饮食，恶闻食臭，其面目乍赤、乍黑、乍白。蚀于上部则声喝，甘草泻心汤主之。”刘渡舟老师对此方的解释是为“客气痞”而设，因脾胃虚弱而内生虚热所致，所主痞的特点以“心下痞”“心烦不安、胃中嘈杂”为特点。当然，此方也主顽固性溃疡，黄煌老师形象地把它称为“黏膜修复剂”。

大柴胡汤也可治心下痞，但大柴胡汤所主之心下痞应该比上述5方程度更重、涉及病位范围更广。原文以“心下急”“心下满痛”“心中痞硬”来描述。《伤寒论》第103条：“呕不止，心下急，郁郁微烦者，为未解也，与大柴胡汤下之则愈。”第136条：“伤寒十余日，热结在里，复往来寒热者，与大柴胡汤。”第165条：“伤寒发热，汗出不解，心中痞硬，呕吐而下利者，大柴胡汤主之。”《金匮要略·腹满寒疝宿食病脉证治》：“按之心下满痛者，此为实也，当下之，宜大柴胡汤。”因此，大柴胡汤所主治病的症为“心下满致痛、急”，而范围涉及“心下”“心中”两个部位。且大柴胡汤证除“心下痞”的症状外，还有“往来寒热”的小柴胡汤证。在此方的临证应用方面，黄煌教授提出大柴胡汤辨证四大要点比较全面：第一，辨腹痛部位：“按之心下满痛”。大柴胡汤的主治部位在上腹部，腹痛特点为满痛。在临床实践中亦有见胸前闷痛感者。与大承气汤证的区别是大承气汤证痛在脐周，胀满有力，鉴别于桃核承气汤证为痛在下腹部。第二，辨呕吐。大柴胡汤证的呕吐程度剧烈，“呕不止”。其临床表现包括嗳气、反酸、腹胀、进食后症状加重、流口水、夜半口干苦、晨起咽喉有黄黏痰、口臭等。第三，辨精神状态。大柴胡汤证精神状态表现为“郁郁微烦”，乃少阳郁热的表现。临床表现为抑郁、焦虑、失眠等。第四，辨发热。原文“往来寒热”“发热汗出不解”的表述，提示大柴胡汤主治发热性疾病，“往来寒热”指患者发冷发热反复，休作有时，提示病在少阳；“发热汗出不解”，指内有积热。

2. 该患者平素性躁易怒善抑郁，是否有善后的方案可改善此状况？

综观赵老此本医案，实证都无善后，但该妇人平素胸胁胀痛，噫气不休，抑郁易怒，应属黄煌老师方证体系中的“柴胡体质”。四逆散、柴胡疏肝散、小柴胡汤均可疏肝理气。相较而言，四逆散长于舒解阳气之郁遏，证见手足不温，兼肝胃不和症状者。柴胡疏肝散偏于行气止痛，证见脘腹胀满，胁肋疼痛者。小柴胡汤疏肝之中兼清少阳郁热之功效，综观病史，该患者感热燥之邪即发，应为素体内有郁火，可酌选小柴胡汤。

（**解读** 刘文琛 **阅改** 苏巧珍）

2020 年 3 月 31 日

25. 胸 痹

刘大昌，年四旬许，某店店员也。每日持筹握算，晷无寸闲。如俯伏时久，则胸极感不舒，寖至微咳吐痰，尚无若何异象。近以年关猬务丛集，收欠付欠，尤多焦劳。初觉胸膈满胀，嗳气时作，继则喘咳痰唾，夜不安眠，甚而胸背牵引作痛，服调气化痰药不效，乃走治于余。诊脉弦滑，舌苔白腻，不渴，喘咳，胸背彻痛不休，并无恶寒肢厥景象。此固金匮之胸痹证，非调气化痰之所能治也。盖胸痹一证，因缘阳气不振，阴寒乘之，浊痰上泛，弥漫胸膈，气机阻滞，上下失调，故前后攻冲，胸背剧痛。如属阴寒剧盛，胸痛彻背，背痛彻心者，则宜辛温大热之乌头赤石脂丸以逐寒邪；如内寒不盛而兼虚者，则当相其轻重分用人参汤或大建中汤以为温补；本证则阳未虚甚而寒亦不盛，既不合前者椒附之大温，亦不宜后者姜参之温补，仅应温阳祛痰，舒展中气，运用栝蒌薤白半夏枳实桂枝汤调理，可谓方证切合，自当效如桴鼓，三剂可愈。数日病者来告，服药效验如神，果如所期。

【解读】

本案患者为一工作繁忙的店员，平素俯伏久则胸部极感不舒，夜眠时有微咳吐痰（提示胸阳不振痰浊内生），未予重视。因近年关操劳，初觉胸膈满胀（气滞），嗳气时作（气逆），继则喘咳痰唾，夜不安眠，甚而胸背牵引作痛（胸阳痹阻），医者予以调气化痰药不效（提示药不对证）。于赵老处就诊，诊时症见：喘咳，不渴，胸背彻痛不休，舌苔白腻，脉弦滑（此处似有“肺痈，喘不得卧”的葶苈大枣泻肺汤证）。赵老根据“胸背彻痛不休”指出此为《金匮要略》的胸痹证，并与对治胸痹的乌头赤石脂丸方证和人参汤、大建中汤进行了鉴别后指出，本证阳未虚甚而寒亦不盛，治应温阳祛痰，舒展中气，方用栝蒌薤白半夏枳实桂枝汤，结果三剂而愈，效如桴鼓。

【讨论】

1. 该患者初诊时为何服调气化痰药不效？

患者初诊时主要症状：胸满、嗳气、气喘、咳痰唾，夜间不能眠，胸背牵引痛，舌脉未知。结合患者的工作繁忙，年终清欠焦劳，很容易让人想到肝气郁结，气滞痰阻，痰邪阻肺，故出现上述诸症，调气化痰的处方甚是对应此病机，但患者服药无效。说明方不对证。此时，医者应转换思路，像陈潮祖老师所说“从错误中学习”，再追溯患者病史，有“平素俯伏久则胸部极感不舒，夜眠时有微咳吐痰”的情况，已提醒本案有胸阳不振、痰浊内生的病因存在，而劳累则加重了胸中阳气不振，致阴寒上乘而发生胸痛彻背的“胸痹”，在选方用药方面，赵老在此时已给我们做出了示范，注意鉴别胸痹的几个方证，患者“无恶寒肢厥景象”，无肢厥，不属阴寒剧盛的乌头赤石脂丸证；无恶寒，不属阳虚的人参汤或大建中汤方证。患者有痰浊所致的咳痰及苔白腻、脉滑象，予栝蒌薤白半夏枳实桂枝汤温阳祛痰，效甚佳。应了古人的“方对证，喝口汤”。

2. 本案赵老诊治时，咳喘不得卧，胸背痛，与葶苈大枣泻肺汤主治的“肺痈，喘不得卧”如何鉴别？

葶苈大枣泻肺汤出自《金匮要略·肺痿肺痈咳嗽上气病脉证治》篇，原文：“肺痈，喘不得卧，葶苈大枣泻肺汤主之。”“肺痈胸满胀，一身面目浮肿，鼻塞清涕出，不闻香臭酸辛，咳逆上气，喘鸣迫塞，葶苈大枣泻肺汤主之。”肺痈的定义是“若口中辟辟燥，咳即胸中隐隐痛，脉反滑数，此为肺痈”。《金匮要略·痰饮咳嗽病脉证并治》篇：“支饮不得息，葶苈大枣泻肺汤主之。”支饮的定义是“咳逆倚息，短气不得卧，其形如肿，谓之支饮”。从以上条文可以看出葶苈大枣泻肺汤主治病证以“咳喘不得卧”为主，也可见胸痛，与此患者表现颇为相似，临证中需要进行鉴别。细读条文，葶苈大枣泻肺汤三条原文皆表现的是喘，而胸痛是兼证，即使有胸痛也是以隐痛为主，可以无胸痛；而此患者胸痛为“胸痛彻背”，《金匮要略》中提及含“胸痛彻背”之义的原文只在“胸痹”篇中提及，因此，本病应属“胸痹”范畴，结合患者咳喘及舌脉象，应属“胸痹”篇中的“胸痹之病，喘息咳唾，胸背痛，短气，寸口脉沉而迟，关上小紧数，栝蒌薤白白酒汤主之”和“胸痹不得卧，心痛彻背者，栝蒌薤白半夏汤主之”的方证。实践证明，赵老予此方加减后，效如桴鼓。

（**解读** 林朱贤 **阅改** 苏巧珍）

2020 年 4 月 1 日

26. 心下痞痛

泥工陈天保，前以工毕夜归，途中大雨滂沱，衣履尽湿，到家易衣即寝。次日微感不适，然以食齿之繁，殊不欲以是而惮劳也，仍勤于工。未几日，突而发热身痛，胸闷咳嗽，口干不渴，二便如常。医用人参败毒散治之，二剂，身痛咳嗽得稍已，旋又寒热往来，心下胀闷，再改柴胡桂枝汤与之，数投病仍不解。患者由兄伴来就诊，切脉弦滑而细。询之，彼谓："口苦咽干，胸胁痞满，往来寒热，心烦不思食。"吾思此少阳证也，服小柴胡不效，当另有故。试以手按其心下，则觉痛甚，证之脉滑，又属有痰，此非柴胡桂枝汤证，乃一柴胡小陷胸汤之合病也。《伤寒论》有云："心下痞，按之痛者，小陷胸汤主之。"参合前说，更可确定无疑。因书柴陷汤服之。

柴胡七钱，半夏三钱，黄芩、党参各二钱，甘草一钱，蒌实五钱，黄连八分。

并谓三帖可愈，不必易方。逾数日，复来云："药后病如失，果如先生言，现惟口乏味身委顿而已。"按脉和平，属于病后虚弱，疏予归芪异功散加神曲、山药，益气血，补脾胃，以培元气。

【解读】

此案患者为一位泥工，工作后归途中淋大雨，到家后换了衣服即休息（体虚感邪，将养失宜）。次日微感不适（此时应及时予解表散邪），但患者未予重视，不以为劳苦所致而应休息，仍继续出工。没几天时间，患者突然出现发热、身痛，胸闷咳嗽（此处应有是否有痰及痰色、质的描述），口干不渴，二便如常（是否恶寒不知，从后文服人参败毒散后"旋又寒热往来"推测应有恶寒）。找医生就诊后予人参败毒散二剂，患者身痛咳嗽得稍已（表证得微解），旋又寒热往来（出现柴胡证），心下胀闷（从后文推测此处之心下胀闷应属痰热互结于心下的痞证），前医予改服柴胡桂枝汤，几剂后病不解。患者来赵老处就诊，症见：寒热往来、身痛、口苦咽干、胸闷咳嗽、心下胀闷、心烦纳呆、切脉弦滑而细。赵老分析，这是典型的少阳证，柴胡桂枝汤当有效，不效应该是原因的，遂以手按患者心下（赵老对腹诊也是重视的），患者痛甚，结合脉滑，赵老分析为痰热内结的小陷胸汤，结合前之少阳诸症，予柴陷汤，结果 3 剂后患者诸症若失。予归芪异功散加味善后。

【讨论】

1. 患者初诊时有劳后体虚，淋雨感受风寒湿邪的因素，予人参败毒散治疗，应

是正治，为何不效？

人参败毒散出自《太平惠民和剂局方·卷之二·治伤寒》篇，原文："治伤寒时气，头痛项强，壮热恶寒，身体烦疼，及寒壅咳嗽，鼻塞声重呕哕寒热，并皆治之。"结合患者初次就诊时的临床表现，前医予人参败毒散甚合此患者的情况，之所以不效，但前医可能忽略了患者"口干"的症状，患者口干，说明已内有蕴热，《万病回春》对人参败毒散的应用提出："伤寒头疼、身痛、项强，壮热恶寒、口干心中蕴热加黄芩。伤寒汗后不解，亦宜服此，伤风鼻塞声重、咳嗽吐痰加半夏、杏仁。"此时，医者宜在人参败毒散的应用中合黄芩清内热，如吐痰明显，还可以加杏仁、半夏。这同仲景伤寒体系中的麻黄汤与大青龙汤的区别，出现内热，如不兼顾清内热，单纯解外寒则易加重内热，致病不解。如前医擅长用经方，初诊时也可选用大青龙加术汤。

2. 二诊时患者出现寒热往来，身痛，心下胀闷，也是典型的柴胡桂枝汤证，为什么乏效？

柴胡桂枝汤出自《伤寒论》第146条："伤寒六七日，发热，微恶寒，支节烦疼，微呕，心下支结，外证未去者，柴胡桂枝汤主之。"该患者二次就诊时症状与此条描述颇为符合，但数剂后病仍不解，此时，医生当反思其原因。至赵老处就诊时，赵老认真分析了患者的情况，在按压得心下痛的指征后，予柴陷汤取效。这里涉及小陷胸汤证的"小结胸病，正在心下，按之则痛"与"心下支结"的鉴别。这是腹诊的内容，善于腹诊的日本医家稻叶克指出，"心下支结"为"心下空，上中脘傍支撑不适"，"非为结胸，为内实之渐"；小陷胸汤的腹证为"从心下至下脘附近之间硬胀，按之痛甚"。可以看出，此两症状之间有程度上的区别，在临证中我们要注意腹诊，细心体会。

（**解读**　刘国辉　**阅改**　苏巧珍）

2020年4月2日

27. 血虚挟痰

邻妇杨贵妹，家贫，体胖，劳于操作。感寒辄咳，夜间增剧，日久失治，身体日见清瘦。近又新产，不惟少休息，营养缺，且杂诸儿辈粗粝度日，因是面浮肿，午后潮热，不烦不渴，面唇无华，畏冷，常厚被自温。经医诊为久咳脾虚，服六君子汤；虽认血虚发热，进圣愈汤，病无进退，历时三月矣。现以病增迎诊，脉细数无力而兼滑象，舌胖白润，面浮，不烦渴，潮热如故，天明始退，日吐清涎碗许，饮食无味，尿清便和。窃思本病起于操劳，增之产后，一则肺虚痰滞，清肃之令不行，因之咳嗽多痰；一则产后血亏，劳倦伤脾，脏腑失精微之奉，经脉缺血液之濡，因而潮热；以非实热，故不渴不烦也。前医之治，补血而不祛痰，或祛痰而不补血，偏胜失宜，故而寡效。盖治痰而不补血，脾燥则肝阴益伤而血加燥，热必不退；补血而不治痰，则脾阳不振而湿增痰盛，咳必更剧，故痰盛血亏之证，兼治为宜。《内科秘要》之联珠饮，方中四物滋血，血补则热退；苓桂术甘汤燥脾祛痰，痰去则咳止，既不滋湿，又不伤燥，极为切合病机。方是：

熟地八钱，川芎二钱，当归五钱，酒芍三钱，茯苓六钱，桂枝钱半，白术四钱，炙草二钱。

初服二剂，热减痰少，面浮肿未消，脉则略起有力，精神微振，饮食渐进，知药已中的，嘱再服原方四剂，并饮食营养，热已退尽，痰亦不多，浮肿消退。又六剂，诸证悉已，后用归芍六君子汤、圣愈汤轮服竟愈。

【解读】

本案邻妇杨氏，家贫，体胖，过于操劳，平素感寒后则咳，夜间加重，日久失治，身体逐渐清瘦。近期新产后操劳且失于营养补充（有血虚的基础），出现了面部浮肿（水饮），午后潮热（似阳明之热），不烦不渴（无实热及伤津之象），面唇无华（血虚），畏冷、常用厚被取暖（阳虚之象），看似属现代医学之营养不良性贫血。其他医生诊断为久咳脾虚，服六君子汤；或认为血虚发热，给予圣愈汤，历时三个月，病情无明显变化。现病情加重来诊，面浮，不烦渴，午后潮热，天明始退，日吐清涎碗许，饮食无味，尿清便和，舌胖白润，脉细数无力而兼滑象，赵老分析本病起于操劳，产后加重，肺脾两虚，痰滞和血虚同时存在。前医之治，补血而不祛痰，或祛痰而不补血，偏胜失宜，故而寡效。治宜燥脾化痰补血并治为宜。予选《内科秘要》之联珠饮，方中四物滋血，苓桂术甘汤燥脾祛痰。服六剂，并兼饮食营养，热退痰少，浮肿消退。又六剂后诸症消失。后予归芍六君子汤、圣愈汤补益气血轮服善后而痊愈。

【讨论】

本案赵老分析前医之治“盖治痰而不补血，脾燥则肝阴益伤而血加燥，热必不退；补血而不治痰，则脾阳不振而湿增痰盛，咳必更剧，故痰盛血亏之证，兼治为宜”，如用六君子汤合圣愈汤能达到联珠饮的疗效吗？

要想解决这个疑问，必须先对六君子汤与苓桂术甘汤、圣愈汤和四物汤方证进行鉴别之。六君子汤出自《医学正传·卷之三·呃逆》，原文：“六君子汤，（局方）治痰挟气虚发呃。”本方由化痰的二陈汤加健脾利湿的茯苓、党参而成。苓桂术甘汤出自《伤寒论》第67条：“伤寒，若吐，若下后，心下逆满，气上冲胸，起则头眩，脉沉紧，发汗则动经，身为振振摇者，茯苓桂枝白术甘草汤主之。”《金匮要略》曰：“心下有痰饮，胸胁支满，目眩者，苓桂术甘汤主之。”又曰：“夫短气有微饮，当从小便去之，苓桂术甘汤主之。”从原文可看出，本方为饮证而设。而饮与痰的区别在饮邪稀而痰涎浊，本证患者“日吐清涎碗许”，应属饮证，且患者有畏寒等阳虚之象，苓桂术甘汤温阳化饮，因此，予苓桂术甘汤更适合。

圣愈汤出自《兰室秘藏·卷下·疮疡门》，原文：“治诸恶疮，血出多而心烦不安，不得睡眠，亡血故也。”原方由四物汤加黄芪、党参而成，用治恶疮，有益气生血、扶正托毒之义。而本案患者同时存在饮证，参、芪之增不利于祛饮。该患者产后失血为主，因此，此案予四物汤径补阴血更适合。

（**解读** 张世葳 **阅改** 苏巧珍）

2020年4月3日

28. 肾虚气喘

黄公湘云，七旬有六。家富有，多子孙。体肥而康，善啖健步，少壮所不及。近年家遭不造，长次子相继云亡，大小孙又夭殇三四，未免襟怀悒郁，尝强酒自宽，以遣愁绪，由此而暗损元气，形体渐衰，咳嗽吐痰。1942年冬某夜猝发剧病，为势甚迫，家人见而惊惧，星夜迎诊。视其气涌上喘，痰声漉漉，息短声低，面色惨淡，倚枕不敢动，动则气高喘甚，汗出，下肢厥冷如冰，切脉细微。证为浊阴泛于上，真阳衰于下，乃上盛下虚之危候，固当以降浊扶阳为治。若祛痰顺气以治上，则足以伤正而损阳；若温阳补以治下，则有痰结闭脱之可虞；是宜标本两者而兼顾之，但重在本而轻在标也。拟用三子养亲汤，开上焦之痰气，并用人参以扶正，黑锡丹敛下焦之真阳，所谓两利之道，法甚周全。

苏子、莱菔子各三钱，芥子二钱，人参（蒸兑）四钱。

冲生姜汁半匙，吞黑锡丹，每次三钱。

当晚连服二帖，黎明痰降厥回，即可俯仰或稍得卧，神困不欲语，仍时咳喘，改进六君子汤加附子、苏子，兼吞肾气丸，大补脾肾。服药旬日，精神爽健，气平不喘，可卧可行，虽无昔日之健，而症状则已大减。复制嵩崖脾胃丸早晚淡盐水送服各五钱，不另服汤剂，日以美食自调。儿孙又能彬彬有礼，孝养甚周，故健复迅速。后十年以中风猝然而归道山。

【解读】

本案为一老年男性患者，家境富庶，平素身体健壮。近年由于家中屡遭不幸，故出现情绪忧郁，常借酒消愁，因此而暗损元气，形体日渐衰弱（提示抑郁日久则元气受伤），出现咳嗽咯痰。1942年冬季某夜，猝然发病，病情危重，迎赵老至诊，症见：喘促甚，痰声漉漉（痰浊蕴肺），息短声低，面色惨淡，倚枕端坐呼吸不敢动，动则喘促更甚，汗出，下肢厥冷如冰，切脉细微（此时应是大汗出或冷汗出，且四肢厥冷、脉微欲绝，属于中医“喘脱证”或即将发生“喘脱”，相当于现代医学“急性左心衰”，属于急危重症）。赵老辨证为浊阴泛于上，真阳衰于下，为上盛下虚之危候，果断予以降浊扶阳为法。对此类上盛下虚的治法，赵老告诫我们一定要“标本兼顾之，而且重在本而轻在标”，否则会出现以下变证：①若祛痰顺气以治上，则足以伤正而损阳（提醒我们平素予患者祛痰顺气治法时要正气充足方可）；②若温阳补气以治下，则有痰结闭脱之可能。予拟用三子养亲汤，开上焦之痰气，加人参以扶正，加黑锡丹敛下焦之真阳，同时兼顾标本，此处足以见赵老临床经验丰富，治法考虑甚是周全。

当晚连服两剂后，黎明时分，痰降呼吸转顺，下肢转温暖，此时患者稍可卧床平躺，但仍有神困懒言，时有咳喘，此时考虑患者痰浊已降，上越浮阳已敛降，仍有脾肾不足，故二诊改服六君子汤加附子、苏子以健脾化痰降气平喘，兼吞肾气丸，大补脾肾（黑锡丹要阳回即止，也是防其重金属中毒的方法）。服药十余日，精神爽健，气平不喘，可平卧可行走。三诊赵老则复制嵩崖脾胃丸（此处应为脾肾丸）早晚淡盐水送服各五钱（考虑咸味入肾，以盐水作引经药，引药下行入肾，而起到补肾固肾作用）善后。

【讨论】

1. 患者此次未发病前的“暗损元气，形体渐衰，咳嗽吐痰”状态，如果此时就诊，我们应选什么方治疗？

因赵老未给出患者当时的咳嗽咯痰的具体症状，但用“事后诸葛”的思维方式，结合患者后续病情发展变化有“肾虚、肾不纳气”之象，推断此时咳嗽应已有少许气促，结合赵老善后时所选的方药，患者发病前证应属痰浊内生、脾肾不足，可选用“金水六君煎”或六君子汤送服肾气丸治之。

2. 黑锡丹现代药房及医院都很难买到，在现代的临床中，我们有没什么变通方法？

黑锡丹出自《太平惠民和剂局方》，原方组成：金铃子、胡芦巴、木香、附子、肉豆蔻、破故纸、沉香、茴香、阳起石、肉桂、黑锡、硫黄。因此方中涉及重金属，临证应用不当易有中毒现象，观古人医案，在敛上浮之真阳、引火归元方面确实疗效很好，但现已很难获得。细究此案，应属现代医学的急性左心衰，而治心衰重症方面，经方大家李可的经验值得我们借鉴，李老在治疗心衰时擅用破格救心汤，其组成及常用量如下：附子30～200克，干姜60克，炙甘草60克，高丽参（另煎浓汁兑服）10～30克，山萸肉60～120克，生龙牡粉30克，磁石粉30克，麝香（分次冲服）0.5克。此方脱胎于《伤寒论》四逆汤衍生方——参附龙牡救逆汤及来复汤，方中四逆汤强心主剂，救治心衰疗效显著。李老认为本方可挽救垂绝之阳，救暴脱之阴，用于救治心衰垂危重症，症见：冷汗淋漓，四肢冰冷，面色㿠白或萎黄、灰白，唇、舌、指甲青紫，口鼻气冷，喘息抬肩，口开目闭，二便失禁，神识昏糊，气息奄奄，脉沉微迟弱，或散乱如丝，雀啄屋漏。仔细对照，“破格救心汤”或许与本案之进一步发展“喘脱证”治疗方药相吻合。我院经典科经过上百例的临床疗效观察证明此方治疗重症心衰疗效确切，前提是用量一定达到李老的量。因此，破格救心汤可作为黑锡丹的替代品用。

附：嵩崖脾肾丸（出自《杂病源流犀烛》卷一引《嵩崖尊生》）

组成：熟地黄、山药、山茱萸、茯苓、牡丹皮、泽泻、附子、肉桂、牛膝、砂仁、车前子、补骨脂、益智仁。

（**解读** 姜洮洮 **阅改** 苏巧珍）

2020年4月4日

29. 虚寒气喘

张仁华，男，48岁。自幼有咳痰痼疾，每值隆冬辄发，困苦异常。今冬感寒增剧，咳嗽喘急，短气痞闷，腹下动悸，气恒自少腹上冲心，倚息不得卧。医认为脾肺虚寒，气不固摄，疏桂苓甘味姜辛汤，温肺降逆，服五剂无变化。又更苓桂术甘汤加苏子、干姜，温脾利水，降气温中，仍无进展。因时经月余，身体日虚，大有难于支持之势，改延余治。其人清瘦，脉细微，手足清冷，咳喘不卧，痰多气促，声低息短，能坐不能起，起则振振欲擗地，气时上冲，幸神志清明，能食粥半盂，胃气尚在，病虽险恶犹可无虑。按其证乃脾、肺、肾三经皆虚，盖肺虚则痰不易化，脾虚则湿不能运，肾虚则气逆而不能藏，是喘咳短气之成因。

前医用苓桂诸汤，皆从脾、肺二脏着眼，惟于肾脏尚欠顾及，且药轻病重，效故不著。因用真武汤温阳镇水，加姜、辛、味暖肺敛气，加枸杞、益智、破故纸补养肾元，许以十剂可愈，讵知病不少减。寻思前方由于脾肺之药为多，温肾之药稍少，况古人有久病及肾与标在肺本在肾之说，虽肺为贮痰之器，脾为生痰之源，而肾司蒸化，实居于首要地位。乃将真武汤加重分量：

茯苓八钱，白术五钱，乌附三钱，生姜、芍药各四钱。

另用都气丸六钱分两次吞送。

又进五剂，病如故。本症为脾、肺、肾虚寒，原无疑义，如药不对证，当有他变。

今若此，其亦踵前医药轻病重之复辙欤？殊不然也。又忆黑锡丹大温脾肾，镇纳元阳，为虚寒喘促之圣药，喻嘉言、陈修园辈极赞其功。如是再以真武汤改配黑锡丹，每次三钱，日进二剂，当晚喘减气平，能睡一二小时。次日复诊，脉起有力，喘咳大减。嘱原药再进，持续半月，诸证皆退，精神转好。后以肾气丸（改汤）、六君子汤加破故纸、芦巴间服调理复元。

【解读】

本案为一自幼有咳痰痼疾的中年男性，每到冬天就会发作。今冬感寒后病情加重，出现咳嗽喘急、短气、胸部痞闷（肺失宣肃），腹下动悸、自觉气总是从少腹上冲心，倚息不得卧（似有奔豚气的表现）。他医认为肺脾虚寒，予桂苓甘味姜辛汤5剂温肺降逆未效，又改为苓桂术甘汤加苏子、干姜，温脾利水，降气温中，亦不效。一月余后求治于赵老。症见：其人清瘦，神志清明，咳喘不卧，痰多气促，声低息短，能坐不能起，起则振振欲擗地，气时上冲，手足清冷，能食粥半盅，脉细微。结合前医治疗情况，考虑病已及肾，而前医只治脾肺，故药轻病重，赵老予温阳镇水的真武汤加干姜、细辛、五味子温肺，以及枸杞、益智仁、破故纸补肾，认为十剂可愈，但仍无效。赵老考虑前方由于脾肺之药为多，温肾之药稍少，况古人有久病及肾与标在肺本在肾之说，并指出肺之咳喘日久以治肾为主。予真武汤加重分量并送服都气丸（六味地黄丸加五味子），五剂后病如故。赵老在反思之后考虑温肾之力不足，予真武汤改配黑锡丹大温脾肾，每次三钱，一天两剂，当晚喘减气平，能睡一二小时。第二天复诊，脉起有力，喘咳大减。按原方持续半月，诸症皆退，精神转好。最后以肾气汤、六君子汤加破故纸、芦巴间服调理复元。

【讨论】

1. 本案为一素有咳痰之疾的患者，此次感寒而发，一诊、二诊可予小青龙汤吗？

《金匮要略·痰饮咳嗽病脉证并治》篇："咳逆倚息不得卧，小青龙汤主之。"小青龙汤主治外寒内饮之咳喘，本病患者素有咳痰旧疾，遇寒易发，体内应有伏饮，似为小青龙汤的适应证，但患者此次发病时还有"腹下动悸，气恒自少腹上冲心"的表现，此症状提醒我们患者已有肾气虚衰、虚阳上越的表现，而小青龙汤麻黄、细辛组合有拔肾根之虞，不可予小青龙汤。

2. 本患者赵老诊治时，辨证不误，予真武汤不效，后予加都气丸也不效，予加黑锡丹方有效，这几个方证的鉴别点是什么？

患者于赵老处诊治时，赵老分析患者同时有肺、脾、肾三脏不足，而前医之方只治疗脾肺，未顾及肾，故不效。因此治疗上，予选择有温阳镇水之功的真武汤加味治疗。真武汤出自《伤寒论》第82条："太阳病发汗，汗出不解，其人仍发热，心下悸，头眩，身瞤动，振振欲擗地者，真武汤主之。”并在第316条：“少阴病，二三日不已，至四五日，腹痛，小便不利，四肢沉重疼痛，自下利者，此为有水气。其人或咳，或小便利，或下利，或呕者，真武汤主之。”在其后加减法中提出：“若咳者，加五味子半升，细辛一两，干姜一两。”从原文可知此方为肾阳虚水泛而设，原方主治只提及“咳”而未及“喘”，可见其治喘之力差。赵老予此方10剂未效，考虑原方补肾之药仍不足，于是在加大真武汤用量的同时，予加用以治肾水不固而咳的都气丸。但效仍不佳。至此，赵老想到了黑锡丹，本方出自《太平惠民和剂局方·卷之五·治痼冷》篇，原文：“治脾元久冷，上实下虚，胸中痰目瞪昏眩，及奔豚气上冲，胸腹连两胁，膨胀刺痛不可忍，气欲绝者饮食不进，面黄羸瘦，肢体浮肿，五种水气，脚气上攻；及牙龈肿兼治脾寒心痛，冷汗不止；或卒暴中风，痰潮上膈，言语艰涩，瘫痪，曾用风药吊吐不出者，宜用此药百粒，煎姜、枣汤灌之，自利。或触冒寒邪，霍乱吐泻，手足逆冷，唇口青黑；及男子阳力，脐腹虚鸣，大便久滑；及妇人血海久冷，白带自下，岁久无宜服之。兼疗膈胃烦壅，痰饮虚喘，百药不愈者。”所主之证为真阳虚衰、阴寒之邪上逆所致诸症。予真武汤合黑锡丹之后，效如桴鼓。以此治疗经过推断，患者以寒饮之邪久伏，致脾肾真阳虚衰为主要病机，真武汤祛水之力可而温元阳之力不足；七味都气丸以滋肾阴敛肾气为主，缺温肾阳之药；黑锡丹以大补脾肾之元阳祛沉寒痼冷为主，针对此类肾之元阳不足而寒痰内蕴的患者是最佳选择。

（**解读** 陈务华 **阅改** 苏巧珍）

2020年4月6日

30. 咳嗽气喘

朱小祥病患咳嗽，恶寒头疼，胸满气急，口燥烦渴，尿短色黄，脉浮而小弱。据证分析，其由邪侵肌表，寒袭肺经，肺与皮毛相表里，故恶寒而咳；浊痰上泛，冲激于肺，以致气机不利，失于宣化，故胸满气促；燥渴者，则为内有郁热，津液不布，因之饮水自救；又痰积中焦，水不运化，上下隔阻，三焦决渎无权，故小便黄短；脉浮则属外邪未解，小弱则因营血亏损，显示脏气之不足，如此寒热错杂内外合邪之候，宜合治不宜分治，不出疏表利肺、降浊升清之大法，因处以金匮厚朴麻黄汤。其方麻、石合用，不惟功擅辛凉解表，而且祛痰力巨；朴、杏宽中定喘，辅麻、石以成功；姜辛味温肺敛气，功具开阖；半夏降逆散气，调理中焦之湿痰；尤妙在小麦一味补正，斡旋其间，相辅相须，以促成健运升降诸作用。但不可因麻黄之辛，石膏之凉，干姜之温，小麦之补而混淆杂乱目之。药服三剂，喘满得平，外邪解，烦渴止。再两剂，诸恙如失。

【解读】

本案患者咳嗽、胸满气急(肺失宣肃的表现),恶寒头疼(有表证,但无发热),口燥烦渴、尿短色黄(热伤津液),脉浮而小弱(正气不足兼表证)。赵老据证分析,认为:恶寒而咳,是邪侵肌表,寒袭肺经的表现;胸满气促,是浊痰上泛于肺,肺失宣肃的表现;燥渴者,是内有郁热的表现;小便黄短是三焦决渎失权之征(此处似解释为热灼津液也可)。脉浮是外邪未解,小弱是营血亏损,可见脏气有不足。综上所述,此案既是寒热错杂,又是内外合邪的状态,宜合治,治之以疏表利肺、降浊升清之法。处以金匮厚朴麻黄汤。服药三剂,患者喘满改善,恶寒除,烦渴亦止。再服二剂,症状全除。

【讨论】

1. 本案可予小青龙加石膏汤吗?与厚朴麻黄汤证如何鉴别?

此两方同出自《金匮要略・肺痿肺痈咳嗽上气病脉证治》篇中,小青龙加石膏汤原文:"肺胀,咳而上气,烦躁而喘,脉浮者,心下有水,小青龙加石膏汤主之。"刘渡舟老师认为此方为痰饮挟热的肺胀而设,由于外感风寒,寒饮内发,内外合邪,郁而生热。胡希恕老师提出本方的方证要点为"咳喘、恶寒、无汗、烦躁"。厚朴麻黄汤原文:"咳而脉浮者,厚朴麻黄汤主之。"胡老概括本方的方证要点为"小青龙加石膏汤见胸满、短气者"。从组方上分析,小青龙加石膏汤为桂枝汤去生姜、大枣加麻黄以解表寒,加善于温胸中痰饮的姜辛味夏及清郁热的石膏组成;而厚朴麻黄汤去上方中解表的桂枝、芍药、甘草加善于治喘的杏仁、厚朴,及养正的小麦,因此,厚朴麻黄汤较小青龙加石膏汤解表不足,而治喘力更强,且更适用于虚证。此患者就诊时有恶寒头痛的感受风寒的表证,有痰饮之邪蕴肺的咳、气急(喘),有口燥烦渴的内热,与小青龙加石膏汤方证非常相似,但患者除上述症状外,还有胸满及脉小弱的表现。因此,本患者更适合厚朴麻黄汤。

2. 在《金匮要略・肺痿肺痈咳嗽上气病脉证治》篇中,还有一个治外寒内饮而咳喘的射干麻黄汤,与厚朴麻黄汤、小青龙汤如何鉴别?

射干麻黄汤原文:"咳而上气,喉中水鸡声,射干麻黄汤主之。"本方组成:解表宣肺之药麻黄,将温化痰饮组合姜辛夏味中擅守的干姜改为长于散的生姜,并加擅于利咽的射干及擅长化痰的紫菀、冬花及安中扶正的大枣。从方药组成中看本方更擅长化痰,此痰多表现为"喉中痰鸣漉漉"且兼有咳喘的表现。因此本方与小青龙汤的鉴别点在于本方表寒之邪的表现发热恶寒不重而喉中痰鸣重;与厚朴麻黄汤的鉴别点在本方胸满不重,且无明显郁热烦渴的表现而痰鸣声重。

(**解读** 张泽梁 **阅改** 苏巧珍)

2020 年 4 月 7 日

31. 郁热咳嗽

黄妇春秀，三十许人也。育儿旋殇，悲痛愈恒，又因失于调养，以致胸满嗳气，潮热烦乱，夜不安寝，咳嗽少痰，舌燥口干，身体日形清瘦，切脉弦滑而细。此由忧郁伤肝，肝失濡养，故烦热；气逆于肺，治节无权，故干咳；此即所谓肝郁气逆、阴虚肺热之证也。今用丹栀逍遥散疏肝解郁清热以治其本。五剂烦热略减，胸脘稍舒，但咳转剧，痰杂血星。再于前方去白术加桔、贝、知母、沙参，咳虽大减，而干咳无痰，辟辟不止，津少舌燥，甚至夜不得卧，是为肺金燥热之明征。当随证转方，清肺为主，疏肝次之。改用千金麦门冬汤（麦冬、竹茹、桔梗、甘草、五味、干地、紫菀、半夏、桑皮），去辛热之麻姜，加调气解郁之香附、郁金及清热生津之茅根、花粉，以期适应证情。前服数帖效不显，待至十帖而后，逐渐热退咳减，胸舒津回，夜可睡数小时。原方再进三帖，诸证悉平。继服归脾汤补脾滋血，加栀子、麦冬润肺清热，一月而健康胜常，经期复潮。明年又育一儿，化忧郁为喜悦，精神畅旺，数年未病。噫！七情之伤人可畏也。

【解读】

此案为30岁左右女性，因孩子夭折，情绪悲伤，又失于调养，逐渐出现胸满（气机郁滞）、嗳气（气逆），潮热烦乱（热象），夜间不能安睡，咳嗽少痰、口舌干燥、身体日渐消瘦（伤津），就诊时脉弦滑而细。赵老分析患者为肝郁气逆、阴虚肺热之证，予疏肝清热的丹栀逍遥散治其本，五剂后烦热略减、胸脘部稍舒（气郁及郁而化热象减），但咳嗽较前剧烈、痰中有血（肺燥加重，且有动血之兆）。赵老在前方中去白术加桔、贝、知母、沙参，咳嗽虽然较前明显减轻，但仍为干咳无痰、津少舌燥、夜不得卧（肺燥未得缓解），赵老此时判断是肺金燥热的征象。应予清肺为主，疏肝次之。改用千金麦门冬汤（此处应为《圣济总录》麦门冬汤）去辛热之麻黄、生姜，加调气解郁的香附、郁金及清热生津的茅根、花粉。予服用十三帖所有症状都消失了。后以归脾汤加栀子、麦冬善后。

【讨论】

本案初诊时，如果我们是患者的首诊医生，可能选择什么方？

此案患者发病前有明确情绪不畅的诱因，后出现气郁、气逆、肺燥津伤的变证，虑及患者的病因，赵老选择了丹栀逍遥散来治其本，如果按病因病机辨证理论来理解，此为中的之方，服用后理应胸满得舒，肺燥得解而不咳，但患者并未如医者期待的方向发展，除胸满、烦热略减，咳反加剧。此时个人观点认为丹栀逍遥丸中的茯苓、白术有伤津之虞所致，赵老二诊方中仅去白术加桔梗、贝母、知母、沙参，滋肺阴之力仍不足，但治疗方向正确，因此，咳减，但仍有干咳、津少舌燥等燥象，赵老及时转向滋阴化痰为主的麦门冬汤少佐理气之品后患者诸症消。用“马后炮”的思维方式来看本案，初诊时患者即肝气郁结与肺燥并重，因此，应理气解郁与清热润燥并重，丹栀逍遥散与麦门冬汤并用，可能会缩短患者的病程。

（**解读** 李瑜欣 **阅改** 苏巧珍）

2020年4月8日

32. 肺 痈

陈春英，女，48岁。该妇劳动力颇强，由于不节劳动，时值隆冬，又受风寒侵袭，当时觉一身不适，饮食无味，而仍照常出工。迨至来春，患咳嗽，发热不恶寒，喉干舌燥，咳则捧腹蹬地而连声不止，历十余分钟始有些微黏痰咯出，其状俨如小儿百日咳之现象。医者认为寒邪侵肺，处以苏杏二陈汤，服十五剂而未转方。循至肌肉大削，胸肋隐痛如刀割，黏痰难出，间有潮热；舌燥无津，小便黄，大便数日一行，干结不畅。而后医不求其本，又不衡量情况，复蹈前医辛燥之弊，用苏沉九宝汤加车前、花粉等多剂，以是益剧，卧床不能转侧，已十余日矣。经其至亲黄君介绍往诊，切脉细数而滑，按其胸则呼痛而以手拒，探其额有微热，视其舌红紫干燥。其自诉曰：“胸胀欲裂，咳痰为脓样，有腥气，口苦干，欲饮冷水，小便热疼，大便坚燥。”今据脉证合参，是为热邪内郁，痰火上凑，邪气结聚，蕴蓄成痈。《金匮要略》有云：“若口中辟辟燥，咳即胸中隐隐痛，脉反滑数，此为肺痈。”《证治汇补》亦曰：“久咳不已，浊吐腥臭，……脉滑数实，大小便涩数，恶寒吐沫，右肋拒按为肺痈。”其论述肺痈形成之原因及症状，核与陈病吻合。审其起因，由冬伤于寒而不即病，至春暖而暴发，其时干咳、咽痛、胸疼，此为内热已炽，未经宣泄，上熏于肺所致。果能及时清调肺金，何致如此。今为逆流挽舟计，暂予清肃肺金，下通地道，以救眉急。方用大柴胡汤去姜枣加葶苈、芦根。服两剂，大便日行数次。以肺与大肠相表里，便通则肺热得以下降，故上部立见轻松，口燥舌干稍减，胸胀则如故，脓痰反多，转身仍困难。疏千金苇茎汤加葶苈、郁金、枳壳、桔梗等味，同时用茅根、鱼腥草煎汤作茶饮，服至十剂，胸痛稍减，已能起坐，口润知味，小便略清，大便亦畅。惟脓痰尚多，腥气仍大。前方既显著有效，再稍予加减，药用：

茅、芦根各一两，蒌根八钱，薏苡仁七钱，桃仁钱半，浙贝、桔梗、甘草、桑皮、郁金各三钱。仍用鱼腥草煎作茶饮。

续服五剂，是时胸已不痛，痰亦少，并可自由行动。改用回春之清肺汤与日本原南阳方之肺痈汤间服一星期，其病基本已愈。再以圣济养肺汤善后，未再更方。后半年曾经访询，并无咳嗽、吐痰、胸痛现象，饮食起居正常，身体较前尤健云。

【解读】

本案患者为一中年女性，素体壮实，由于不节劳动（劳累为致虚之因，成肺气虚之果），后又受风寒侵袭（冬伤于寒，春必病温），当时觉一身不适、饮食无味（为一时性的外感症状），而仍照常出工（说明不适感很快消失，是邪气内伏?）。来年春天，患者咳嗽，发热不恶寒，喉干舌燥，咳则捧腹蹬地而连声不止，历十余分钟始有些微黏痰咯出，其状俨如小儿百日咳之现象（无恶寒则无表证，喉干痰黏，为燥邪伤肺，咳则捧腹蹬地而连声不止，非一派虚象，诸症均指向实证及燥热之邪）。医者认为寒邪侵肺，处以苏杏二陈汤，服十五剂。逐渐出现肌肉大削，胸肋隐痛如刀割，黏痰难出，间有潮热，舌燥无津，小便黄，大便数日一行，干结不畅（内有燥邪，再用辛温燥湿之品，阴津更伤，肌肉失于濡养）。而后医复蹈前医辛燥之弊，用苏沉九宝汤加车前、花粉等多剂，病情加重，卧床不能转侧，已十余日矣。经人介绍赵老往诊，诊时症见：胸胀欲裂，咳痰为脓样，有腥气（痈脓已成），口苦干、转身困难（少阳热象），欲饮冷水（中焦有热），小便热疼，大便坚燥（下焦热盛津枯）。舌红紫干燥（阴津大伤），切脉细数而滑（细为阴津不足，数为热，滑为痰），按其胸则呼痛而以手拒（拒按说明内已有成形之邪），探其额有微热。赵老看后，考虑为热邪内郁，痰火上凑，邪气结聚，蕴蓄成痈的肺痈之证。方用大柴胡汤去姜枣加葶苈、芦根。服两剂，大便日行数次。胸部立见轻松，口燥舌干稍减，胸胀则如故，脓痰反多，转身仍困难。疏千金苇茎汤加葶苈、郁金、枳壳、桔梗等味，同时用茅根、鱼腥草煎汤作茶饮，服至十剂，胸痛稍减，已能起坐，口润知味，小便略清，大便亦畅。惟脓痰尚多，腥气仍大。前方既显著有效，再稍予加减，药用：茅、芦根各一两，蒌根八钱，薏苡仁七钱，桃仁钱半，浙贝、桔梗、甘草、桑皮、郁金各三钱。仍用鱼腥草煎作茶饮（热虽下，痰未清，故二诊、三诊均重在涤痰泻肺）。

续服五剂，胸已不痛，痰亦少，并可自由行动。改用回春之清肺汤与日本原南阳方之肺痈汤间服一星期（此时痰仍未全清，两方都以化痰为主，清肺汤二冬当归五味子，有养肺阴之意），其病基本已愈。再以圣济养肺汤善后，未再更方。后半年患者诸症消失，饮食起居正常，身体较前尤健。

【讨论】

1. 本案患者初诊时，宜用什么方？可予麦门冬汤吗？

本案患者初诊时，如上所分析，为一派燥热犯肺之象，宜辛凉润肺之品，可选时方的桑杏汤清热润肺止咳为宜。麦门冬汤出自《金匮要略·肺痿肺痈咳嗽上气病脉证治》，原文："火逆上气，咽喉不利，止逆下气者，麦门冬汤主之。"关于麦门冬汤方证，胡希恕老师总结为："咳逆上气、咽干口燥。"黄煌老师提出本方的识证要点为"咽喉部的干燥发痒、咳痰不爽"，本方所主治的"咳喘往往因咽喉部的不适而引发"。本方所主疾病的病机刘渡舟老师解释为肺胃津液耗损，肺中燥热而不得滋润所致。综合本患者的临证表现，麦门冬汤正好合患者初诊时的病机，可作为首选之方。

2. 患者至赵老诊治时，从临床表现来看，颇似悬饮，与肺痈如何鉴别？

悬饮的定义："饮后水流在胁下，咳唾引痛，谓之悬饮。"肺痈的定义："若口中辟辟燥，咳即胸中隐隐痛，脉反滑数，此为肺痈，咳唾脓血，……数实者为肺痈。""病咳逆，脉之，何以知此为肺痈？当有脓血……吐如米粥"。从上述条文可以看出，悬饮与肺痈皆有咳唾、胸痛的表现，但悬饮的邪气为饮，而肺痈的邪气为热邪灼肉所成脓血。该患者至赵老处就诊时，患者吐脓痰腥臭，结合口干舌燥、小便热疼，大便坚燥等一系列热象，据此，判定为肺痈无疑。

3. 一诊赵老予大柴胡汤加减，从疗效来看不似赵老大多医案，数剂即解决问题，是否有更好的解决方案？

关于肺痈，金匮原文中提出："咳而胸满，振寒脉数，咽干不渴，时出浊唾腥臭，久久吐脓如米粥者，为肺痈，桔梗汤主之。""肺痈，喘不得卧，葶苈大枣泻肺汤主之。"此两方是仲景针对肺痈的专设方，以咳脓痰为主的予桔梗汤，以喘为主的予葶苈大枣泻肺汤。该患者以咳脓痰、胸痛为主，同时可见口苦干、欲饮冷水、小便热疼、大便坚燥等少阳阳明热象。赵老予大柴胡汤去姜枣加葶苈、芦根后大便通，胸部见轻松，但病之根本脓痰未减且胸胀不减，笔者认为此处赵老如予大柴胡汤去姜枣合桔梗甘草汤去脓痰更合适，当然，赵老整体方向并无失误，二、三诊时患者脓痰仍多时，赵老及时予千金苇茎汤加桔梗、鱼腥草之类的清肺排脓涤痰，患者诸症渐消。后予清肺汤与肺痈汤间服，并予圣济养肺汤善后。

附：

苏杏二陈汤(《医学传灯》)：陈皮、半夏、白茯苓、甘草、枳壳、桔梗、紫苏、杏仁、金沸草、桑皮。

苏沉九宝汤(《丹溪心法附余》)：桑白皮、甘草、大腹皮、官桂、麻黄、薄荷、陈皮、紫苏、杏仁、生姜、乌梅。

清肺汤(《万病回春》)：黄芩、桔梗、茯苓、陈皮、贝母、桑白皮、当归、天门冬、山栀、杏仁、麦门冬、五味子、甘草、生姜、大枣。

肺痈汤(《汉药神效方》)：甘草 6 分，桔梗 6 分，贝母 5 分，瓜蒌根 5 分，杏仁 4 分，白芥子 3 分，生姜 2 分。

圣济养肺汤：未在圣济总录中找到养肺汤。

(**解读** 吴 瑜 **阅改** 苏巧珍)

2020 年 4 月 9 日

33. 水邪犯肺

杨妇春元，病疟两年未愈，或数日而发，或半月而发，时无定期，寒热亦不长。然以病久血虚，医用当归补血汤加鳖甲、肉桂，疟虽两月未发，但胸腹渐呈膨胀，小便少，喘促唾涎沫，倚息不得卧，饮食无味，口干不渴等证相继而生。其阿翁王老原有一日之雅，昨来相迎，偕抵其家。患者肌肉消瘦，面鲜华色，切脉细数而滑，它状如前未少更。盖由外观其体虚至斯，良非温补不可；若详察内象，则为痰水之积，殊非一温补可以济事，乃一棘手大证。现自整体分析，惟宜标本兼顾，补泄同施，拟先健其脾胃，缓解胸腹，因疏春泽汤：

茯苓八钱，肉桂钱半，白术五钱，泽泻、猪苓各三钱，党参四钱，加苏子三钱。

讵知服后，小便反不多，而大便水泻多次，此非泻药而呈如是异常作用，理难索解。若从其胸腹胀减而言之，似有好转，嘱仍服原方，腹泻依然。不药则不泻，持续旬日，病无进退，因至医院透视，断为肺水，曾从背后针刺抽出黏液甚多。卒以无力住院，仍来求诊，述及前因，得知病变在肺。乃由肺失宣调，气机不利，水不化气，停聚其中而为患，但与《金匮》所谓之肺水有别。此宜专从肺治，进以苏子降气汤、葶苈大枣泻肺汤合剂。

苏子、半夏、当归各三钱，前胡、厚朴、橘皮各二钱，沉香（研末冲兑）五分，甘草一钱，葶苈三钱，大枣五枚，加桑皮五钱，党参三钱。

药后剧泻数次，心胸顿觉开朗，咳喘略减。细察各情，似已中的，嘱再进原方。三日后，行动已不咳喘，夜能安卧，饮食渐进稀糜，一切视前好转，但每日仍腹泻数次，不甚剧耳。未更他方，赓续再进，即日臻安善。复诣医院检视，证明肺水消失。接服补肺健脾之药，如香砂六君子汤加百合、阿胶、兜铃等品，调理两月，平复如初。

【解读】

此案患者为有两年疟疾未愈的女性，有时几天发作一次，有时半个月发作一次，并没有规律，发作时寒热往来持续时间不长。前医考虑病久血虚，治疗使用当归补血汤加鳖甲、肉桂，疟疾两月未发，但是渐出现胸腹膨胀，小便少，喘促吐涎沫，不能平卧（似咳逆倚息、短气不得卧的支饮），饮食无味，口干不渴（脾阳不足之象）。遂请赵老诊治，症见：肌肉消瘦，面容无华，脉象细数而滑，其余症状同前。赵老判断其体虚宜补，而内有痰水聚集，宜标本兼顾，补泄同施，予春泽汤，扶正化痰饮利小便。不料服后，小便反不多，而大便水泻多次，出乎赵老的意料，但见患者胸腹似有好转，嘱仍服原方，腹泻依然，不服药就不泄泻（此泄泻与服药关药密切），持续十日左右，病情无变化。后来去医院透视，诊断为肺水（胸腔积液），并予抽取胸水治疗。患者因没有能力住院，再次来求诊。讲述了治疗经过后，赵老知道病变在肺（现代医学的检查结果可以扩大我们辨证的眼目）。判断病由肺失宣调所致，宜专从肺治，选苏子降气汤、葶苈大枣泻肺汤合剂。结果药后剧泻数次，心胸顿觉开朗，咳喘略减。原方续进三日后，行动已不咳喘，夜能安卧，饮食渐进稀糜，一切视前好转，但每日仍腹泻数次，不甚剧耳。继服则诸症消失，于医院复查肺水消失。予香砂六君子汤加百合、阿胶、兜铃等品善后。

【讨论】

1. 本为疟疾，补血养阴后因何转为支饮？

此患者初患疟（寒热往来），不频发，初医用当归补血汤，是误治。引起疟疾的病因是感受疟邪，在《黄帝内经》亦称为疟气。疟邪具有的特点是：舍于营气，伏藏于半表半里。如《素问·疟论》说：疟气"藏于皮肤之内，肠胃之外，此营气之所舍也"。《医门法律·疟疾论》说："外邪得以入而疟之，每伏藏于半表半里，入而与阴争则寒，出而与阳争则热。"半表半里之邪当予柴胡剂和解之，予补血养阴药，易引邪入内，致气机不畅，病位改变，所以不再发寒热。患者服药后出现胸腹膨胀、小便少、喘促唾涎沫、倚息不得卧，是支饮的表现，是邪气入内，致肺失宣肃的表现，此时应四诊合参，知犯何逆，随证治之。

2. 赵老诊治时，予春泽汤，为何会大便水泻？胸腹胀缓解不明显？

春泽汤首载于元代医家危亦林《世医得效方》，原文："治伤暑，烦渴引饮无度。兼治伤寒温热，表里未解，烦渴引水，水入即吐。或小便及汗出表解，烦渴不止。又治霍乱吐利，黄胆瘟疫。"后列五苓散，在加减法中列出春泽汤"治燥渴"。从原文可知本方为治伤暑后津液大伤而设，从寒热属性来讲总体偏寒。赵老用此方欲补虚扶正化痰饮，但患者"饮食无味，口干不渴"，提示脾阳不足之象，患者服药后水泻考虑与患者素体脾阳虚有关，因患者水泻后一部分水从大便排出，胸腹胀可略缓解，但脾阳不复，故胸腹胀缓解不明显。

3. 本案赵老二诊时予苏子降气汤合葶苈大枣泻肺汤起效，可单予葶苈大枣泻肺汤吗？

患者的表现以胸腹胀满，咳逆倚息为主，似支饮的表现。葶苈大枣泻肺汤在金匮中可用来治支饮，原文："支饮不得息，葶苈大枣泻肺汤主之。"赵老二诊时，据患者症状及现代医学照片有胸腔积液判定为肺失宣肃，水液代谢异常所致，结合临床表现，本病应属支饮范畴，可予葶苈大枣泻肺汤，但患者胃纳欠佳、形体消瘦等虚证明显，如单予葶苈大枣泻肺汤，泻肺水去其实后可能正气更虚，而合有降气平喘、纳气归元功效的苏子降气汤，更适合患者的病情。

（**解读** 胡丽娜 **阅改** 苏巧珍）

2020 年 4 月 10 日

34. 风 水

陈修孟，男，25 岁，缝纫业。上月至邻村探亲，归至中途，猝然大雨如注，衣履尽湿，归即浴身换衣，未介意也。三日后，发热，恶寒，头疼，身痛，行动沉重。医与发散药，得微汗，表未尽解，即停药。未数日，竟全身浮肿，按处凹陷，久而始复，恶风身疼无汗。前医又与苏杏五皮饮，肿未轻减，改服五苓散，病如故。医邀吾会诊，详询病因及服药经过，认为风水停留肌腠所构成。虽前方有苏、桂之升发，但不敌渗利药之量大，一张一弛，效故不显。然则古人对风水之治法，有开鬼门及腰以上肿者宜发汗之阐说，而尤以《金匮要略》风水证治载述为详。有云："寸口脉沉滑者，中有水气，面目肿大，有热，名曰风水。视人之目窠上微肿，如蚕新起状，其颈脉动，时时咳，按其手足上，陷而不起者，风水。"又"风水恶风，一身悉肿，……续自汗出，无大热，越婢汤主之。"根据上述文献记载，参合本病，实为有力之指归。按陈证先由寒湿而起，皮肤之表未解，郁发水肿。诊脉浮紧，恶风无汗，身沉重，口舌干燥，有湿郁化热现象。既非防己黄芪汤之虚证，亦非麻黄加术汤之表实证，乃一外寒湿而内郁热之越婢加术汤证，宜解表与清里同治，使寒湿与热，均从汗解，其肿自消，所谓因势利导也。方中重用麻黄（两半），直解表邪，苍术（四钱）燥湿，姜皮（三钱）走表行气，资助麻黄发散之力而大其用，石膏（一两）清理内热；并制抑麻黄之辛而合力疏表，大枣、甘草（各三钱）和中扶正，调停其间。温服一剂，卧厚覆，汗出如洗，易衣数次，肿消大半。再剂汗仍大，身肿全消，竟此霍然。风水为寒湿郁热肤表之证，然非大量麻黄不能发大汗开闭结，肿之速消以此，经验屡效。若仅寻常外邪，则又以小量微汗为宜，否则漏汗虚阳，是又不可不知者。

编者注：本案麻黄重用至一两五钱，足见作者治疗此证，有其独到之处；但因此量与寻常用量，相差甚大，所以应用时，必须慎重。诚如作者所言，若仅寻常外邪，以小量微汗为宜，即为风水表实之证，亦须认证确切，多方考虑，并就医者平时用药经验，然后酌予制大其剂，幸勿以此为恒法也。

【解读】

本案患者为一青年男性，发病前 3 日有淋雨史，后出现发热、恶寒、头疼、身痛

（寒邪袭表的征象），行动沉重（表邪夹湿），初医予发散药，得微汗，表未尽解（可能还有少许头身痛及沉重之象），即停药（医遵循“得微汗，止后服”的原则予停药，这里提醒大家是否停止解表药除应以患者表证是否解为依据）。数日后，患者出现全身凹陷性浮肿、恶风身疼无汗（溢饮之象）。再诊就诊于前医，予苏杏五皮饮，肿未轻减，后又改服五苓散，病如故。邀赵老会诊，证见：周身水肿，恶风无汗，身沉重，口舌干燥，脉浮紧。赵老详询病情后，指出病为风水，前药因解表力轻于渗利药，故效不佳（如加大解表力，能有效？），并在一番分析后指出本证非防己黄芪汤之虚证，也非麻黄加术汤之表实证，是外寒湿而内郁热之越婢加术汤证，方中予重用麻黄。结果，一剂后汗出如洗，易衣数次，肿消大半，赵老此时未易方，再服一剂，肿全消。并指出本证麻黄非大量不能发大汗开闭结，小汗只适合寻常外邪。

【讨论】

1.《金匮要略》中风水、皮水、溢饮都以周身浮肿为主要表现，怎么鉴别？

《金匮要略·水气病脉证并治》篇：“风水，其脉自浮，外证骨节疼痛，恶风；皮水，其脉亦浮，外证胕肿，按之没指，不恶风，其腹如鼓，不渴，当发其汗。”《金匮要略·痰饮咳嗽病脉证并治》篇：“饮水流行，归于四肢，当汗出而不汗出，身体疼重，谓之溢饮。”而且在随后的原文里提出可予大青龙汤或小青龙汤治疗溢饮。从原文可以看出，风水患者脉浮、恶风、骨节痛的表证明显；而皮水明确提出不恶风，四肢肿以下肢肿为主，与风水鉴别不难。溢饮患者也有类似表邪的身体疼重，刘渡舟老师指出，本证非感外邪，是水流于四肢后出现的身体疼痛沉重，其形如肿，无明显表证，可资鉴别。

2. 大青龙汤、麻黄连翘赤小豆汤也常被医家用来治疗水肿，与越婢汤及越婢加术汤如何鉴别？

大青龙汤可以看成麻黄汤与越婢汤合方，胡希恕老师指出本方证为麻黄汤证（发热、恶寒、无汗、脉浮紧）和越婢汤方证（周身浮肿、脉浮、恶风）共见，即也可以治疗一部分风水证，但此方风水证的表寒证甚于越婢汤证；而越婢加术汤在《金匮要略》原文里用来治里水，方证为“越婢汤证见小便不利或湿痹疼痛者”。

麻黄连翘赤小豆汤出自《伤寒论》第262条：“伤寒，瘀热在里，身必黄，麻黄连翘赤小豆汤主之。”有部分医家也用本方来治疗水肿。如陈明的《伤寒名医验案精选》里收纳张东军医生用本方治疗肾风水肿案，并提出本方治疗湿热内盛之水肿，不论表邪有无，均可投本方。与越婢加术汤比较，两方皆有麻黄、杏仁、甘草、姜枣的解表，越婢加术汤予合清阳明气分热的石膏和祛湿通痹的白术，更多强调的是脉浮、恶风、小便不利、水肿的表证；本方予合清热解毒的连翘、宣肺利水的桑白皮、利水除湿和血解毒的赤小豆，故本方的湿热之毒甚于越婢加术汤证，更多强调的是内有湿热证的苔黄腻、舌红水肿等症状。

（**解读** 周嘉梅 **阅改** 苏巧珍）

2020年4月11日

35. 臌 胀

张云涛，男，45岁，工人。去秋曾患痢疾，辗转月余始愈。惟每感胁腹不适，劳动不能任重耐久，过劳辄更疲倦，以眠食如恒，未甚措意。今春腹呈胀大，多食更甚，乃自行调理，犹未医药。初夏腹益大，行急则气促，小便短少，始惊为病态。在当地卫生院服温脾利水宽胀药月余，病未减，腹部显著加大，乃转赴县医院经体征、血象各项检查，结果断为肝硬化。病在进行期间，遂即住院医治，注射服药两月，中间曾抽水两次，只暂时轻快，但不数日腹更膨大，认为病情不易改善，希望甚微，遂出院就诊于余。审思臌胀一证，原属难治，虽病在肝脏，而实与脾、肺、肾三脏有关。如患者肝功能未甚损坏，脾运犹未虚竭，肾火尚未升腾，肺气仍可宣降，则病理变化可望好转。然在古人文献中亦视此四脏为重，《沈氏尊生》有谓："怒气伤肝，渐蚀其脾，脾虚至极，阴阳不交，清浊相混，隧道不通，郁而为热，湿热相蒸，故其腹胀大。"又《素问·经脉别论》云："饮入于胃，游溢精气，上输于脾，脾气散精，上归于肺，通调水道，下输膀胱，水精四布，五经并行。"上节则谓肝旺脾虚致使湿热郁结而为病，次节则谓脾胃健运，水道通利，则水不复潴留成患，四脏生理相互作用，阐论至为明确。其关于病之虚实诊治亦有论及，徐灵胎云："腹胀满，即使正虚，终属邪实，古人慎用补法，倘胀满或有有形之物，宜缓下之。"虞天民云："臌胀起于脾虚气损，当以大补之剂培其本，少加顺气，以通其滞。"是虚者当补而实者宜攻，又应视证情如何以为断，庶免虚虚实实之弊。诊脉沉数有力，面色白泽，舌苔薄白而润，食纳佳，腹大如孕，时有鸣声，阴囊浮肿如水晶，尿少微黄，大便干燥；全身检视无蜘蛛痣，眠睡尚佳，亦无盗汗、潮热现象。本病历时虽久，犹未大虚，正宜攻补兼行，故方药与丸并进。方用：

白术五钱，枳实、商陆、内金各三钱，茯苓四钱，牡蛎四钱，广香一钱。

丸用：

白术四两，甘遂一两，研细水为丸，用大枣十枚煎汤，每日送服一钱，七日为一疗程。

服药及丸后，每日水泻二三次，小便加长，亦无呕恶、腹痛等不良反应。盖在第一疗程腹大减小三分之一，肾囊全消，仍再服丸药一疗程，是时腹水已残存无几，人亦比前轻健。在第三疗程中，改方严氏实脾饮加减：

白术四钱，党参五钱，茯苓三钱，木瓜、腹皮、厚朴、当归各二钱，草蔻、木香各一钱，日服一剂。肾气丸五钱与前丸轮服。

半月后腹水全消，可谓基本告愈。并疏归脾汤善后调理，且嘱戒盐及房事百日，则身体增强，病必不复。彼乃欣然归去，贻书感谢不置云。

【解读】

45岁男性，患痢疾愈后惟出现胁腹不适，劳累后易疲倦，睡眠饮食如常，未重视。今春开始腹呈胀大，饮食多则加重，未就医。初夏腹胀大加重，行急则气促，小便短少，始就医，前医予温脾利水宽胀药，1月余后病腹更胀大，于县医院检查，诊断为肝硬化、腹腔积液，予住院治疗期间曾抽水两次，只可暂时缓解腹胀，总体腹部胀大仍在加重。认为希望甚微，出院就诊于赵老。诊时症见：面色白泽、劳则易倦、行急气促（气虚）；食纳佳（脾运化功能可），腹大如孕、时有鸣声、阴囊肿如水晶（水湿聚集于腹中），尿少微黄、大便干燥（似有热象）；全身检视无蜘蛛痣，眠睡可，亦无盗汗、潮热现象（无阴虚），舌苔薄白而润，脉沉数有力（实证为主）。赵老考虑为臌胀，分析虽病在肝脏，而实与脾、肺、肾三脏有关。患者肝功能未甚损坏，脾运犹未虚竭，肾火尚未升腾，肺气仍可宣降，则病理变化可望好转，病时虽久，但正未大虚。治宜攻补兼行，方药与丸并进。方用：枳术汤加茯苓、内金、木香及善于逐水利小便的商陆、软坚散结的牡蛎，丸用：白术、甘遂做丸，用大枣十枚煎汤，每日送服一钱，七日为一疗程。二诊时腹大减小三分之一，肾囊全消，仍再服丸药一疗程。三诊患者腹水已残存无几，人亦比前轻健。改方严氏实脾饮加减，则时予肾气丸与前丸轮流服用，半月后腹水全消，予归脾汤善后。

【讨论】

1. 此患者可以用己椒苈黄丸吗？

己椒苈黄丸出自《金匮要略·痰饮咳嗽病脉证并治》，原文：“腹满，口舌干燥，此肠间有水气，己椒苈黄丸主之。”本为治肠间有水气而设，对于“肠间水气”的理解，吴谦在《医宗金鉴》中曰：“肠间有水气，肠中有沥沥声者，用苓桂术甘汤，即温药和之之法也。若更腹满，则水结实矣，口舌干燥，则水不化矣。”程林《金匮要略直解》中云：“痰饮留于中，则腹满；水谷入于胃，但为痰饮而不为津液，故口舌干燥也。上证曰：水走肠间，沥沥有声，故谓之痰饮。此肠间有水气，亦与痰饮不殊，故用此汤以分消水饮。”可以看出，此方为水积于肠间而设。后世医家常用此方治疗腹水患者，胡希恕老师总结己椒苈黄丸方证为：腹满、肠鸣、便干。本方以泻实为主，未顾及患者的本虚，而本患者呈虚实夹杂的状态，宜攻补兼行，如单用此方，可能会致本虚更重，病情反复。

2. 观赵老用方，汤药似为枳术汤与牡蛎泽泻散（只选方中牡蛎及商陆）合方，丸药为枳术汤与十枣汤（弃大戟、芫花只选甘遂）合方，为何不用原方？

牡蛎泽泻散出自《伤寒论》，第395条："大病瘥后，从腰以下有水气者，牡蛎泽泻散主之。"从原文可看出，本方为水邪聚于下而设。方中之药皆为逐水利尿之品。十枣汤也为峻下利水之品组成。赵老可能考虑攻逐药太甚有伤正气之嫌，故取方中有软坚功效的牡蛎及逐水作用的商陆，予加健脾利水的茯苓及可理中焦气的木香组方，配合健脾理中气的枳术汤；而丸药也予枳术汤，合十枣汤中毒性相对较小的甘遂，予枣汤调服，用此法以健脾扶正，理气逐水来缓攻。

3. 学习严氏实脾饮

脾主运化水湿，脾虚失运，聚湿为水，则为肿为胀，故本方为脾虚不能制水的水肿而设。此类病证，临床常表现脾虚和水肿两个方面，因而在治疗时若只培土，不利水，则已停之水不能去，然只利水，而不培土，则水虽暂去，而又会复生。唯有以培土制水两个方面有机结合的方法，才能恰中病机，与证合拍。故后世创建了培土制水法，即实脾制水法治疗脾虚所致的水肿。常选用温阳补脾的干姜、党参、黄芪、白术、茯苓和利水消肿的防己、大腹皮以及通阳化气的桂枝等组成方剂，以治土不制水，水湿泛滥所致诸症。代表方剂为严氏实脾饮、防己茯苓汤。

实脾饮出自《重订严氏济生方》。方药组成：白术、厚朴、木瓜、木香、草果、大腹子（即槟榔）、茯苓、干姜、制附子、炙甘草、生姜、大枣。功用：温阳健脾，行气利水。干姜、附子、白术、厚朴、草果、茯苓温运脾阳，槟榔、木瓜、木香理气行水，用于脾阳不足，水湿内停，而见尿少浮肿下半身尤著、腹泻便溏、胸腹胀满，或身重肢冷。舌苔白腻而润，脉沉迟者。本方与五苓散合用也可治疗慢性肾炎水肿、心脏病水肿或肝硬化腹水之轻症而属于脾阳虚者。

实脾饮治疗脾阳虚所致的水肿，主要病因是"寒湿"，主要病机是"困脾"，即脾的运化水湿等功能被困遏，所以除了水肿外应该还有胸腹胀满、肢体酸困、舌苔白腻的寒湿困脾的表现。此时需要与同是阳虚水肿的真武汤所鉴别，真武汤的病因应该先是"脾肾阳虚"，病机"水泛"。所以除了水肿外，还可以出现水邪内生、上冲、流窜所致的"太阳病发汗，汗出不解，其人仍发热，心下悸，头眩，身瞤动，振振欲擗地者""少阴病，二三日不已，至四五日，腹痛，小便不利，四肢沉重疼痛，自下利者，此为有水气，其人或咳，或小便不利。或下利，或呕"。鉴别点：一、苔白，舌淡胖，用真武汤；若苔白厚腻，用实脾饮。二、脉沉细或沉迟无力，用真武汤；脉沉迟用实脾饮。三、实脾饮温阳行气之力有余，而益气扶正之力不足，故对阴水寒湿气滞者最为相宜；真武汤温阳利水之力可，但无理气化湿之药，对于急性水肿以阳虚为主者合适，若是有合并症如寒湿重则力不及。

（**解读** 黄飞霞 **阅改** 苏巧珍）

2020年4月13日

36. 水臌

朱成，男，25 岁，住蔡家乡。春间患风寒咳嗽，寖至全身浮肿，医用开鬼门法，浮肿全消，但咳嗽仍紧，腹感满胀，又用六君子汤加姜、辛、味温肺健脾，咳得减而腹更胀大，行动则气促。易医亦认为虚，疏实脾饮服后胀不减，胸亦甚觉痞满。经治十余日无效，迁延半年，腹大如鼓。吾夏月治其邻人某之病，因来附诊，按脉沉实，面目浮肿，口舌干燥，却不渴，腹大如瓮，有时鸣声胀满，延及膻中，小便黄短，大便燥结，数日一行，起居饮食尚好，殊无羸状。如果属虚服前药当效，而反增剧者，其为实也明甚。审病起源风寒，太阳之表邪未尽，水气留滞，不能由肺外散，反而逐渐深入中焦，与太阴之湿混合为一，并走肠间，漉漉有声，而三焦决渎无权，不从膀胱气化而外溢，积蓄胃肠而成水臌。当趁其体质未虚，乘时而攻去之。依《金匮要略》法，处防己椒目葶苈大黄丸（改汤），此以防己、椒目行水，葶苈泻肺，大黄清肠胃积热，可收快利之效。药后水泻数次，腹胀得减。再二剂，下利尤甚，腹又逐消，小便尚不长，用扶脾利水滋阴之法，改服茯苓导水汤配吞六味地黄丸，旬日而瘥。

【解读】

本患者为一年轻男性，春季外感风寒出现咳嗽并导致全身浮肿，就诊医生使用开鬼门发汗法后浮肿消退（外证减），但咳嗽仍存，咳声紧（肺未恢复宣肃功能），并有腹胀满（出现新的变证），医生考虑为脾虚湿盛、肺寒饮停，更方为六君子汤加姜、辛、味，服药后咳嗽减轻（说明咳嗽为肺有寒饮），但腹胀更甚、动则气促明显（似有气虚夹实证，可能是医生考虑虚的原因）。更换另一医生仍考虑为虚证，证属脾阳不足、水湿内停，予实脾饮。患者服药后不仅腹胀不减，胸口亦出现痞满症状（症状较前有加重，说明治不得法），服药十余日症状无缓解。其腹胀持续迁延半年，腹部胀大如鼓。适逢赵老诊治其邻居之疾，遂来诊。诊时症见：面目浮肿（水湿泛溢），腹大如瓮、腹胀至胸、肠鸣（肠间有水气）；口舌干燥、不渴（水饮内停，非真的缺津）；小便黄短、大便燥结、数日一行（阳明腑热、下焦津伤）；起居饮食可（中焦脾胃功能可）；脉沉实（里证、实证）。赵老综合分析考虑此患者用前方不效，应以实证为主，并对患者的病机进行仔细分析后，考虑患者为水气蓄积胃肠（准确说应为肠）而成水臌。方拟己椒苈黄丸（改汤）以攻逐水饮、前后分消。服药后水泻数次，腹胀明显减轻，3 剂后，腹胀逐消，小便不多。赵老遵《黄帝内经》“衰其大半而止”原则，改进茯苓导水汤配吞六味地黄丸以利水并滋阴避免阴液耗伤，十日后痊愈。

【讨论】

1. 本患者初诊时，前医用“开鬼门”法后浮肿消，可能用的什么方？

患者起病时有外感风寒的诱因，随之出现咳嗽及全身浮肿，从原文看，应属“风水”的范畴，前医可能选择了善治风水的越婢汤。依据如下：用方后患者浮肿消，但咳嗽未减，并出现腹胀，二诊时予六君子汤加温肺化饮的姜、辛、味咳减，说明咳嗽的病机为寒饮蕴肺所致，越婢汤善解表清热治水肿，但不善治内有寒饮的咳嗽，因此服后咳嗽未减，且方中石膏有伤中阳的弊端，因此，一诊后出现腹胀考虑与方中石膏有关。如前医在一诊时能考虑到患者的寒饮伏肺情况，在越婢汤中加姜、辛、味，或直接予有相似病机的善治“溢饮”又善治外寒内饮的咳嗽的小青龙汤可能效果更佳。

2. 二、三诊时，予六君子汤加姜辛味、实脾饮为什么会出现腹满加重？

从后来赵老的处方疗效及分析来看，本案患者虚证不明显，而六君子汤及实脾饮皆以健脾益气及温运脾阳利水为主，在此犯了“实实”之诫。赵老通过前医的治疗经过得出患者无虚证，如“属虚服前药当效”，这里提醒并教导我们前医的治疗经过是我们辨证处方的重要依据，用陈潮祖老师的话称之为“从错误中学习”，因此，我们在临床上要学会分析并及时从错误中吸取教训，调整思路。

3. 学习茯苓导水汤

茯苓导水汤出自《医宗金鉴》，组成：泽泻、赤茯苓、白术、桑白皮、麦门冬、紫苏、木瓜、槟榔、陈皮、砂仁、木香、大腹皮。原文：“通身皆肿属风湿，外散内利最相宜，峻攻则用疏凿饮，和剂茯苓导水医。”胡希恕老师善用此方治疗肝硬化腹水，原文提出本方非“峻攻”而为“和剂”，可知本方为和缓的利水消肿之剂。从方证组成分析：方中有泽泻、茯苓、白术利水；桑白皮、麦门冬宣肺利水兼养阴；紫苏解表宣散；木瓜和胃化湿；而以槟榔、陈皮、砂仁、木香、大腹皮理气药居多。综合本方以理气化湿利水、兼以养阴为法。适宜气滞水停、兼有阴伤的证型。本方与另一治扶正利水剂实脾饮的鉴别点：两者皆可见腹胀水肿。实脾饮以下焦阳虚寒湿为主，临证可见舌淡胖苔白厚水润、恶寒等症状；茯苓导水汤以气滞为主，兼有阴虚，临证腹胀程度更甚，可见舌略红或苔白燥、口干、小便黄短等伤津之症。

（**解读** 安 畅 **阅改** 苏巧珍）

2020 年 4 月 14 日

37. 气 臌

徐妇，年五旬余。孀居十年，肝气郁滞，近以家庭变故，尤增隐忧。始则胸满喘促，继则腹大如箕。其犹子亦知医，认为单腹胀，大进温肾补脾药，扶持正气，企图缓解，相持数月，病仍不解。转而求邻医唐君，又认为腹水，先服五苓散、五皮饮不效，再进子龙丸、廓清饮等亦鲜效。自谓历时已久而病若昔，感觉前途渺茫，不欲再治。然其女若婿不忍坐视其母之待毙，商请余治，一舟相迎，薄暮始至。诊脉沉滑带涩，喘迫咳紧，夜不安枕，腹若鼓状，按之中空无物，又罕鸣声，似非积水，右胁下有硬块，触之作痛，舌苔薄黄不燥，饮食可少进，二便如常。是由气郁日久，积聚不散而成臌，治当解郁调气。前服逐水药而胀不减，即可证明是气而非水，故治而不效。兹拟以苏子降气汤治其喘胀，三剂胸舒喘平，腹仍大，胁下犹疼。再当行气活血开郁，改予变制心气饮（桂枝、半夏、茯苓、甘草、槟榔、吴萸、木通、苏子、枳实、桑皮、鳖甲），加当归、郁金，续进半月，腹胀全消。但右胁肝脏尚肿大，手可触及，已无痛感，更方严氏鳖甲饮子（鳖甲、黄芪、白术、甘草、川芎、白芍、草果、槟榔、厚朴、生姜、大枣、乌梅），加丹参、郁金、青皮、土鳖等煎服，兑酒半杯。此方虽治脾脏疟母肿块，略为加减，转用以治肝脏之积，未尝不可，以消瘀攻积理气诸作用则一也。连服十剂，肝脏逐步缩小，已著显效。再用前方研末蜜丸，早晚以甜水酒温送五钱，取缓以消积，使正气不伤，古人早有明言。半月后块尽消，疏归芍六君子汤加鳖甲、黄芪，温补善后，服一月而体健复原。

【解读】

本病患者为50余岁的寡妇，平素肝气郁滞，近因家庭发生变故，肝气郁滞愈加明显。刚开始时仅仅表现为胸满，喘促，咳嗽（从后文发展至喘迫咳紧推知），后来渐渐出现腹胀大如簸箕。侄子懂医，认为喘而腹胀，为年老脾肾气虚所致，予温肾补脾的药（我们现代也常犯此类错误），然而服药数月未见缓解（药不起效，必不得法，且此类补药有加重气滞之虞）。转求诊于其他医生，见腹大如箕，考虑为腹水，先后予五苓散、五皮饮、子龙丸、廓清饮等逐水消肿的药物，效果亦不佳。自认为历经治疗无效，自觉希望渺茫，放弃治疗。然而家人不肯放弃，遂延请赵老诊治。当时症见：患者咳嗽，喘促甚（肺气上逆），夜间不能平卧（腹部压力大），腹虽大，但如鼓而中空（气滞表现），且未听到水过肠鸣音（排除肠间有水气的痰饮证），右胁下有硬块，触之痛（有癥瘕，瘀血之征），饮食可少进（胃气未完全衰），二便正常，脉沉滑涩（里证、痰瘀内阻之征）。赵老结合前医治疗经过，考虑为气机郁滞所致气臌，予苏子降气汤降气平喘，三剂而用胸满缓解，喘平；腹大、胁痛同前，考虑气滞血瘀，予变制心气饮行气活血开郁，半月后腹胀消失。右胁肝脏尚肿大，手可触及，已无痛感（瘀血消减），予更方为严氏鳖甲饮子加理气活血之品煎服，兑酒半杯。服药十剂，肝脏缩小。此后该方改为蜜丸（缓缓图之），半月后块尽消，疏归芍六君子汤加鳖甲、黄芪，温补善后，服一个月而体健复原。

【讨论】

1. 本案初诊时喘而腹满，医生按虚喘予温补脾肾药，后证实无效，如何鉴别气滞喘与肾虚肾不纳气之喘？

本案从赵老诊治经过看，本案初起时即为肺气郁闭之喘，肺气郁日久则致中焦气机郁滞，故出现腹满。初诊医及二诊医生将患者当肾不纳气之虚喘或水饮上犯之喘治，从结果来看属误诊。肾不纳气之喘证患者应有肾之元阳不足的四末不温、面色㿠白、神疲、多冷汗及肾不纳气的动则气促之征，脉多沉细或沉微；而气机郁滞之喘患者多表现为胸满胀、咳声有力、咳而喘促之征，脉多沉滑或沉弦有力。这是两者的鉴别点，临证不可不细心体会。

2. 赵老诊治时，先予苏子降气汤治其喘胀，苏子降气汤的方证如何理解？

苏子降气汤出自《太平惠民和剂局方》，原文主治："男女虚阳上攻，气不升降，上盛下虚，膈壅痰多，咽喉不利，咳嗽，虚烦引饮，头目昏眩，腰疼脚弱，肢体倦怠，腹肚疠刺，冷热气泻，大便风秘，涩滞不通，肢体浮肿……"。从原文中提出"上盛下虚"的病机，后世医家及目前的中医院校教材《方剂学》多遵此义对本方进行讲解应用。但《医方集解》《成方便读》等书中也提出本方有治疗风寒痰喘的事实。可见，本方有疏肺利气、涤痰宽胸的作用。从组成分析，本方由苏子、半夏、厚朴、前胡、生姜、橘红、当归、甘草、肉桂九味药组成。方中苏子、半夏、厚朴、橘红、生姜、前胡皆为利气宣肺、化痰降逆之品；当归润燥养血；甘草和中；单一味肉桂温相火，因此本方以豁痰降气、平喘利胸为主，而温肾为辅。如遇肾虚气喘，单本方温肾之力是不足的，如前案29的"虚寒气喘"案，尚需加黑锡丹一类大温元阳之品方可平喘。此案中，赵老是利用本方的疏肺利气、涤痰宽胸作用，故赵老提出"解郁调气"的治法，而且用本方后，患者确实胸满缓解。关于苏子降气汤的方证，刘渡舟老师在《经方临证指南》中做了详细分析，提出本方治疗"上盛下虚"痰喘咳嗽诸症，包括近代医学的某些肺气肿、肺心病、慢性支气管炎等。"上盛下虚"的具体表现：咳喘多痰、畏寒风寒兼见腰酸、腿沉、足冷、多尿、脉沉等。但对喘甚且四肢不温、汗出等肾虚明显的，本方力不足，需加人参、黑锡丹。

3. 学习变制心气饮

变制心气饮为日本本朝经验方，具体出处很难找到，叶橘泉先生在《临证实用方剂》中有收录，组成：桂枝2.4克，半夏、茯苓各4.5克，甘草2.1克，槟榔6克，吴茱萸 2.4 克，木通 2.4 克，紫苏子 3 克，枳实 3 克，桑白皮 4.5 克，鳖甲 6 克。主治：脚气冲心，呕吐，心悸，咳喘气逆，心脏性浮肿，心下坚，脾肿（有卓效）。从这段文字的描述中看，所治似属现代医学的右心功能不全所致下肢肿、肝脾大、咳喘、恶心欲呕。有报道用变制心气饮治疗慢性心功能不全 60 例，无效 3 例。证实本方对心功能不全确属有效，临证时可细心体会。

（**解读** 吕少华 **阅改** 苏巧珍）

2020 年 4 月 15 日

38.1 消渴（一）

陈石金，年 46 岁。始患伤寒未瘥，旋又伤食吐泻，自恃体健，未曾医治。迨剧乃延邹君诊治，服葛根桂枝汤加神曲、楂肉之类，表虽解而吐泻未已。又处不换金正气散温中止呕，宽胀消食，而吐泻得止。又转口渴尿多，次数频仍，改进人参白虎汤、甘露饮、六味地黄汤等，半月无进步，渐次面削肌瘦，神疲纳少，偃卧床笫，不能起行。乃舅王君志远去秋患疟痢，吾为数日治愈，特来介治其甥，同舟往视。患者枯瘦脱形，目炯炯有神光，面唇无华，舌胖润白，脉微无力，渴尿无次，已至饮一尿一，小便清长，尿上层无油脂。盖病始由伤寒吐泻而起，营卫已损，阴液复亏，吐泻伤脾，中焦失运，循至肺气不能下降，制约关门，肾火不能上升，蒸发津液，阴阳阻隔，上下失交，故消渴之证成。前医认为内热津干，迭用凉润，此治标不知治本也。本则脾肺肾三脏也，因脾喜燥而恶湿，肺恶冷而喜降，肾得温而水升，气化得全，斯则无病。今三脏失职，水津不上输而惟下泄，其主要关键，乃不在肺之宣、肾之蒸，实则脾失升降，不能制水也。倘脾能健运，输布津液，则肺肾功能亦随之恢复，自无消渴之患。本证虽先属湿热，但因病已日久，正气渐衰，内脏不足，又一变而为虚寒，此病情阴阳转化之常规，不足异者，古人于此已有精切之论述。陈修园曰："水不自生，一由气化，黄芪六一汤取气化为水之义也；崔氏肾气丸取火能致水之义也；七味白术散方中有藿香之辛燥，而《金匮翼》谓其能大生津液；理中汤方中有干姜之辛热，而侣山堂谓其能上升水液，若以滋润甘寒为生津养液之源而速其死也。"由此可知气化传变与药宜温不宜凉之精义。本证如宜凉而不宜温，何以服白虎汤、甘露饮等而病至剧变，其误显然。今据前说用理中汤温脾止渴，证以程郊倩理论，更属置信。其谓："参、术、炙草所以固中州，干姜守中，必假之釜焰而腾阳气，是以谷入于阴，长气于阳，上输华盖，下摄州都，五脏六腑皆以受气矣，此理中之旨也。"此因中焦之运，而使上下升降得宜，肺布津液，肾司蒸发，何至上渴下消，陈修园执中央运四旁之说，亦即理中之旨也。于是书与理中汤：党参六钱，白术五钱，干姜三钱，炙草二钱。

首剂效不显，五剂病始好转，口略知味，精神微振，可能缓步。又进原方五剂，渴尿大减，接近正常。终因病过虚损，尚须大补，改与养荣汤培补气血，历时兼旬始健。夫消渴而用肾气丸者屡矣！至治以理中则属伊始，因知辨证论治之亟当讲求也。

【解读】

该患者为一中年男性，初始患伤寒未痊愈，随后又出现饮食不慎而致吐泻，自认为体健，未曾医治(先伤寒，后伤食，推测症状：脉浮，头项强痛，恶寒，吐泻)。后病情逐渐加重，请邹君诊治，予服葛根桂枝汤加神曲、楂肉之类，表虽解而吐泻未已(葛根桂枝汤解表，神曲、楂肉等消食，似合病机，表解而吐泻未已说明此吐泻非食积所致)。医又处不换金正气散(组成：陈皮、苍术、厚朴、甘草、草果、半夏、藿香叶)温中止呕，宽胀消食，吐泻得止(此处吐泻得止，似药已中的)。但转而又出现口渴尿多，次数频仍(又出现津液失于气化)，改进人参白虎汤、甘露饮、六味地黄汤等(分别从口渴、多尿入手选此三方)，但半月后仍无进步，逐渐出现面削肌瘦，神疲纳少，偃卧床第，不能起行(营阴受损，不能濡养)。遂请赵老诊治，症见：患者枯瘦脱形(形已消)，神疲纳少(中焦失于运化)，目炯炯有神光(神尚在)，面唇无华(气血不能荣润)，渴尿无次、已至饮一尿一、小便清长(津液失于运化)，尿上层无油脂(尿无脂，非肾阴亏虚之下消证)。舌胖润白(津液不化)，脉微无力(阳气不足)。赵老在一番分析后指出：本病先属湿热，但因病已日久，正气渐衰，内脏不足，又变而为中焦虚寒失运，致肺气不能下降，制约关门，肾火不能上升，蒸发津液，阴阳阻隔，上下失交，故成消渴。予理中汤温脾止渴，结果 5 剂病始好转，10 剂渴尿大减，接近正常。后予养荣汤善后。

【讨论】

1. 患者一诊时有表证未解，又有伤食吐泻，应与什么方？

该案中患者素体健，伤寒未愈，从后文予葛根桂枝汤加楂肉、神曲等药后表解，考虑此“伤寒未愈”的症状可能是：脉浮、头项强痛、汗出、恶风。又出现饮食不慎而致吐泻，医予解表方中加楂肉、神曲未效，结合后文予温化中焦寒湿的不换金正气散后吐泻止，考虑此时吐泻的症状是：胃脘胀闷，食后易吐，吐则舒，大便溏薄清稀不臭。结合上述症状，患者初诊时应是中阳受损，兼有外感之证。此时，予桂枝人参汤可能更合病机。《伤寒论》原文 163 条：“太阳病，外证未除，而数下之，遂协热而利，利下不止，心下痞硬，表里不解者，桂枝人参汤主之。”《伤寒论》第 386 条：“霍乱，头痛发热，身疼痛，热多欲饮水者，五苓散主之；寒多不用水者，理中丸主之。”从此两条可知，理中汤本为寒阻中焦而上吐下泻的霍乱而设。如合并外证未除的外感之证，应予桂枝人参汤，本患者符合此病机，因此，予桂枝人参汤更合适。

2. 二诊时予不换金正气散，吐泻止，似药已中的，为什么会出现口渴尿多？

不换金正气散出自《太平惠民和剂局方》，原文："治四时伤寒，瘴疫时气，头疼壮热，腰背拘急；五劳七伤，山岚瘴气，寒热往来，五膈气噎，咳嗽痰涎，行步喘乏；或霍乱吐泻，脏腑虚寒，下痢赤白，并宜服之。"由厚朴、藿香、甘草、半夏、苍术、陈皮组成。从原文及组成看，本方性温，以燥湿化湿之品为主，可治寒湿内生导致的霍乱吐泻，符合患者中焦虚寒的病机，因此，药后可出现吐泻止，但由于本方缺乏温中益气之品，使已受损的中焦阳气不能恢复，且本方的燥性又进一步损伤了患者的津液，致患者出现口渴、尿多等津液受损不能化生的症状。

3. 赵老诊治时，患者形瘦、面唇无华、饮一溲一、小便清长、舌胖润白、脉微无力，一切症状指向下焦阳气不足的八味肾气丸证，为什么此处选了理中丸，并且还效佳？

八味肾气丸出自《金匮要略》原文："男子消渴，小便反多，以饮一斗，小便一斗，肾气丸主之。"原文提出，本方治疗消渴，"饮一斗，小便一斗"，与本案情况非常吻合，且赵老在此案末感叹"夫消渴而用肾气丸者屡矣！至治以理中则属伊始，因知辨证论治之亟当讲求也"。可以看出，赵老在治疗消渴时也常选用肾气丸，此案是第一次选理中汤。再细看本案原文，患者在服人参白虎汤等清热方后出现"神疲纳少"，服药后出现"口略知味"，且患者"尿上层无油脂"说明无肾气不足、精气外泄的情况。从以上这几点结合患者的其他症状及病史，赵老考虑患者以中阳受损为主，而饮一溲一为中焦受阻，肾失蒸腾所致，故选了理中汤，事实证明，赵老的处方切合病机，患者迅速好转。

（**解读**　兰彩虹　**阅改**　苏巧珍）

2020 年 4 月 16 日

38.2　消渴（二）

周继富，商人。禀赋羸弱，喜肥甘，耽酒色，握筹持算，劳心经营。偶感风寒，发生咳嗽，短气动悸，心烦不眠，久治依然。随又疟痢并行，医用辛热药，病得已。此后微咳心悸，时有烦热，医又认作体气之虚，杂进温补，遂致口渴尿多，肌肉不得精液之养，日形消瘦。虽屡更医，皆未究其病源，仍以温肾为事，病情转剧。且曰：消渴而至肾亏，不任补养，病殊难已。其内兄恳往治之，傍午抵其家。伊蜷卧斗室中，见余至，起而执手相泣曰："吾病数月，服药百剂，病且益增，渴喜冷不辍，小便清长，每小时七八次，尿愈多，渴愈加，夜烦不能卧，腰至踝尤感清冷，常喜厚被温覆，口虽能食，何故清瘦若是，望先生有以治之。”按脉细微而数，舌红厚腻，声低息短，大便二日一行。统观全证，因知其热渴引饮，当属上焦郁热，与《素问·气厥论》“心移热于肺，传为鬲消”之旨合。纵欲竭精，则不免阴亏于下而阳浮于上，以致肺欠宣发，高原之水不能敷布，乃建瓴下注也，故饮多尿多，所谓“阳强无制，阴不为守也”。至其下肢清冷，则不仅肾阴亏而肾阳亦衰，已成上盛下虚之局。景岳有云：“阳不化气则水精不布，水不得火则有降无升，所以直入膀胱而饮一溲二，以致源泉不滋，天壤枯涸者，是皆真阳不足，火亏于下之消证也。”《圣济总录》亦云：“火炎于上，有不得不清者。”张氏谓为阴阳失调，水火不济，则宜滋阴扶阳，交通上下。但《总录》则谓上火宜清。本证乃肾阳衰于下、心火炎于上虚实错综之候，符合上述二者之说，宜宗寒者温之、热者凉之、虚者补之之治法，化裁为用。故用八味地黄汤滋阴益阳，人参白虎汤生津泻火。药为：附子钱半，肉桂（磨冲）八分，生熟地各六钱，枣皮四钱，山药五钱，茯苓、泽泻、丹皮各一钱，石膏八钱，知母二钱，甘草、粳米各三钱，洋参（另蒸兑）三钱。

连服三剂，尿渴均减，而肢冷如故，仍于原方加附子为四钱，肉桂为二钱，大温下元，减石膏为五钱，去知母不用。又六帖，口不渴，尿已少，下肢亦转温，是上焦之热已清，下焦之阳亦回，前方宜加变易，改进八味地黄汤加玄参、麦冬，一以温补肾阳，一以滋养肺阴，调理一月健复。诸亲友庆其勿药有喜，各以肥美相遗，不禁于口，因又食少乏味，胸腹饱胀，嗳腐吞酸，所谓食复也。用平胃散（苍术易山药）加神曲、麦芽、楂肉、内金之属，数日寻愈。此病上盛下虚，寒热错杂，故附子与石膏并用，针对证情，覆杯即效，一有偏胜，鲜不偾事者，吾人辨证，可不慎诸。

【解读】

本案患者为一商人，先天禀赋羸弱（推应为身形瘦弱），平素喜食肥甘，醇酒厚味，劳欲过度，劳心竭虑。偶感风寒后发生咳嗽、短气、心慌、心烦不眠，久治效不佳。随后又出现发热恶寒与下痢并行，医用辛热药，病得已（从后文“此后微咳心悸，时有烦热”推应为疟痢愈而咳依然）。因患者仍有咳、心慌、烦热，医生认为气虚而杂进温补之品，患者出现口渴尿多，日形消瘦。更换医生，皆以温肾为主，病情转剧。请赵老诊治，症见：消瘦，蜷卧、声低息短，渴喜冷饮甚，小便清长，每小时七八次且量多，尿愈多，渴愈加，夜烦不能卧，腰至踝尤感清冷，常喜厚被温覆，口能食，大便二日一行，舌红厚腻，脉细微而数。赵老在分析之后指出，本证为肾阳衰于下、心火炎于上虚实错综之候，宗寒者温之、热者凉之、虚者补之之治法，用八味地黄汤滋阴益阳，人参白虎汤生津泻火。予两方合一，三剂后尿渴均减（肾之蒸化津液及热象均有恢复），而肢冷如故（下焦阳仍不足），予减寒凉的石膏去知母，加附子量并加用肉桂大温下元。又六剂后诸症基本消失。予改八味地黄汤加玄参、麦冬调理一月康得。后患者不禁口，又出现食少乏味、胸腹饱胀、嗳腐吞酸，所谓食复也。用平胃散（苍术易山药防伤阴）加神曲、麦芽、楂肉、内金之属，数日痊愈。

【讨论】

1. 本案与前案皆为消渴，皆有饮一溲一，为什么前案与理中汤，而此案选八味地黄汤？

此两案患者赵老诊治时，皆见：消瘦，神疲，渴饮无度，饮一溲一。但不同点在于，“消渴案（一）”中患者见“纳少、口不知味”脾失运化之象，此案患者“口能食”“腰至踝尤感清冷”，无中焦失于运化之象而有肾阳不足失于温煦之象。因此，前案选择温脾阳的理中汤而本案选择温下焦之阳的八味地黄汤。

2. 患者以肾阳亏虚为主，赵老在治疗时选清热的白虎汤合八味肾气丸同用，会不会使肾阳更虚？

本案是一个非常典型的方证辨证案。渴喜冷不辍，夜烦不能卧，能食，此为白虎加人参汤证；小便清长，每小时七八次，尿愈多，腰至踝尤感清冷，常喜厚被温覆，此为八味肾气丸证。在我们既往所受的教育里，白虎加人参汤的消渴和肾气丸的消渴，在阴阳属性上截然不同，这样的方证是互斥的，即不可能在一个患者身上同时出现而同用，且白虎汤的清凉不是会致肾阳更不足吗？肾气丸的温阳不是会让上焦火更盛吗？这两个方合用不是会内耗吗？这样的疑问在临证中往往会使我们缩手缩脚。但赵老此案给我们一个很好的提示，临证中，应“有是证，用是方”，像此案中，阳明气分热盛的白虎汤证和肾阳不足的肾气丸证同时具备，就同时应用，疗效甚佳。二诊时患者热证减，肢冷如故，去知母、石膏减量，加温肾阳的附子量，并加肉桂是涉及药证，说明石膏、知母是针对患者的热渴证，而附子、肉桂是针对患者的下肢冷。肾气丸加玄参、麦冬针对的是患者邪除之后的本体虚证。本案八味地黄汤前医应该也用了，但遇有热象时，单用则易增上热；同样，如此案单用白虎加人参汤也会加重下焦之寒。所以，寒热错杂时清热温补同用是必要的。

（**解读** 邱思婕 **阅改** 苏巧珍）

2020 年 4 月 17 日

39.1 呕吐（一）

林幼春，青年木工也。近日身发热，渴欲饮水，但水入则吐，饮食亦少进，常感胃脘满胀，舌苔淡黄不燥，小便黄短。医咸认为胃气之寒，先进不换金正气散鲜效，又转香砂二陈汤，胃胀虽得减，而呕吐终未止。历时半月，证情转剧，因来就诊。切脉浮数，身仍有热，胃胀时呕，吐水则胀减，水食皆难入，小便不利。此乃胃内停水，水不化气，故水入则吐；水不上布而化津则渴；水潴于中而不降，州都乏液分利则尿少；病理至为明确。《伤寒论》有云："其人渴而口燥烦，小便不利者，五苓散主之"；又"渴欲饮水，水入则吐者，……五苓散主之"。本证为水气内阻，津液不生，而非由于胃中之燥热所致，故宜化气行水之五苓散。前医用温胃止呕剂而不效者，良由仅知温胃而不知行水化气耳。若能执中枢以运上下，调畅气机，则水从下降，自鲜上逆之犯，呕从何来。书五苓散与服，呕吐遂止。

【解读】

患者为青年体力劳动者，约半月前起病，主要症状：发热、渴欲饮水（似阳明经热伤津），但水入则吐、饮食减少、常感胃脘满胀、吐水则胀减（水停中脘、胃气上逆），舌苔淡黄不燥（津液未伤，与前渴欲饮水矛盾），小便黄短（应理解为小便不利）。初期医生都按胃寒治疗，服用不换金正气散不效（非寒湿）；用香砂二陈汤，胃胀有减，但呕吐未止（切中部分病机）。历时半月，病加重，但主要症状似未见明显改变，切脉浮数。赵老分析后指出本病病机属"胃内停水、水气内阻"，而前医处治不效，原因在于"仅知温胃而不知行水化气"，选用五苓散治疗，患者服药呕止，取得了预想效果。

【讨论】

1. 试想此患者如找我们初诊，主诉应是"呕吐半月"，面对该患者，我们能得到赵老一样的四诊资料并开出五苓散吗？

结合此患者四诊资料，患者的主诉应是呕吐，围绕着呕吐，我们容易获得身热、口渴欲饮、饮水后容易呕吐、饮食减少、胃脘胀满等信息；舌苔淡黄不燥及脉浮数，也容易诊察得出。此时倘不进一步仔细询问，很有可能会忽略患者小便黄短的症状，而这恰恰是赵老在前面症状基础上，选用五苓散治疗的依据。倘若忽视小便黄短症状，仅依据前述症状，容易得出患者津液不亏、属水饮呕吐的判断，可能会选用小半夏加茯苓汤（先渴后呕，为水停心下，此属饮家，小半夏加茯苓汤主之）一类方药治疗，不免重蹈前医用香砂二陈汤的覆辙了。所以我深感读案容易，锻炼出前辈此等察病功夫匪易。

2.《伤寒杂病论》中还有若干治疗呕吐的条文及方药，容易与此患者此证混淆，我们试做简单鉴别：

（1）《伤寒论》第379条："呕而发热者，小柴胡汤主之"。同有呕吐、身热，但五苓散证典型特征为吐水、饮入即吐、舌苔滑润；而小柴胡汤证，皆有神情抑郁、胸胁苦满、口苦等症状。

(2)《金匮要略·痰饮咳嗽病》篇:“卒呕吐,心下痞,膈间有水,眩悸者,小半夏加茯苓汤主之。”“先渴后呕,为水停心下,此属饮家,小半夏加茯苓汤主之。”皆有渴、呕吐清水。关于此两方的鉴别,胡希恕老师指出“五苓散证渴甚而呕急,本方证渴轻而呕缓”。

(3)《金匮要略·呕吐哕下利病脉证治》篇:“胃反,吐而渴,欲饮水者,茯苓泽泻汤主之。”,本方也有呕、渴,从原文看,本方是所治之呕为“胃反”,此吐非“水入则吐”,是胃中所停之水积到一定程度才吐,为此两方的主要鉴别点。

(4)《金匮要略·呕吐哕下利病脉证治》篇:“干呕,吐逆,吐涎沫,半夏干姜散主之。”“呕而胸满者,茱萸汤主之。”以上两种呕可见呕吐涎沫清水,但此两方所主治之证不渴饮或渴不多饮,可以此鉴别。

通过复习《伤寒论》相关条文,似可以认为“渴欲饮水”“水入即吐”,是选用五苓散的抓手。大塚敬节先生《临床应用伤寒论解说》一书中对五苓散治疗的呕吐症状描述传神,对使用五苓散的疗效观察也很细致全面,可以作为借鉴:“五苓散证之呕吐,主诉频发口渴,饮水后,则突然一下子像是要把盆里的水掀翻一样吐出。吐后则又诉口渴,而饮水后便又吐出,尿出减少。”“该症一般情况下无汗出,五苓散奏效时,首先呕吐和口渴停止。然后会出现汗也出、小便也出的状况。”

(**解读** 郭 硕 **阅改** 苏巧珍)

2020 年 4 月 18 日

39.2 呕吐(二)

陈襄人,男,25 岁。久泻得愈后,又复呕吐,医者以为虚也,进以参、术、砂、半,又以为热也,复进以竹茹、麦冬、芦根,诸药杂投,终属无效。其证为:身微热,呕吐清水,水入则不纳,时有冲气上逆,胸略痞闷,口不知味,舌尖红燥,苔腻,不渴,脉阴沉迟而阳则浮数,此吾诊得之概况也。窃思其病泻久脾虚,水停胃中不化,随气上冲而作呕,而水入不纳,由于胸中郁热所抗拒,乃上热中虚之证,治之以《伤寒论》黄连汤。此用姜、桂、参、草温补脾胃而降冲逆,黄连清胸热,伴半夏以止呕吐,为一寒热错综之良方。服药呕吐渐止,再剂,证全除,能进稀糜,后用五味异功散加生姜温胃益气而安。

【解读】

此案患者为一青年男性。久泻愈后,又出现呕吐,初诊医生认为是虚证,予健脾化痰，无效；又以为热证，予养阴清热，也无效。找赵老就诊，症状见：身微热，呕清水、水入则吐（水停胃中），时有冲气上逆（气不降），胸口觉痞闷（胸部气机不畅），口不知味（脾虚），不渴（津未伤），舌尖红燥（上焦有热），苔腻（有湿），脉阴沉迟而阳浮数（寒热错杂）。赵老分析后认为此病为上热中虚所致，予黄连汤。服药2剂，症状全无，能进食稀粥，后以五味异功散加生姜善后。

【讨论】

1. 本案患者表现为“呕吐清水，水入则不纳”，与五苓散证的“水入则吐”如何鉴别？

本案患者以呕吐为主要表现，且“呕吐清水，水入则不纳”，颇似五苓散证的“水入则吐”，应与五苓散证鉴别。学习五苓散方证，要先学习原文，五苓散出自《伤寒论》，多条原文涉及用五苓散，第71条：“太阳病，发汗后，大汗出，胃中干，烦躁不得眠，欲得饮水者，少少与饮之，令胃气和则愈。若脉浮，小便不利，微热，消渴者，五苓散主之。”第72条：“发汗已，脉浮数，烦渴者，五苓散主之”。第73条：“伤寒，汗出而渴者，五苓散主之。”第74条：“中风发热，六七日不解而烦，有表里证，渴欲饮水，水入则吐者，名曰水逆，五苓散主之。”第156条：“本以下之，故心下痞；与泻心汤，痞不解，其人渴而口燥烦，小便不利者，五苓散主之。”第244条：“太阳病，寸缓，关浮，尺弱，其人发热汗出，复恶寒，不呕……小便数者，大便必硬，不更衣十日，无所苦也。渴欲饮水，少少与之，但以法救之。渴者，宜五苓散。”第386条：“霍乱，头痛发热，身疼痛，热多欲饮水者，五苓散主之。”从原文中可以看出，每条方证里都提到“渴”且“欲饮水”，可见“口渴”是五苓散的主症，其余的兼症可以是小便不利、烦躁、汗出、水入则吐、吐利等症。在黄煌老师总结的五苓散方证中，五苓散的舌为“舌胖大质嫩边齿痕，苔白厚腻或水滑苔”，也就是说五苓散的方证中无明显热象，本案中患者“不渴”，无五苓散证的“小便不利”，且此患者舌尖红燥，因此，本案患者的表现不符合五苓散证。

2. 如何理解黄连汤证？与半夏泻心汤证如何鉴别？

黄连汤原文：“伤寒，胸中有热，胃中有邪气，腹中痛，欲呕吐者，黄连汤主之”。本方为黄连泻心汤去黄芩增加黄连量加桂枝而成。原文的方证：胸中有热的上热证，欲呕吐的气上冲证及腹中痛的下寒证。

半夏泻心汤原文：“伤寒五六日，呕而发热者，柴胡汤证具，而以他药下之，柴胡证仍在者，复与柴胡汤。此虽已下之，不为逆，必蒸蒸而振，却发热汗出而解。若心下满而硬痛者，此为结胸也，大陷胸汤主之；但满而不痛者，此为痞，柴胡不中与之，宜半夏泻心汤。”此方为伤寒误下后的“呕、发热、心下满而不痛”而设。

胡希恕老师对半夏泻心汤方证的解释为“上热下寒因见呕而肠鸣，心下痞硬者”。对黄连汤方证的解释是：增量黄连，加强治疗心烦腹痛的作用，加桂枝以降冲逆，故治半夏泻心汤证见心烦悸、腹中痛而气上冲者。临证时可资鉴别。黄煌老师指出：黄连汤可以理解为桂枝体质见黄连病，或热性体质见桂枝病；其人多黄瘦舌暗，而有烦痞；寒热夹杂是其病态特征；伴有消化道症状以及焦虑失眠为临床特征。结合本案，"舌尖红燥，苔腻"是"黄连舌"的表现，"冲气上逆"，为桂枝证，因此，选用黄连汤，为对证之方，效如桴鼓。

（**解读**　陈丽纯　**阅改**　苏巧珍）
2020年4月20日

40.1 反胃（一）

农人朱佑山，以操作过劳，饮食不节，妨害脾胃，消化不良，由是胸胃胀满，呕吐时作，久则朝食暮吐而后快，形成胃反证候。当住农村医院，诊为胃气虚寒，用黄连理中汤、旋覆代赭石汤、吴茱萸汤、大半夏汤等皆不效，因转我院医治。患者面色惨淡，骨瘦如柴，舌紫红，中心无苔，有红条，两侧微黄，心烦，口微渴，喜冷饮，朝食暮吐，呕吐物呈稀糜状，味气腥酸，便结尿黄，脉则细数，重按有力。审为实证。前医拘于"朝食暮吐"之病名及王太仆"食入反出，是无火也"之言，认为脾胃虚寒，不能腐熟水谷，变化精微，迭用温阳益胃诸法而不知变。细察病者舌中红边黄，口渴喜冷，属于心胃郁热；其吐物稀糜酸腥，乃非胃冷食物不化之比，实由胃热气逆，不为纳化，故历久而复吐出；证之尿黄便结脉数有力诸象，更知为实热而非虚寒矣。据证论治，方以凉心清胃为宜：

芦根、茅根各一两，橘皮、竹茹、半夏各二钱，木通、藿梗、贝母、滑石、连翘各三钱，花粉、麦冬各四钱。

二剂后，脉转和缓，两日未吐食，渴亦大减，小便黄甚，大便稀溏，是湿热下降之征，药既中的，接服原方五日，症状逐渐减轻，食不觉胀，更不反胃，饮食如常，出院还乡，恢复劳动力。

【解读】

此案患者为农民，平时有过劳伤气、饮食不节，日久则脾胃受损，因此，经常出现胸胃胀满、呕吐时作的现象，日久则朝食暮吐而后快，符合"胃反"的临床表现。因此，前医皆遵王太仆的"食入反出，是无火也"的结论，按脾胃虚寒论治，先后予黄连理中汤、旋覆代赭石汤、吴茱萸汤、大半夏汤等，无效。始至赵老处就诊，诊时患者面色惨淡，骨瘦如柴，心烦、口微渴、喜冷饮（有热象），朝食暮吐，呕吐物呈稀糜状、味气腥酸（胃热），便结（阳明腑热）、尿黄（热象），舌紫红、中心无苔、有红条、两侧微黄、脉则细数（热伤阴分），重按有力（以实证为主）。赵老分析后指出患者为实热，非虚寒所致，予橘皮竹茹汤合甘露消毒丹祛燥湿伤阴之品加清热而不伤阴的茅根、芦根，以及养胃阴的花粉、麦冬，结果 2 剂后症状大减，再 5 日，诸症皆愈。

【讨论】

1. 如遇此患者，如何辨证选方？

前医局限于胃反之名及阳气不足易致“胃反”的成见而予温阳益胃，错在忽视了患者的心烦、口渴、喜冷饮、便结尿黄、舌紫红，中心无苔，有红条、脉沉取有力、呕吐物腥酸等热象，因此治疗无效，甚则会导致病情加重。当赵老接诊此患者时，从症状看，除面色惨淡外，一派热积于阳明胃腑、而阴津受损的征象，因此，选方上我可能会选调胃承气汤（经方）或时方（保和丸）合益胃汤。再仔细分析，我开出的方和赵老方的区别，赵老选橘皮竹茹汤主药清胃热，和善清湿热的甘露消毒丹中的部分清热化湿不伤阴之品，方中重用清胃热而不伤津的茅芦二根，并予加养胃阴的麦冬、花粉，比起调胃承气汤的清热燥湿伤阴及保和丸的化痰湿更胜一筹，赵老的思路就是我们学习中医的一面镜子。

2. 认识“胃反”

“胃反”首见于《金匮要略·呕吐哕下利病脉证治第十七》，原文：“问曰：病人脉数，数为热，当消谷引食，而反吐者，何也？师曰：以发其汗，令阳微，膈气虚，脉乃数，数为客热，不能消谷，胃中虚冷故也。脉弦者，虚也，胃气无余，朝食暮吐，变为胃反。寒在于上，医反下之，今脉反弦，故名曰虚。”“趺阳脉浮而涩，浮则为虚，涩则伤脾，脾伤则不磨，朝食暮吐，暮食朝吐，宿谷不化，名曰胃反。脉紧而涩，其病难治。”“胃反呕吐者，大半夏汤主之。”“胃反，吐而渴，欲饮水者，茯苓泽泻汤主之。”从原文及所用方来看，“胃反”一病，仲景的认识以“胃中虚冷”“脾伤”而“宿谷不化”为主要病机，而选方以温阳益胃的“大半夏汤”和温阳化饮的“茯苓泽泻汤”为主。而王太仆注《重广补注黄帝内经素问》亦曰：“食不得入，是有火也；食入反出，是无火也。”因此，后世治疗胃反，多遵从脾胃虚寒而予温阳法。但王肯堂在《证治准绳·杂病·胃反》中提出：“由是后世悉以胃虚为寒，而惟用辛香大热之剂以复其阳。虽有脉数，为邪热不杀谷者，亦用之。殊不思壮火散气，其大热之药，果能复气乎。”明确批判了胃虚寒病因说的片面性，说明他已意识到此病有热邪所致，而赵老此案也提醒我们临证时不可被患者的病名局限而忽略患者的四诊资料，四诊资料才是我们重要的用方依据。

（**解读** 河文峰 **阅改** 苏巧珍）

2020 年 4 月 21 日

40.2 反胃(二)

唐慎元，年三十许人也。病反胃，心下雷鸣不舒，食辄胀满，吐出而后快，吐后则思水，饮水却不吐，病虽久，犹可小劳动。诸医杂治，药多罔效，因置之勿问。夏初吾以事往其村，乃父乞为之一诊。切脉浮而迟，舌白润无苔，胃胀有鸣声，食后仍吐，小便清长，大便自可。吾思此证若属虚寒，则必朝食暮吐；若系忧思郁结，中焦阻滞，当有胸满吐涎之现象。今皆不然，其为胃内停水，脾不健运之所致乎？盖胃有积水，水入而不吐者，同气相求之意也。食入反出者，因由水积于中，消化失权，入不相容，排除异己之谓也。顾其病在水，水去则胃运恢复，食入可消，胃反何来。不此之图，宜其鲜效。现胃虽有停水，脾尚未虚，不宜理中之温补，而以燥土利水之五苓散为切。因该散肉桂具温阳化气之效，苓、术培土燥湿，猪、泽清热渗利，尤应遵古法研末为散，白汤送服，效始易显，许其一剂可愈。其家以为病久药轻，胡能如是之速效，疑信参半也。吾事毕即回，未之闻问，次年春邂逅(xiè hòu)其父于戚家，始悉其子服药后，果如所言。

【解读】

唐慎元，三十几岁。主要症见：精神可(犹可小劳动推知)，心下雷鸣不舒(内有水饮)，食后胀满、吐出则舒适(胃和降失司)，吐后则思水，饮水却不吐(赵老判定为胃有积水，同气相求，故水入而不吐)，小便清长，大便自可(无热象)，舌白润淡苔薄(此本医案中数处提到无苔结合前后文应是正常薄白苔)，脉浮而迟。

诊断：反胃。

辨证：胃内停水，脾不健运。

鉴别：中焦虚寒——朝食暮吐；忧思郁结、中焦阻滞——胸满吐涎。两者皆排除。

处方：五苓散，遵古法研末为散，白汤送服。

结果：一剂而愈。

【讨论】

本案选用五苓散治疗反胃，可予茯苓泽泻汤或猪苓散吗？如何鉴别？

茯苓泽泻汤与猪苓散皆出自《金匮要略·呕吐哕下利病脉证治》，原文："胃反，吐而渴，欲饮水者，茯苓泽泻汤主之"。组成：茯苓半斤，泽泻四两，甘草二两，桂枝二两，白术二两，生姜四两。"呕吐而病在膈上，后思水者解，急与之。思水者，猪苓散主之。”猪苓散组成：猪苓、茯苓、白术各等分。

此两方与五苓散皆可治呕吐而渴，应与五苓散证鉴别。五苓散所主治呕吐的特点为渴欲饮水，水入则呕，呕后又渴，常伴有小便不利，在案“39. 呕吐(一)”中已有详细分析说明。而茯苓泽泻汤为五苓散减泽泻用量，而加茯苓用量至半斤，去猪苓，加甘草、生姜，方中重用生姜至4两。从用药分析，加甘草，则诸药力甘缓于中，重用生姜，则温胃散水之力强，而泽泻减量、茯苓增量则药物利水作用从膀胱转至中焦，因此以茯苓、生姜为主的茯苓泽泻汤作用部位以散胃中水饮为主，与本案之证更为符合。个人观点：本案予茯苓泽泻汤也可，由于五苓散以利水之功强，因此，予五苓散也收到了理想的效果。

猪苓散为五苓散去桂枝、泽泻组成，原文谓“病在膈上”，刘渡舟老师在《金匮要略诠解》一书中指出本方主治胃中停饮、溢于膈上所致的呕后饮去阳复的口渴欲饮，此时，只宜少少与之，如饮多则胃阳伤呕则反复。大塚敬节先生认为本方思水程度较五苓散为轻。而本方与茯苓泽泻汤比较，胡希恕老师认为茯苓泽泻散较此方主治之证胃气虚衰更重。

（**解读** 叶譞斐 **阅改** 苏巧珍）

2020年4月22日

41. 寒 呃

嫠(lí)妇龚氏，年六旬许。先富而后贫，饥饱不时，寒温无度，以是营卫失和，脾胃大损，腹鸣水泻，阳虚畏寒，甚至哕呃。以无力医治，驯至肌肤削萎，神疲身倦，扶杖而行，自知难久，见人辄悲泣。其从姊某见而悯之，愿负医药费，挽余为之诊。切脉细弱无力，泻久则脾胃虚损，畏寒则阳气衰微，呃而声细，气息不续，肾气亦虚，舌胖白润，小便清长，大便溏薄，此为脾肾两亏阴阳俱衰之大证。幸其能食知味，脾胃生化未绝，尚有一线生机，惟须持久温补，方易见效。方处大剂理中汤兼吞肾气丸，日服一帖，暂以半月为期。再诊，脉细略有神，呃泻虽稍减，而大肉已脱，枯瘠可畏，服药虽为首要，尤须血肉有情之物配合营养，否则羸弱如此，岂易言功。又幸其近房从侄某愿迎至其家供应饍馔。嗣后改用保元汤冲服龟鹿二仙胶，早晚兼吞紫河车丸，峻补脾肾，服食两月，呃泻全止，肌肉渐丰，历时三月而痊愈。夫以年老虚孱如此，一旦得药食之养，情志之适，遂尔迅起而复，从知适情养志为医药中之先决条件也。

【解读】

病史：此案患者为60余岁的寡妇，先富而后贫，饥饱不规律，寒温无限度，因此造成营卫失和，脾胃损伤。而出现以下症状。

初诊：神疲、体瘦，扶杖而行，腹鸣水泻、畏寒，呃而声细，气息不续，纳可，小便清长。舌胖白润，脉细弱无力。

分析：泻久脾胃虚损，畏寒为阳气虚衰，呃而声细、气息不续为肾气虚，舌胖白润、小便清长、大便溏薄为脾肾两亏、阴阳俱衰。

辨证：脾肾两亏，阴阳俱衰。

治法：温补脾肾。

处方：大剂理中汤兼吞肾气丸。15天。

二诊：半月后呃泻减轻，脉仍细较前有神。

治法：考虑大肉已脱，需血肉有情之品峻补脾肾配合营养。

处方：保元汤冲龟鹿二仙胶，并吞紫河车丸。

结果：2个月后，呃泻全止，3个月后，肌肉渐丰而愈。

分析：赵老总结，此患者的痊愈除药物的功效外，还有亲属的鼎力配合，使患者情志舒畅才能起效，提出适情养志为医药中的先决条件。

【讨论】

1. 本案从患者表现看，似属《金匮要略》中描述的虚劳，是否可选虚劳篇的方来治疗？

本案患者为老年女性，有"饥饱不时，寒温无度"导致虚劳的诱因，有"肌肤削萎，神疲身倦，扶杖而行……切脉细弱无力"的虚劳表现。除此之外，患者还有腹鸣水泻、哕呃的症状。《金匮要略·血痹虚劳病脉证并治第六》提到涉及虚劳的经方有小建中汤、黄芪建中汤、八味肾气丸、薯蓣丸。小建中汤及黄芪建中汤主治原文为"虚劳里急"，强调的是虚劳基础上的"里急"，该患者无里急之证，不适合选用。薯蓣丸主治证为"虚劳诸不足，风气百疾"，陈修园云："此方虚劳内外，皆见不足。"本案患者有虚劳诸症明显，但尚无"风疾"等外证，故不选用。此案患者有"扶杖而行"的双下肢乏力症状，属肾气不足，虽未描述腰酸，但据临床观察此类患者多有腰无力，因此，符合虚劳腰痛的肾气丸证，因患者同时合并腹鸣水泻的太阴虚寒证，赵老首诊予大剂理中汤兼吞肾气丸。服用半月后呃泻减，脉较前有神。但终患者为"大肉已脱，枯瘠可畏"的虚劳重症，上方虽有效但不及血肉有情之品，故取《诸症辨疑》河车大造丸意，改保元汤益气健脾，龟鹿二仙胶填精壮阳，紫河车温补气血，诸药相合，峻补脾肾。肾气收纳有度，脾胃气机相和，呃逆即止。

2. **本案腹泻、畏寒、哕呃症状为主，临证应如何辨证及方证鉴别？**

①腹鸣水泻，需问泻的大便是否味臭，如臭，则考虑热，可能倾向于葛根芩连汤或热结旁流，需要按压腹部来鉴别，此患者从资料看应该是清稀不臭。②畏寒，面色是否㿠白，舌色是红还是淡，如红，则属真热假寒；如淡，则应是阳虚之寒，此患者舌胖白润，显为阳虚之寒。③哕呃，辨呃的声音，响亮为实邪，声低为虚邪，本患者显为虚邪。④小便清长，下焦阳虚之征。⑤肌肤削萎，神疲身倦。为中焦阳气亏虚，水谷精微无以生化濡养所致。因此，总体来说，此患者脾肾阳虚，寒邪内生的病机是正确的。择方思路上，水样便，清稀不臭，呃逆，小便清稀——附子理中丸；肌肤瘦削、神疲身倦——黄芪建中汤；扶杖而行——八味肾气丸。因患者大便清泻为主，暂不适合予黄芪建中汤；因此，如初诊遇此患者，我可能会选择先予附子理中汤止泻，后予八味肾气丸合黄芪建中汤补益脾肾。但仔细琢磨，仍不如赵老之血肉有情之品填补更妥当。

3. **对于本案，可否采用中药干预情志？**

这个老妇人得以康复，医生药物治疗合理是一方面，患者得到饮食供应、情绪安抚是同样或更为重要的一方面。此患者的情志方面基本没有用药干预，虑其情绪因素，见人辄悲泣应属喜悲伤欲哭范畴，合用甘麦大枣汤也未尝不可。

（**解读** 刘文琛 **阅改** 苏巧珍）

2020年4月23日

42. 气　呃

成城，乃一机织青工。患呃逆半月，声长而频，有作胃火而用黄草汤，有作痰重而用旋覆代赭石汤，有作脾胃虚而用丁香茯苓汤，以及清火调中降逆之药不一而足，或暂得止，旋而复发，欲求一日之安不可得。曾住医院旬日，针药并用，亦不少减，乃出院就治于中医，杂药乱投，依然如故。伊与余为同乡，猝遇于道，恳为医治，并出前方相视，核皆对证，服而不效，当复有故，进一步询之。则曰："吾虽呃逆多日，饮食仍如故，并不胃反，仅时觉胸腹饱胀而已"。继而曰："吾前与某女友善，情恋至笃，不期其近日心志突变，顾而之他，且结缡焉。以是心中不免抑郁，烦悸失眠，未几即病，其以是欤？"按脉弦而涩，弦则肝气不调，涩则血行不畅，气血未和则足以致脾胃之虚，然气不调，补虚何益，肝不条达，镇降奚用，如郁开血行气畅，又胡呃逆之有。治以调肝舒气为主，但病久体虚，宜降逆调气之中，佐以滋补，庶几无弊。拟用四磨汤：槟榔三钱，沉香末（冲服）八分，乌药四钱，西党五钱。

进一剂，呃虽未止，而心胸顿觉开展，再进呃逆减，至四剂而全止。续用香砂六君子汤调气理脾，复以安神定志汤滋血镇心，数剂全安。

【解读】

病史：一男性青年工人，患呃逆半月，前医先后有按胃火治而用黄草汤（大黄甘草汤）、有按痰重而用旋覆代赭石汤、有按脾胃虚而用丁香茯苓汤，以及清火调中降逆之药等，有的药服后暂可取效，不久又复发，症状始终未停一日。也曾住院，针药并用，诸症不减。遂至赵老处诊治。补诉病前遭女友抛弃，导致抑郁，并出现烦悸失眠，不久即出现呃逆不止。

初诊：呃逆，声长而频，纳正常、无呕吐，时觉胸腹饱胀，脉弦而涩。

诊断：气呃。

分析：弦则肝气不调，涩则血行不畅，气血未和则足以致脾胃之虚。

辨证：气机郁滞、胃气上逆。

治法：调肝疏气，降逆调中，佐以滋补。

处方：四磨汤。

结果：进一剂，呃虽未止，而心胸顿觉开展，两剂呃逆减，四剂而全止。

善后：先予香砂六君子汤调气理脾，续用安神定志汤滋血镇心，数剂全安。

【讨论】

1. 本案之呃逆，诸医先后予黄草汤、旋覆代赭石汤、丁香茯苓汤皆不效，直至赵老诊时，认为前方皆对证，再细问患者，病前有情志因素诱发，遂予四磨汤取效，说明临证此四方易混淆，如何鉴别？

黄草汤即大黄甘草汤，出自《金匮要略·呕吐哕下利病脉证》篇，原文：“食已即吐者，大黄甘草汤主之。”刘渡舟和胡希恕两位老师一致认为此方治疗之证为胃肠实热、大便不通、火邪上逆的呕吐。丁香茯苓汤出自《普济方》卷一六七，原文：“丁香茯苓汤出圣惠方，主治脾胃虚冷寒，宿饮留滞，以致呕吐涎沫，或有酸水，不思饮食。”上述两方所治之证皆为胃气上逆之呕吐，一为热呕，一为寒呕。该患者有胃气上逆，但无呕吐，“饮食如故”，不考虑此两方。旋覆代赭汤出自《伤寒论》第161条：“伤寒发汗，若吐若下，解后，心下痞硬，噫气不除者，旋覆代赭汤主之。”刘渡舟老师认为此方所治之证为胃虚痰气痞塞，夹有肝气上逆之证；而胡希恕老师则认为此方以胃虚痰饮积于心下为主的证，因此，症状表现为心下痞硬及噫气不除，而噫气不除的意思即以“噫气为苦”，非“噫气则可暂舒”。与此患者之证似颇为符合，但此患者“饮食如故”，自觉“胸腹饱胀”，而非心下痞之证，因此不符此方证。而《重订严氏济生方》卷二之四磨汤，以破滞降逆、补气扶正为主，主治“七情伤感，上气喘息，胸膈满闷，不思饮食。”符合此患者的胸腹饱胀、上气呃逆及情绪抑郁诱发之证。方证相对，服一剂，即心胸开展，四剂呃逆止。

2. 关于对中医的病因及诱因说的认识

此案患者赵老接诊时，单望、闻两诊，认为前医所用之药皆对证之方，但不效。因此，赵老又细询之，方知患者起病前有情志不舒的因素，结合患者所述之症状，方给出对证之方四磨汤，这里提示我们后学之辈：临证时问患者的病因或诱发因素很重要，情志不舒诱发则与气机郁滞密切相关，宜从理气着手。

3. 本案善后用香砂六君子汤调气理脾已兼顾疾病之本，为何最后还要加用安神定志汤滋血镇心？

从前诸医和赵老的分析及处方用药看，情志失调是病因，且贯穿病程始终。赵老予四剂四磨汤已取效且呃逆全止，后用香砂六君子汤调气理脾善始善终，病应得以暂时痊愈。然情志为病，皆为心病。从《黄帝内经》里提出："悲哀愁忧则心动，心动则五脏六腑皆摇。"说明一切不良情绪都能影响于心，而由于"心为五脏六腑之大主"，心受伤，人体的整个功能皆会受损，若不及时医治，恐日后病情反复或变生他证。故赵老最后予以安神定志汤滋血镇心，以安神志防生他变，此考虑周全实属高明。百病生于气，且治病三分药七分养，此类患者除了用汤药调理，平时还需注意情志调养，只有保持乐观、开朗，体内气血才能正常运行，方能久安。

（**解读** 林朱贤 **阅改** 苏巧珍）

2020年4月24日

43. 热 呃

唐君寅生，长夏自远道归。头昏胀，肢倦怠，甚感不适。妻以其久出初归，杀鸡作黍以款之，食后遂觉胸腹痞满，口苦乏味，常有气自胸臆间上冲而作呃，连声不辍。自疑寒也，煎服葱姜汤，呃不止，因循多日，以致呃逆益甚，神昏不安，间有妄语，举家认为证之亟也，邀余会诊，先时已有多医在座，论议不一，棋举未定，众见余，皆曰："其证若何？有待先生之明决。"余诊之，脉虚弱无力，面垢唇红，舌燥无津，口却不渴，呃声壮而不停，神昏乱语，小便赤短，大便溏泻。谓曰："此热呃也。热在阳明之经，由其先受暑热，后伤饮食，停滞中焦而不化，食与热搏，相挟上冲而扰及心主故耳。今幸而便泻，则肠胃积热有宣泄之路，是病证之良好机转，治以清降开窍之药，热气下行，神识即清，然与虚寒逆从下焦而起，药宜温补者大相径庭，是不可不辨。再则本病虽属阳明经热，但脉不洪大，口不烦渴，尚未至白虎汤之高热，不过因暑而病，热在上焦而未及胃，且食伤停滞于中，宜轻清之品疏解上热，配消导之药运化积滞，如热清积去，则呃逆自已。拟用景岳安胃散（陈皮、山楂、麦芽、木通、泽泻、黄芩、石斛），河间六一散（滑石、甘草）合剂，加芦根、栀仁、枇杷叶之类。惟在未服药前，先化吞牛黄清心丸一颗，开窍通神，再服煎药，每日一剂，连服两日，神志不乱，内热已清，呃逆全止，而溏泻次数转增，是热下降之象，不必止之。减牛黄丸不用，专服汤药以肃清肠胃余热。二剂泻已，改用养胃生津药得痊。

【解读】

病史：唐君寅生，长夏自远道归家后出现头昏胀、肢倦怠不适（先有暑热伤气的病因）。妻子为迎接他，予肥甘厚味款待（后有食积的病因），食后遂出现胸腹痞满，口苦乏味，常有气自胸臆间向上冲而作呃，连声不辍。自认为受寒所致，煎服葱姜汤，呃逆不止，拖延多日后呃逆加重，并出现神昏不安，间有妄语。于是请诸医包括赵老会诊。

初诊：神昏、乱语，面垢唇红，呃声壮而不停，口却不渴，胸腹痞满，口苦乏味，小便赤短，大便溏泻（结合后文食滞推此溏泻应为酸腐臭秽之物），舌燥无津，脉虚弱无力。

诊断：热呃。

分析：热在阳明之经，由其先受暑热，后伤饮食，停滞中焦而不化，食与热搏，相挟上冲而扰及心主。患者便泻，则肠胃积热有宣泄之路，是病证之良好机转。本病属阳明经热，因暑而病，热在上焦而未及胃，且食伤停滞于中，宜轻清之品疏解上热，配消导之药运化积滞，如热清积去，则呃逆自已。

辨证：食与热搏，挟而上冲。

鉴别：与白虎汤证鉴别，白虎汤为阳明经证，以脉洪大、口烦渴、高热为主症。

治法：疏解上焦之热，运化中焦积滞。

处方：每日先服牛黄清心丸一粒，后服景岳安胃散合河间六一散加芦根、栀仁、枇杷叶等合成的煎剂。

结果：连服两日，神志不乱呃逆止，大便溏泻增多（赵老判断此为热下降之征，不必止之）。去牛黄丸而专服煎剂，再两剂，泻止。

善后：养胃生津之品。

【讨论】

1. 该患者赵老诊治时，呈现出“脉虚弱无力，面垢唇红，舌燥无津，口却不渴，呃声壮而不停，神昏乱语，小便赤短，大便溏泻”之象，赵老分析为热在阳明之热呃，如何理解“脉虚弱无力”“口不渴”“大便溏泻”三个症状？

临证中常遇到脉症相反，如何取舍的问题。本案中赵老描述“脉虚弱无力”为正气不足的脉象，而紧跟其后的症状“面垢唇红，舌燥无津，呃声壮而不停，神昏乱语，小便赤短”却为一派实热之象，与虚弱无力的脉完全不符。在临证时究竟应舍脉从症，还是舍症从脉？与医生的经验息息相关，此案中患者是感暑后又伤食，暑邪易耗气伤津，因此脉象虚弱考虑与暑热之邪相关，此时如不清暑热，则气津益耗而不足，因此，在治疗时宜以祛邪为主，舍脉从症。“口不渴”一症，多见于阳虚寒邪，但在湿热、热入营血分多见；患者无阳虚寒邪之象，可排除，无湿热之象，结合患者神昏、乱语之象，考虑热邪已入心包，营分受扰，故舌燥无津而不渴。此患者赵老判断为阳明热象，却“大便溏泻”，结合后文提及患者食积，此溏泻非热结旁流，推断此溏泻之品应为酸腐臭味的食积之泻，如为清稀而不臭之品，断非热象。这里提醒我们初学中医的医生临证问诊要仔细，方可辨清寒热。

2. 本案与前案皆有胸腹饱胀或痞满、呃声长或壮之症状，如何鉴别？

本案患者的呃逆与前案有相似之处，皆为呃声长或壮，皆有胸腹饱胀或痞满的气机阻滞不适感。因此，两者皆为实证。仔细分析，前案的诱因为情志不遂，而此案的诱因为受暑邪后又伤食；前案患者“饮食仍如故”，此案患者“口苦乏味”，且有“面垢唇红，舌燥无津，小便赤短”的热象；因此，前案患者为气滞实证；此案为胃热实证。

3. 认识安胃饮（对照《景岳全书》及赵老所用处方，安胃散应为笔误）

安胃饮出自《景岳全书》卷五十一，原文：“治胃火上冲，呃逆不止。组成：陈皮、山楂、麦芽、木通、泽泻、黄芩、石斛。水一盅半，煎七分，食远服。如胃火热甚，脉滑实者，加石膏。”此方专为胃火上冲呃逆而设。从组成分析，此方予陈皮、山楂、麦芽消食和胃，黄芩清热，石斛养阴，木通、泽泻祛湿。此呃逆应为食积胃热所致呃逆，与此案方证相符，赵老予选用。因患者先有外感暑邪，故予合河间六一散加芦根、栀子、枇杷叶。

（**解读** 刘国辉 **阅改** 苏巧珍）

2020 年 4 月 25 日

44. 留饮胃痛

张女小菊，14 岁。前以伤食胀满作痛，服平胃散加山楂、神曲、谷麦芽之类得愈。未期月，胃又胀痛而呕，有上下走痛感觉，但便后可稍减，再服前方则不验，辗转半年未愈。夏月不远百里来治，且曰：“胃胀痛，绵绵无休止，间作阵痛，痛则苦不堪言，手不可近。服破血行气药不惟不减，且致不欲食，是可治否？”问曰：“痛处有鸣声否?”则曰:“有之。”此病既非气血凝滞,亦非食停中焦,而为痰积作痛,即《金匮》之留饮证也。盖其痰饮停于胃而不及于胸胁,则非十枣汤所宜,若从其胃胀痛利反快而言,又当以甘遂半夏汤主之。是方半夏温胃散痰,甘遂逐水。又恐甘遂药力过峻,佐白蜜、甘草之甘以缓其势,复用芍药之苦以安中。虽甘遂、甘草相反,而实则相激以相成,盖欲其一战而逐尽留饮也。服后痛转剧,顷而下利数行,痛胀遂减,再剂全瘳。

【解读】

病史:14 岁女童,先因伤食出现腹部胀满疼痛,服平胃散加山楂、神曲、谷麦芽之类而愈。间隔不到一个月,再次出现胃胀痛伴呕吐,有上下走痛感觉,但大便后疼痛稍减,再服前方则效果不佳,辗转半年未愈。夏天不远百里至赵老处诊治。

初诊:胃隐隐胀痛不止,伴呕吐,偶有阵发性加重,加重时则痛甚,苦不堪言,手不可触近(实证痛),曾服破血行气药症状无减轻,且出现纳呆不欲食,痛处有鸣声(是判断痰饮的重要因素),大便后可稍缓解。舌脉未知。

诊断:留饮。

辨证:痰饮胃痛。

鉴别:十枣汤证——痰饮停于胸胁;甘遂半夏汤证——痰饮停于胃,胃有鸣声,大便后则减。

处方:甘遂半夏汤。

结果:2 剂病愈。

【讨论】

1. 此患者胃痛伴呕吐、大便后痛减,极易辨为伤食胃痛,与留饮胃痛如何鉴别?

此案患者胃痛前先有伤食胃痛治愈的病史,此次再次出现胃痛、伴呕吐,大便后可稍减,似食滞中焦之证,但患者按食滞治疗效不佳,反证此胃痛非伤食所致。再细究患者症状,患者胃痛有上下走痛之感,且痛处有鸣声,符合饮邪变动不居的特征,而大便后痛减,为大便后邪随便排出部分的征象,说明此邪为有形之邪。赵老在此案中未对患者呕吐及大便性状做描述,按留饮的特征,推断呕吐物应为痰涎之口,而非酸腐之物,大便为非硬而燥的大便。结合赵老医案,伤食胃痛与留饮胃痛的鉴别点如下:①胃痛性质:伤食胃痛痛处固定;留饮胃痛在胃部上下走痛。②呕吐物性状:伤食胃痛为酸腐的胃内容物;留饮胃痛为伴有痰饮的无酸腐味的胃内容物。③大便性状:伤食胃痛大便可以为酸臭的水样便;留饮胃痛大便不臭。

2. 学习甘遂半夏汤

甘遂半夏汤出自《金匮要略·痰饮咳嗽病脉证并治第十二》篇,原文:“病者脉伏，其人欲自利，利反快，虽利，心下续坚满，此为留饮欲去故也，甘遂半夏汤主之。”明确指出为治疗“心下留饮”证，心下留饮的依据是：“脉伏，欲自利，利反快，虽利、心下续坚满”。而对于何为留饮，在书中并未做详细阐述。但提出了“心下有留饮”“胸中有留饮”，结合此篇所述的痰饮证，胡希恕老师在《胡希恕金匮要略讲座》时提出“留饮”为“饮留而不去。”因此，甘遂半夏汤是为饮留心下而设的方，而饮留心下的依据除上述原文所描述的表现外还应有赵老此案的“心下有鸣声”“心下部位上下走痛”的饮邪特征。

（**解读** 张世葳 **阅改** 苏巧珍）

2020 年 4 月 27 日

45. 瘀血胃痛

蒋妻徐氏，年不惑。体素强，经调鲜病，近以经期劳作，嗜食生冷，乃至月经参差，胃脘一月数痛，恃强不措意（不放在心上）。驯至（逐渐至）近日，病情较甚，胃部胀满不可抚摩，必噫气或下矢气乃稍舒，曾服镇痛调气药罔效。遂远来就诊，切脉沉而弦紧，舌白润，胸胀胃痛，不可俯仰。认为肝气内郁，血滞经络，寒湿留止，阻碍气机，所以经愆（qiān）胃痛同时形成，其为气滞血凝，至属明确。凡妇人之病，多以调气为治，但今以经愆而致胃痛，则宜以和血为主，调气次之。乃与和血行瘀调气之玄胡索汤：

玄胡、姜黄各三钱，芍药四钱，安桂八分，全归五钱，甘草一钱，蒲黄、生姜、乳香、没药各二钱，木香一钱。

药后，胃痛略松。虽气分之郁结渐解，而血分之瘀行未畅，再于前方中加丹参四钱，茺蔚子三钱，酒水各半煎，增速药效。连服四剂，痛感完全消失。未几，经来亦不复痛，时期准确。竺年又复老蚌生珠，夫妻感不去怀，时来探候云。

【解读】

病史：中年女性患者，平素身体强健，月经正常，很少生病。近日因经期劳作，嗜食生冷，故出现月经不定期，胃脘一个月数痛，自认为身体强壮未在意。后病情逐渐加重，出现胃痛胀满不可抚摸，嗳气或排矢气后可稍有缓解，曾服用调气止痛药物不效。遂至赵老处就诊。

初诊：胸胀胃痛、局部不可抚摸、俯仰皆不适，噫气或排矢气后可稍有缓解，月经延期。舌苔白而润，脉沉而弦紧。

辨证：气滞血凝（依据：胃痛与月经延期同时出现）。

治法：和血为主，佐以调气。

处方：玄胡索汤（详见上）。

结果：药后胃痛略减。此时赵老判断为气结渐解，血瘀仍未畅，再于前方中加丹参四钱、茺蔚子三钱，并予酒水各半煎。连服四剂后痛消失。没过多久，月经也恢复正常，第二年又老来得子。

【讨论】

1. 本案患者胃痛特点为胀痛不可抚摸，排矢气或嗳气后稍舒，符合气滞胃痛的特征，为何患调气止痛药不效？

本案患者胃痛特点为“胃部胀满不可抚摩、必噫气或下矢气乃稍舒”，这是气滞的特征，但患者服调气止痛药不效。结合病史，赵老提出胃痛与月经延期同时出现，辨为气滞血瘀，而治应以和血行瘀调气为法，从赵老所用处方来看，活血化瘀为主、而调气为辅，而且活血是以调经气为主。因此，赵老考虑此胃痛应与冲脉阻滞不通相关，冲脉阻滞不通是主因，冲脉与阳明胃经关系密切，如《灵枢·经脉》说：胃经“从缺盆下乳内廉，下挟脐，入气街中”，《素问·骨空论》说：“冲脉者，起（出）于气街。”皆指出冲脉与阳明经会于气街，故有“冲脉隶于阳明”之说。冲脉不通致胃经不畅气滞，瘀血在冲脉不在胃，胃脘部以气滞为主，故此胃痛排气则舒。因胃胀痛为冲脉瘀阻之标，故前医调气镇痛药不效，赵老选玄胡索汤和血调气效佳。

2. 学习延胡索汤

赵老所用玄胡索汤应为《重订严氏济生方》中的《妇人门/血气论治》篇中的玄胡索汤，原文记载“延胡索汤，治妇人室女，七情伤感，遂使血与气并，心腹作痛，或连腰胁，或引背膂，上下攻刺，甚作搐搦，经候不调，但是一切血气疼痛，并可服之。当归（去芦，酒浸，锉，炒）、玄胡索（炒，去皮）、蒲黄（炒）、赤芍药、官桂（不见火）、片子姜黄（洗）、乳香、没药、木香（不见火）、甘草（炙）。每服四钱，水一盏半，生姜七片，煎至七分，去滓，食前温服。吐逆加半夏、橘红各半两”。原文强调妇女“一切血气疼痛，并可服之”。从组成来看，本方以活血化瘀药为主，调气药为辅，治疗适应证为妇人血海胞宫瘀血所致的各种疼痛。结合本案：患者为身体结实的中年女性，与月经延期同时出现胃痛，因此，赵老考虑此胃痛与月经延期有关，予选延胡索汤和血调气效佳。

3. 关于煎药的溶剂问题

此案中赵老在首诊药效未达预期时，除了在首诊方中加活血化瘀的丹参及茺蔚子之外，还采取了酒水各半的溶剂来煎药以增强药物通达之性疗效。其实，关于煎药的溶剂选择方面，仲景是非常讲究的，如在炙甘草汤、当归四逆加吴茱萸生姜汤中皆取酒、水混煎的方法，意在加强药物的温通之性。《罗氏会约医镜》指出：“酒者，水谷之精，其性热，其气悍，无所不至，畅和诸经，善助药力。”用酒煎药可活气血、通经隧、散久寒、扶阳气，又有引药入血分的作用。在这里提醒我们，如药力温通活血之力不足时，可予酒作为煎剂以加强药物的药性。

（**解读** 姜洮洮 **阅改** 苏巧珍）

2020 年 4 月 28 日

46. 胃脘寒痛

秦善治，久患胃痛，一年数发，治亦愈，不治亦愈。今冬寒气触发，胃痛尤剧，胸腹动悸冲逆，不可按摩，肢厥脉伏，呕吐酸水，得食则稍减，舌白润无苔，尿清便畅，时历三月未愈。此属胃中停有积水，不能健化，故发则水气泛散，冲逆作痛；又阴寒盛于内，阳气不能发越于外，故肢厥脉伏。核其致病原因，乃如虞抟所云："未有不由痰涎食积郁于中，七情九气触于内之所致焉。是以清阳不升，浊阴不降，而肝木之邪，得以乘机侵侮而为病矣。"论述胃病之产生，多由水气积滞，脾胃失调，以致升降不协，郁结作痛。但病有虚实，脉有真假，亦宜缜密辨治，否则祸不旋踵矣。《沈氏尊生》有谓："然胃病有虚实，总以按之痛止者为虚，……按之痛甚者为实，……至于痛甚者脉必伏。"此提示辨证之虚实，尤不可误认脉伏为虚为脱而妄用温补。沈氏关于治痛更有精切之论述，如"凡痛必温散，切不可补气，以气旺不通，则反甚之，顾安可忽视之哉。"痛多气滞，补则气实，实则不通而痛，由此知痛无补法而以温散为宜。本病为胃寒水冷，气滞不行，而非虚致，故不外温中行水之一法。因处以安中散而略为加减：

肉桂八分，玄胡、小茴、良姜各三钱，牡蛎六钱，砂仁、甘草各二钱，茯苓五钱，酒芍三钱。

此方温中散寒，行水调气，具有相当效果。连服三剂，痛呕均减，脉现厥回，冲气亦低。再二剂痛呕全止，胃舒气平。改进香砂六君子汤加干姜温理脾胃，调养半月，即趋平善。

【解读】

病史：秦善治，有胃痛宿疾，一年多次发病，治不治都能好。本次起病诱因为今年冬季寒气触发，历时三个月未愈。遂至赵老处就诊。

初诊：胃痛甚、局部不可按摩，胸腹动悸冲逆，呕吐酸水、得食则稍减，四肢厥冷，尿清，大便畅，舌苔薄白润，脉伏。

分析：胃中停有积水，不能健化，故发则水气泛散，冲逆作痛；又阴寒盛于内，阳气不能发越于外，故肢厥脉伏。并通过引用《沈氏尊生》中胃病虚实之辨提出不可误认脉伏为虚为脱而妄用温补。宜遵沈氏之“凡痛必温散”法予温中散寒治之。

辨证：胃寒水停于内。

治法：温中散寒、行水调气。

处方：安中散加减（具体如上）。

结果：五剂后痛呕止，脉现厥回。

善后：香砂六君子汤加干姜温理脾胃。

【讨论】

1. 本案患者为胃寒水停所致胃痛，仲景方中吴茱萸汤有温胃散饮之功，是否予吴茱萸汤治之？

吴茱萸汤在《伤寒论》涉及的条文有三条，第 243 条：“食谷欲呕，属阳明也，吴茱萸汤主之。”第 309 条：“少阴病，吐利，手足逆冷，烦躁欲死者，吴茱萸汤主之。”第 378 条：“干呕，吐涎沫，头痛者，吴茱萸汤主之。”《金匮要略·呕吐哕下利病脉证治》篇中：“呕而胸满者，茱萸汤主之。”从原文可看出，本方所治各证皆有呕吐。刘渡舟老师在《经方临证指南》一书中指出，本方以肝胃虚寒而气逆为其所主治病机特点，其方证的共性为呕恶、吐酸水或多涎，舌淡嫩、苔白润或水滑；脉弦或缓或迟而无力。临床上治疗呕吐、胃痛、头痛、呃逆、胁脘胀满等病症具备上述方证特征者，可予选用。本案患者据证分析，具备吴茱萸方证的特征，因此，个人观点，可选用吴茱萸汤治疗。本案患者呕吐不甚，生姜可适当减量应用。

2. 学习安中散

安中散出自《太平惠民和剂局方》卷之三《治一切气》，原文：“治远年日近脾疼翻胃，口吐酸水，寒邪之气留滞于内，停积不消，胸膈胀满，攻刺腹胁，恶心呕逆，面黄肌瘦，四肢倦怠。又治妇人血气刺痛，小腹连腰攻注重痛。”组成：延胡索（去皮）、良姜（炒）、干姜（炮）、茴香（炒）、肉桂（各五两）、牡蛎（四两）、甘草（十两）。上为细末。每服二钱，热酒调下，妇人淡醋汤调服。如不饮酒者，用盐汤点下。并不拘时。本方日本汉方家多有应用，矢数道明先生在《临床应用汉方处方解说》一书中有记载，组成为：桂枝 5 克，延胡索、牡蛎各 4 克，小茴香 2 克，砂仁、甘草各 1.5 克，良姜 0.7 克（通常加茯苓 5 克）。从组成来看，赵老所用安中散较矢数道明先生所记载更为接近，此书中提出此方的应用指征为偏虚之慢性胃脘痉挛性疼痛。（目标）以脾胃（主要是胃）虚寒和气郁血滞所致之胃痛、腹痛为主要目标。其次，下列诸症也可参考用之。瘦型体质之皮肤肌肉松弛，脉虚软，腹亦软弱（有时也有略呈紧张）、动悸（起于脐旁），胃内停水。其他如心下痛、心下痞满、轻度腹满、自少腹至腰背牵引疼痛、多酸（或低酸）症、食欲不振、轻度呕吐等。浅田宗伯对安中散提出：“此方世虽以为治癖囊之主药，但吐水甚多者无效，惟主痛甚者也。”即或用于反胃亦应以腹痛为目的。又妇人血气刺痛反较癖囊有效。大塚敬节先生在《汉方诊疗三十年》

中记录用此方治疗一胃痛而腹部无力、脐部悸动的患者，效佳。从而证明本方所主治病证以寒邪胃痛为主，而胃脘局部停水不似吴茱萸汤之呕吐甚的情况。

（**解读** 陈务华 **阅改** 苏巧珍）

2020 年 4 月 29 日

47.1 虚寒腹痛(一)

彭君德初夜半来谓："家母晚食后腹内痛，呕吐不止。煎服姜艾汤，呕痛未少减，且加剧焉，请处方治之。"吾思年老腹痛而呕，多属虚寒所致，处以砂半理中汤。黎明彭君仓卒入，谓服药痛呕如故，四肢且厥，势甚危迫，恳速往。同诣其家，见伊母呻吟床第，辗转不宁，呕吐时作，痰涎遍地，唇白面惨，四肢微厥，神疲懒言，舌质白胖，按脉沉而紧。伊谓："腹中雷鸣剧痛，胸胁逆满，呕吐不止，尿清长。"凭证而论，则为腹中寒气奔迫，上攻胸胁，胃中停水，逆而作呕，阴盛阳衰之候。《内经》五邪篇有云："邪在脾胃……，阳气不足，阴气有余，则寒中肠鸣腹痛。"又《金匮》叙列证治更切，"腹中寒气，雷鸣切痛，胸胁逆满呕吐，附子粳米汤主之"。尤在泾对此亦有精辟之论："下焦浊阴之气，不特肆于阴部，而且逆于阳位，中虚而堤防撤矣。故以附子补阳驱阴，半夏降逆止呕，而尤赖粳米、甘草培令土厚而使敛阴气也。"其阐明病理，绎释方药，更令人有明确之认识。彭母之恰切附子粳米汤，可以无疑矣！但尚恐该汤力过薄弱，再加干姜、茯苓之温中利水以宏其用。服两帖痛呕均减，再二帖痊愈。改给姜附六君子汤从事温补脾肾，调养十余日，即健复如初。

【解读】

病史：彭德初夜半求诊，诉其母亲晚饭后腹中疼痛，伴呕吐不止。已服姜艾汤，但呕痛并未减轻，反有加剧的情况，请求处方治疗。我思考年老腹痛而呕，多半是虚寒所致，处方用砂半理中汤。黎明时分彭君仓促而来，说服药后痛呕不减，又增四肢厥冷，病势很是危重，请求火速前往察看。遂前往诊治。

初诊：神疲懒言、面色惨淡、唇色淡白，患者于床上辗转反侧不安，呻吟不止，呕吐时有发作、痰涎吐了满地，自觉腹中雷鸣剧痛，胸胁满而上逆，四肢微厥，小便清长。舌胖苔白，脉沉而紧。

辨证：腹中寒气上逆攻冲，胃中停水。

治法：温阳祛寒、利水降逆止呕。

处方：附子粳米汤（附子、半夏、甘草、粳米、大枣）加干姜、茯苓。

结果:4 剂后痊愈。

善后:姜附六君子汤温补脾肾。

【讨论】

1. 此案中家属代患者求诊时,赵老予砂半理中汤,并提出年老腹痛而呕,多半是虚寒,说明虚寒腹痛而呕,有用砂半理中汤的机会,与附子粳米汤证如何鉴别?

砂半理中汤为理中丸加砂仁、半夏组成。理中丸出自《伤寒论》第 386 条:"霍乱,头痛发热,身疼痛,热多欲饮水者,五苓散主之;寒多不用水者,理中丸主之。"第 396 条:"大病差后,喜唾,久不了了,胸上有寒,当以丸药温之,宜理中丸。"而且在第 159 条提出"理中者,理中焦"。《金匮要略·胸痹心痛短气病脉证治第九》篇中:"胸痹心中痞,留气结在胸,胸满,胁下逆抢心,枳实薤白桂枝汤主之;人参汤亦主之。"从原文可以看出,理中丸作用部位在中焦,可治疗中焦虚寒所致的痞、利及发热、喜唾等症,加砂仁、半夏则助脾之健运、助胃和降,增强了理中丸的止呕作用。附子粳米汤出自《金匮要略·腹满寒疝宿食病脉证治》,原文:"腹中寒气,雷鸣切痛,胸胁逆满,呕吐,附子粳米汤主之。"关于此方证,胡希恕老师在《经方传真》一书中提出,本方所主治证为腹中有寒气,且有水气,上逆而导致的腹痛、肠鸣、胸胁逆满、呕吐的症状,其痛在下腹。可以看出,砂半理中汤主治证病位在中焦,病邪为寒邪;而附子粳米汤主治证病位在下腹,病邪为寒气及水气。结合本案,患者具备腹中雷鸣的水气特征,有腹剧痛的寒邪特征及寒水之气上逆的胸胁逆满、吐痰涎的特征,方证相应,因此,予附子粳米汤加干姜、茯苓 4 剂即愈。

2. 本案中患者"呕吐时有发作,痰涎吐了满地",颇似吴茱萸汤证之"干呕,吐涎沫",如何鉴别?

本案中赵老诊治时患者呕吐痰涎症状明显,极似吴茱萸汤证之"干呕、吐涎沫"。其鉴别点是:吴茱萸汤所主治之证为病位在肝、胃,病邪为寒饮,其寒饮蕴于胃,痛的部位在肝经循行的"巅顶"及"胃脘";而本方病位在下腹部,寒饮在腹,因此,痛的部位在下腹部且有局部比较大的肠鸣音。

3. 除附子粳米汤外,《伤寒论》中尚有生姜泻心汤及甘草泻心汤条文中提到了"腹中雷鸣",如何鉴别?

此三方皆提到了"腹中雷鸣",皆有腹中寒饮之证。不同点在于:附子粳米汤的腹中雷鸣强调的是"腹中寒气,雷鸣切痛",是纯寒无热证,以呕为主,病位以下腹为主。生姜泻心汤证、甘草泻心汤皆有心下痞证,且皆是上热下寒的肠中痰饮甚;不同的是,生姜泻心汤主治证除痞外,上热证表现为"干噫食臭";甘草泻心汤证因中焦气虚甚而心下痞满更甚,上热证表现为"干呕,心烦不得安"。

(**解读** 张泽梁 **阅改** 苏巧珍)

2020 年 4 月 30 日

47.2　虚寒腹痛(二)

杨大昭，乃六旬老翁也。人虽肥胖，而精神殊不佳。顷病腹鸣攻痛，上下走逐，胸满欲呕，脉沉紧而迟，此系水寒之气相搏于中，脾肾失调之所致。曾服理中汤、附子粳米汤多剂，却无效验。然而全面观察，实为脾肾阳衰不胜阴寒之象，前方颇为针对，其不效者，此非矢不中的，乃力不及彀(gòu)也。复思大建中汤为大辛大热峻剂，如此情景，利在速决，不容优柔贻患者痛苦。遂径用大建中汤，呕痛未略减，且四肢有厥意，人亦虚弱已极，是时不唯宜温而且宜补。又《伤寒论》中之人参四逆汤与外台解急蜀椒汤两方，均为温补大剂，而又以后方为胜，因疏外台解急蜀椒汤：

蜀椒二钱，大枣五枚，甘草二钱，干姜、半夏各四钱，附子五钱，党参六钱，饴糖一两。煎好冲服。

药后阳回厥止，痛呕大减，再二剂遂愈。随用肾气丸、大补汤间服，渐次康复。

【解读】

病史：杨大昭，男性，六十岁。形体肥胖，但素来精神不佳(阳虚痰湿体质)。急性起病。

初诊：腹鸣攻冲作痛，上下走窜、胸满欲呕，脉沉紧而迟。

辨证：脾肾失调，水寒之气搏于中。

处方：先后予理中汤、附子粳米汤多剂。

结果：效不佳。

二诊分析：仍判断为脾肾阳虚不胜阴寒，效不佳为药力祛寒力不足。

处方：大建中汤。

结果：呕痛未略减，且四肢出现厥冷，人精神愈疲倦。

分析：病已及少阴，除温散之外还要补之。

处方：外台解急蜀椒汤(具体同上)。

结果：一剂阳回厥止，痛呕减。三剂痊愈。

善后：肾气丸、大补汤轮流服，逐渐康复。

【讨论】

本案中涉及理中汤、附子粳米汤、大建中汤、外台解急蜀椒汤四个方，前两方为前医所用，赵老认为皆为对证之方，后两方为赵老所选，只有外台解急蜀椒汤起效，

临证时如何鉴别此四方方证？

关于理中汤及附子粳米汤的方证分析，于案 47.1 已行详细分析，临证主要用于中焦虚寒的痞、利；附子粳米汤用于腹中有寒水之气上逆而导致的腹痛、肠鸣、胸胁逆满、呕吐的症状；大建中汤出自《金匮要略·腹满寒疝宿食病脉证治第十》，原文："心胸中大寒痛，呕不能食，腹中寒，上冲皮起，出见有头足，上下痛而不可触近，大建中汤主之。"关于此方证，胡希恕和刘渡舟两位老师皆提出为中焦阳虚寒盛所致的心腹剧痛、呕逆不能食、肠道常因痉挛而至突起于腹部表面的症状；外台解急蜀椒汤出自《外台秘要》，原文："解急蜀椒汤主寒疝气，心痛如刺，绕脐绞痛，腹中尽痛，白汗自出，欲绝方。"组成：蜀椒（二百枚汗）、附子（一枚炮）、粳米（半升）、干姜（半两）、半夏（十二枚洗）、大枣（二十枚）、甘草（一两炙）。从组成来看，本方由附子粳米汤合大建中汤去人参组成，同时具备大建中汤驱中焦寒邪之力及附子粳米汤祛腹中寒痰水饮之力。四方比较，理中汤性温和，以温中祛寒为主，重以温补，而祛寒力最弱；附子粳米汤以祛腹中寒饮之邪为主，病位偏下；大建中汤重在温中祛中焦上下走窜之寒气；外台蜀椒解急汤兼顾中下二焦，温中下二焦而兼祛中下二焦的寒邪痰饮。结合此案，患者有腹中痰饮的腹鸣；有寒邪上下走窜的上下攻痛，有寒邪逆上的胸满欲呕，有少阴阳气不足的四肢厥。故选蜀椒解急汤最为妥当，赵老予选用，方证相对，服后即效。

（**解读** 李瑜欣 **阅改** 苏巧珍）

2020 年 5 月 1 日

47.3 虚寒腹痛(三)

龚女痢愈未久，转致溏泻，一日四五次，腹中时痛，痛则手足厥冷，呕吐清涎，曾进理中汤多剂未瘥。诊之，脉微细，舌白润，口不渴，小便清长，厥痛存在。今脉微厥痛，不仅病在太阴，亦且症兼少阴，其病由痢转泻，固为病变之良好机转，但泻利既久，脾胃已伤，脉微而厥，则肾阳亦复衰损，前服理中汤不应者，偏脾而遗肾耳。现以合治脾肾为宜，处近效白术汤：

白术五钱，附子三钱，炙草二钱，生姜四钱，大枣五枚。

用以培补脾胃，温暖肾阳。四剂手足厥回，痛泻俱止。惟肢倦神疲，饮食无味，再用益脾强胃之异功散加益智、山药扁豆、砂仁诸品，同时美味调补，半月遂收全功。

【解读】

病史：龚女，痢疾痊愈不久（有中焦脾胃损伤的病因），又出现溏泻，一日四五次，腹中时痛，痛时伴手足厥冷，呕吐清涎。曾服理中汤（温脾阳不效）未愈。遂至赵老处就诊。

初诊：腹泻、大便稀薄、一日四五次、腹中时痛，痛时伴手足厥冷，呕吐清涎，口不渴，小便清长，舌苔白润，脉微细。

分析：脉微厥痛，不仅病在太阴，亦且症兼少阴，其病由痢转泻，固为病变之良好机转，但泻利既久，脾胃已伤，脉微而厥，则肾阳亦复衰损，前服理中汤不应者，偏脾而遗肾耳。

辨证：脾肾阳虚。

鉴别：理中汤——补脾阳；近效白术汤——双补脾肾阳气（肾阳虚的依据：脉微而肢厥）

治法：温补脾肾。

处方：近效术附汤。

结果：四剂手足厥回，痛泻俱止。仍有肢倦神疲，饮食无味。

善后：异功散加益智、山药、扁豆、砂仁，并同时美味调补，半月痊愈。

【讨论】

1. 本案中患者溏泻伴手足厥冷、呕吐清涎，前医用理中汤不效，赵老认为理中汤补脾而温肾，予选近效术附汤，与附子理中汤如何鉴别？

《近效方》术附汤出自《金匮要略·中风历节病脉证并治》篇附方，原文："治风虚头重眩，苦极，不知食味，暖肌补中，益精气。"关于此方，刘渡舟老师在《金匮要略诠解》一书中指出，本方病机是脾肾两虚，寒湿阴邪乘之，在表现上以肾阳为主。而附子理中汤是理中汤加附子而成，以温脾阳为主，兼以温肾。两方侧重点不同。结合此案，患者"脉微细、舌白润、口不渴、小便清长、手足厥冷"诸症表明患者肾阳不足明显，予近效术附汤更对证，赵老予之，效佳。

2. 三虚寒腹痛案对比

三案对比，都是虚寒腹痛，经治不效，再治方瘥，三案病机差别在哪里？症状抓手在何处？

三案治疗有效的处方里都有附子、炙草，干姜或生姜。

案 47.1 腹痛为腹鸣剧痛，伴证为频繁呕吐大量痰涎，除腹中阴寒，还有胃中停水，予附子粳米汤加了干姜、茯苓。

	病机	症状	治疗	调理	调护
案47.1：老年女性腹痛而呕。姜艾汤不效	腹中寒气奔迫，上攻胸胁，胃中停水	辗转不宁，呕吐时作，痰涎遍地，腹中雷鸣剧痛，胸胁逆满，唇白面惨，四肢微厥，神疲懒言，尿清长。舌质白胖，按脉沉而紧	附子粳米汤加干姜、茯苓：附子、粳米、半夏、炙甘草、大枣、干姜、茯苓	姜附六君子汤	未提及
案47.2：六旬老翁，肥胖，腹鸣攻痛，理中汤、附子粳米汤不效	脾肾阳衰不胜阴寒	精神不佳。腹鸣攻痛，上下走窜，胸满欲呕，脉沉紧而迟	外台解急蜀椒汤：蜀椒、大枣、甘草、干姜、半夏、附子、党参、饴糖	肾气丸、大补汤间服	未提及
案47.3：女，痢愈后溏泻。理中汤不效	太阴兼少阴。脾胃已伤，肾阳受损	溏泻，一日四五次，腹中时痛，痛则手足厥冷，呕吐清涎，口不渴，小便清长，脉微细，舌白润	近效白术汤：白术、附子、炙草、生姜、大枣	异功散加益智、山药、扁豆、砂仁	美味调补

案47.2腹痛为腹鸣攻痛，上下走窜，为阴寒太盛闭塞之象，予附子粳米汤合用了味辛大热散寒力强的大建中汤。

案47.3腹痛较轻，伴溏泻，前两案都是脉紧，为寒实证，本案脉微，为虚寒证，重在温脾肾阳，兼以用白术除湿利水，固中止泻。

（**解读** 吴 瑜 **阅改** 苏巧珍）

2020年5月2日

48. 寒积腹痛

钟大满，腹痛有年，理中四逆辈皆已服之，间或可止。但痛发不常，或一月数发，或两月一发，每痛多为饮食寒冷之所诱致。自常以胡椒末用姜汤冲服，痛得暂解。一日，彼晤余戚家，谈其痼疾之异，乞为诊之。脉沉而弦紧，舌白润无苔，按其腹有微痛，痛时牵及腰胁，大便间日一次，少而不畅，小便如常。吾曰："君病属阴寒积聚，非温不能已其寒，非下不能荡其积，是宜温下并行，而前服理中辈无功者，仅祛寒而不逐积耳。依吾法两剂可愈。"彼曰："吾固知先生善治异疾，倘得愈，感且不忘。"即书予大黄附子汤：大黄四钱，乌附三钱，细辛钱半。

并曰："此为金匮成方，屡用有效，不可为外言所惑也。"后半年相晤，据云：果二剂而瘥。噫！经方之可贵如是。

【解读】

病史：钟大满，腹痛数年，理中、四逆等汤剂都用过，间中可以缓解。但仍有腹痛发作，有时一个月发几次，有时两个月发一次，食寒冷之品易诱发。自行用姜汤冲服胡椒末可暂缓。后请赵老诊治。

初诊：腹痛时发，食寒冷之品易诱发，按其腹有微痛，痛时牵及腰胁，大便隔日一次，少而不畅，小便正常。舌苔薄白润，脉沉弦紧。

诊断：寒积腹痛。

分析：病属阴寒积聚，非温不能已其寒，非下不能荡其积，宜温下并行。

辨证：阴寒积聚。

鉴别：理中辈——祛寒不逐积；大黄附子汤——祛寒逐积。

治法：温下并行。

处方：大黄附子汤(详见上)。

结果：两剂即愈。

【讨论】

此案患者腹痛服理中、四逆、姜汤冲胡椒末皆可缓解，为寒邪所致腹痛无疑，赵老选大黄附子汤治疗，与理中汤、四逆汤证如何鉴别？

大黄附子汤出自《金匮要略·腹满寒疝宿食病脉证治第十》，原文："胁下偏痛，发热，其脉紧弦，此寒也，以温药下之，宜大黄附子汤。"原文中提出患者腹痛部位为"胁下"，关于大黄附子汤的作用部位，胡希恕老师总结本方证为不仅治胁下偏痛，有寒湿偏注而见身体某侧、某处疼痛者，皆可应用，而其邪气为寒实夹瘀血。理中汤在前案中已有总结，以中焦虚寒的痞、利为主症；四逆汤以少阴里虚寒证为主，胡希恕老师总结方证要点为：四逆、脉微欲绝。结合此案患者，服温性药可缓解，但病情反复，伴大便少而不畅，提示有实性寒邪在里，且按压痛及腰胁，符合大黄附子汤的病变部位，方证相应，予服用，效如桴鼓。

(**解读** 胡丽娜 **阅改** 苏巧珍)

2020年5月4日

49. 脾虚腹痛

黄春云病泄泻月余，寒凉杂进，卒以温补药获愈。未匝月，感觉食纳不振，腹部胀满，多涎喜暖，大便五、六日未行。医者认系阳明内结，用小承气汤不效，再用大承气汤攻之，不惟府气未通，随致全身发热，口渴喜热饮，而腹胀如故，精神极困顿云。余诊之，脉沉迟无力，舌白润乏苔，身虽热，久按之则不见热，又欲厚衣喜暖，证之腹胀不痛，足见府气未实。其所以饮食不舒，腹胀满而不大便者，盖由久泻伤津，脾虚不运耳。其以攻而转发热者，即脾虚生热之理也。乃虚证，非实证，补之惟恐不及，尚可恣意攻伐耶？是宜遵东垣甘温除热之说，温补脾胃，略佐宽胀之品，待中焦气旺，运化恢复，则胀消便行矣。遂拟厚朴人参半夏生姜汤。三剂无变化，甘温之力不足欤？改处温补脾胃之枳实理中汤，并加扶阳之附子，同时艾灸气海、关元、天枢、足三里诸穴。日服药二剂，两日大便遂行，诸证亦逐步减退。复用香砂养胃汤（白术、苍术、厚朴、陈皮、香附、蔻仁、党参、生姜、砂仁、木香、甘草、茯苓、大枣）加重参、术，其他调气诸品，则分量宜轻，日进一帖，佐以饮食营养，月余精神复振，身体健常。

【解读】

病史：黄春云病泄泻一月余，先医予寒凉之品不效，后以温补药获愈。未满1个月，自觉纳呆，腹部胀满，多涎喜暖饮，大便五六日未解。医者认为阳明内结，先予小承气汤、后予大承气汤，不仅大便未得通下，随后出现了全身发热、口渴喜热饮、腹胀、精神极疲倦等症。找赵老诊治。

初诊：精神极疲倦，全身发热，久按之则不见热，欲厚衣喜暖，口渴喜热饮，多涎，纳呆、腹胀，大便不通，舌苔少而薄白润，脉沉迟无力。

诊断：腹痛。

分析：脉沉迟无力，舌白润乏苔，身虽热，久按之则不见热，又欲厚衣喜暖，腹胀不痛，足见府气未实。其所以饮食不舒，腹胀满而不大便者，盖由久泻伤津，脾虚不运耳。前医予攻而转发热者，即脾虚生热之理也。为虚证，非实证，补之唯恐不及，不可恣意攻伐，宜遵东垣甘温除热之说，温补脾胃，略佐宽胀之品，待中焦气旺，运化恢复，则胀消便行矣。

辨证：脾虚生热。

处方：厚朴人参半夏生姜汤（应是厚朴生姜半夏甘草人参汤）。

效果：三剂无变化。

二诊：考虑甘温之力不够，予改枳实理中汤（组成：枳实、干姜、人参、白术、甘草、砂仁、桔梗、厚朴），加附子。同时予艾灸气海、关元、天枢、足三里诸穴。日服药2剂。

效果：两日大便遂行，诸症亦逐步减退。

善后：香砂养胃汤（白术、苍术、厚朴、陈皮、香附、蔻仁、党参、生姜、砂仁、木香、甘草、茯苓、大枣）加重参、术，其他调气诸品，则分量宜轻，日进一帖，佐以饮食营养，月余精神复振，身体健常。

【讨论】

1. 此患者初诊以腹胀为主诉，大便五六日未行，极易让医者想到予承气汤类方通腑，但前医予大、小承气汤皆未通，且症状加重，说明方不对证，如何理解承气汤类方的方证？

仲景方中承气汤类方主要包括大承气汤、小承气汤、调胃承气汤、厚朴七物汤，而大、小、调胃承气汤三方皆为阳明燥热内结而设，其中以大承气汤的热结最盛，黄煌老师总结，此三方证皆有舌质红而坚老、苔焦黄、干燥的"大黄舌"；厚朴七物汤为桂枝汤去芍药合小承气汤而成，出自《金匮要略·腹满寒疝宿食病脉证治第十》篇，原文："病腹满，发热十日，脉浮而数，饮食如故，厚朴七物汤主之。"刘渡舟老师在《经方临证指南》一书中指出，本方治疗腹满便秘而又有发热脉浮等证，有表里双解的作用，但此方重用厚朴，轻用桂枝，所以治疗偏于里，为七里三表法。结合本案，患者先有泄泻寒凉药不效而温补药取效的病史，说明患者体质偏虚寒，再次出现纳呆、腹胀、不大便时，多涎喜暖一症提示为阳虚生饮，此时予大、小承气汤清热则内里更加虚寒，因此，不唯腑气难通，且内里更加虚寒，以致后来出现真寒假热之发热。赵老此案提醒我们后学之人要注重患者主症之外的兼症，且患者服小承气汤后大便未通，要根据仲景所说注意问是否有矢气，如矢气皆无，说明无燥屎内结，要及时调整方向，而不可以一误再误，再予大承气汤。

至赵老诊治时，患者出现发热且腹胀，大便不通，这时要注意与厚朴七物汤证相鉴别。案中患者发热，但久按之则不见热，且欲厚衣喜暖，口渴喜热饮，脉沉迟无力，皆提示患者内里虚象明显，此发热非厚朴七物汤的"脉浮而数"的表证发热。临证不可不细辨。

2. 至赵老处就诊时，赵老分析患者为脾虚生热，予厚朴生姜半夏甘草人参汤不效，赵老考虑因甘温之力不足，后予枳实理中汤加附子起效，如何理解此两方方证，临床如何鉴别？

厚朴生姜半夏甘草人参汤出自《伤寒论》第66条："发汗后，腹胀满者，厚朴生姜半夏甘草人参汤主之。"原文提出主症为"腹胀满"。胡希恕老师在《经方传真》一书中指出本方辨证要点为"中气虚之腹胀满"，临床常见的腹胀满、口不渴属里虚寒者，皆可用本方。枳实理中汤出自《伤寒全生集》，原文："治寒结胸，心下满闷，按之痛者，及胃口着寒，伤生冷者。"从组成来看，本方由理中汤加枳实、厚朴、砂仁、桔梗而成。赵老在本方中加附子，加强了温补的力量，方中温补药多而理气药少，重在温补；厚朴生姜半夏甘草人参汤中以厚朴、生姜、半夏量重，因此温胃散寒理气的力量比较强，而甘草、人参补气药的量较小，因此，本方以散寒理气为主，而温补为辅。两方皆为中焦虚寒的腹胀满而设，枳实理中汤所治之证内里虚寒情况较厚朴生姜半夏甘草人参汤的里虚证更重。结合本案，患者出现了真寒假热的虚寒证，此时，应以温补为主，理气为辅，因此，枳实理中汤更符合患者的病证，赵老用之，效佳。

（**解读**　周嘉梅　**阅改**　苏巧珍）

2020年5月5日

50. 少腹胀痛

谭秋香，三旬孀妇也。子女绕膝，日忙于生计，操劳过度，悒悒于心，以致气血内耗，身体渐羸，月经不行，少腹肿胀，行动则喘促，数月于兹。昨随其叔婶来治，切脉细数而涩，口干不渴，大便燥结，两三日一行，小便黄短，少腹不仅肿胀，有时乍痛，虽闭经已久，尚无块状。窃思本病关键，首须明悉经闭与肿胀之先后，如肿胀由经闭而起，则以通经为先；如经闭由肿胀所引发，则以利水为宜。细询之下，其为经闭先而肿胀后，乃属于瘀血郁积，而小便又不利，则不仅血结亦且水结矣。况其先由思虑伤脾，忧郁伤肝，肝伤则气滞血瘀，脾伤则运化失常，久则累及于肾，水不宣泄而停蓄其中，故水与血互结而为病。至于治法，前贤亦有明确之指示："谓先病水而后经闭者，当先治水，水去则经行；先病闭经而后水肿者，先行其瘀，瘀去则肿消"。本证瘀水胶结，同属严重，如逐瘀而不行水，则瘀未必去；祛水而不行瘀，则水未必可行，法当标本兼治，行水与逐瘀并举，因选用《金匮》中之大黄甘遂汤、桂苓丸合剂：

大黄、阿胶各三钱，甘遂（另冲）五分，桂枝、丹皮各二钱，茯苓四钱，桃仁三钱，丹参五钱，土鳖钱半。

服后便水甚多，杂有血块。又三剂，水多而血少，腰腹胀减，已不肿，诸证消失。改用归芍异功散调理，无何经行，痛解，又进归脾汤善后，时经一月，遂得康复。

【解读】

病史：谭秋香，30余岁，丧夫。子女绕膝，每日忙于生计，操劳过度，情志不舒，致气血暗耗，身体逐渐羸弱，月经不行、少腹肿胀、行动则喘促数月，来诊。

初诊：月经不行数月，经闭后出现少腹肿胀，有时乍痛，虽闭经已久，尚无块状，行动则喘促，口干不渴，大便燥结，两三日一行，小便黄短，脉细数而涩。

诊断：少腹胀痛。

辨证：瘀水胶结。

鉴别分析：先经闭而后少腹肿胀——治以通经为先；先少腹肿胀而后经闭——治以利水为宜。患者为先经闭后肿胀，属瘀血郁积，而小便又不利，血水互结。

治法：行水逐瘀。

处方：《金匮》中之大黄甘遂汤、桂苓丸合剂（详见上）。

结果：药后便水夹血块，4 剂后，便水多而血少，腰腹胀减，已不肿，诸症消失。

善后：归芍异功散。不久经行，痛解，又进归脾汤善后，时经一个月，遂得康复。

【讨论】

1. 从此案来看，赵老在病机分析中提到了肝郁血瘀、脾肾两虚水结为患者的主要病机，但在用药时，果断选择了治疗瘀水胶结的大黄甘遂汤和桂枝茯苓丸合方，似乎与辨证论治很矛盾，临证处方时，我们的处方思路应如何选择？

在此案中，赵老描述该患者发病前先有气机郁滞及气血不足的因素，后发生闭经，少腹胀痛、行动喘促，如从病机分析用药，临证时极易辨为气滞血虚而用逍遥散类处方加减，从赵老此案来看，如用逍遥散定无效。再仔细分析，患者就诊时以少腹胀、闭经为主要矛盾，少腹胀而小便不利，为水结的征象；而经闭不通为瘀血内结的征象，患者有血虚的基础，血水互结于少腹是患者就诊时的主要矛盾，赵老遵“先祛实后补虚”的原则，予选择治疗血虚瘀水结于少腹的大黄甘遂汤及活血通经的桂枝茯苓丸合方，方证相应，患者服用后血水通畅，诸症消失。善后时以归芍异功散益气养血理气来解决患者的病因预防复发。赵老此案再次提醒我们，在临证时，要遵循“有是证、用是方”的原则，善后时则以考虑患者的“治病求本”为主。

2. 学习大黄甘遂汤

大黄甘遂汤出自《金匮要略·妇人杂病脉证并治》，原文：“妇人少腹满如敦状，小便微难而不渴，生后者，此为水与血俱结在血室也，大黄甘遂汤主之。大黄四两，甘遂二两，阿胶二两。上三味，以水三升，煮取一升，顿服之，其血当下。”《金匮要略心典》：少腹满如敦状者，言少腹有形高起，如敦之状，与《内经》胁下大如覆杯之文略同。小便难，病不独在血矣；不渴，知非上焦气热不化；生后即产后，产后得此，乃是水血并结，而病属下焦也。故以大黄下血，甘遂逐水，加阿胶者，所以去瘀浊而兼安养也。《金匮要略方义》：方中以大黄破血攻瘀；甘遂攻逐水邪。盖产后多虚，易伤阴血，纯用破逐之剂，恐重伤阴血，故佐以阿胶益阴养血，使攻邪而不伤正。胡希恕老师总结本方的方证为：少腹满痛、小便不利、大便不畅。虽治水与血结于血室，但以治水为主治血为客，凡少腹满或痛，二便闭塞者，无论男女均可用之。个人观点：此案中患者少腹肿胀应是“少腹满如敦状”；此患者有“小便黄短、口干不渴”的“小便微难而不渴”的症状；原文中的“生后”应广而扩之为“气血消耗”，此患者有操劳后“身体逐渐羸弱”的气血不足的症状；这个患者具备了大黄甘遂汤的三个特征性症状，赵老用之，效佳。

关于此方，网友“温暖中医”的认识颇有见地，可作参考：此方临床广泛用于产后、闭经、癃闭、肝硬化腹水等，属水与瘀血共患，病势急，少腹肿大隆起，疼痛拒按者。有老师指出在辨证时当注意以下几点：

（1）妇人少腹满，有蓄水、蓄血之不同：满而小便自利者，为蓄血；满而小便不利、口渴者，为蓄水。单纯的蓄水证或单纯的蓄血证，均不可用大黄甘遂汤。

（2）运用此方，当见其病势急，少腹疼痛拒按，少腹胀满如敦状，隔衣亦显见其隆起状，有刻不容缓之势，不然，稍轻者，可用桃核承气汤合五苓散，或桃核承气汤合猪苓汤；再轻者，可用桂枝茯苓丸或当归芍药散。

（3）常用量：大黄 12 克，甘遂 6 克，阿胶 6 克，水煎分两次温服，不能久服，中病即止，随以缓药调之，肝硬化腹水例外，肝硬化腹水大多属水瘀共患，病程较长，虚实夹杂，过猛则伤正气，可用此方改为丸剂，峻药缓攻，大黄 40 克，甘遂 20 克，阿胶 20 克，共为散，每次 1～2 克，每日一次，空服，温开水送下。

（**解读**　黄飞霞　**阅改**　苏巧珍）

2020 年 5 月 6 日

51. 腹中绞痛

刘健英，男，50 岁。零陵芝城镇人。性嗜酒，近月患腹痛，得呕则少安，发无定时，惟饮冷感寒即发。昨日又剧痛，遍及全腹，鸣声上下相逐，喜呕，欲饮热汤，先以为胃中寒，服理中汤不效。再诊，脉微细，舌白润无苔，嗳气或吐痰则痛缓，按其胃无异状，腹则臌胀如鼓，病在腹而不在胃，审系寒湿结聚之证。盖其人嗜酒则湿多，湿多则阴盛，阴盛则胃寒而湿不化，水湿相搏，上下攻冲，故痛而作呕。治当温中宽胀燥湿为宜。前服理中汤不效者，由于参术之补，有碍寒湿之行，而转以滋胀，虽有干姜暖中而不化气，气不行则水不去，是以不效。改以厚朴温中汤，温中宫则水湿通畅，调滞气则胀宽痛止。但服后腹中攻痛尤甚，旋而雷鸣，大吐痰涎碗许，小便增长，遂得胀宽痛解。其先剧而后缓者，是邪正相争，卒得最后之胜利，亦即古人“若药不瞑眩，厥疾不瘳”之理也。再剂，诸证如失，略事调补而安。

【解读】

病史：刘健英，男性，50岁，平素嗜好饮酒，近数月患腹痛，呕吐后腹痛可稍减轻，腹痛发作无定时，进食寒冷及受凉后症状诱发，昨日再发腹部剧烈疼痛，疼痛为遍及全腹，肠鸣声上下移动，呕吐则舒，欲饮热汤。至赵老处就诊。

初诊：腹痛剧烈，进食寒冷及受凉后症状诱发（寒邪内阻），遍及全腹（病位在全腹），全腹上下移动性肠鸣，呕吐（从二诊推断应为痰涎），呕吐后腹痛减轻（痰饮内阻），喜饮热汤（寒邪）。舌脉未知。

辨证：胃寒。

处方：理中汤（党参、白术、干姜、甘草）。

结果：无效。

二诊：除上症外，噫气或吐痰则痛缓，按其胃无异状，按腹则膨胀如鼓，舌苔薄白润，脉微细。

分析：病在腹而不在胃，为寒湿结聚之证。其人嗜酒则湿多，湿多则阴盛，阴盛则胃寒而湿不化，水湿相搏，上下攻冲，故痛而作呕。理中汤不效是因党参、白术之补，有碍寒湿之行，则增加胀满。干姜暖中而不化气，气不行则水不去，所以不效。

辨证：寒湿结聚于腹。

治法：温中宽胀燥湿。

处方：厚朴温中汤（厚朴、橘皮、甘草、草豆蔻仁、茯苓、木香、干姜）。

结果：服药后腹中攻痛尤甚，旋而雷鸣，大吐痰涎碗许，小便增长，遂得胀宽痛解。两剂后，诸症基本消失，略事调补而安。

【讨论】

1. 学习厚朴温中汤

厚朴温中汤出自李东垣《内外伤辨惑论》。原文：“厚朴温中汤：治脾胃虚寒，心腹胀满，及秋冬客寒犯胃，时作疼痛。厚朴（姜制）、橘皮（去白，以上各一两）、甘草（炙）、草豆蔻仁、茯苓（去皮）、木香（以上各五钱）、干姜（七分）。戊火已衰，不能运化，又加客寒，聚为满痛，散以辛热，佐以苦甘，以淡泄之，气温胃和，痛自止矣。右为粗散，每服五钱匕，水二盏，生姜三片，煎至一盏，去渣，温服，食前。忌一切冷物。”从原文来看，本方主治“脾胃虚寒”导致的“心腹胀满”，此处“心”按古代医生的习惯应为“胃”，而病位“心腹”应为全腹；此“心腹胀满”的另一个特点是“秋冬客寒犯胃，时作疼痛”，意指平素以胀为主，感寒则痛。从组成分析，本方以辛温燥湿行气之诸药组成，主治证应以寒湿阻于全腹部为主。结合本案，患者有全腹胀痛，有感寒进冷食加重，有嗳气或吐痰则减轻的气滞痰湿阻的症状，符合本方之证，患者服用2剂即安。

2. 厚朴温中汤与理中汤证的鉴别要点有哪些？

此案为寒邪腹痛无疑，赵老先予理中汤不效，后予厚朴温中汤取效，说明在临证中此两方的应用需要鉴别。关于理中汤，案47.1中已做详细论述，作用部位在中焦，治疗中焦虚寒所致的痞、利及发热、喜唾等症，以温中补虚祛寒为主。厚朴温中汤如上所分析，作用部位在全腹，治疗脾胃虚寒所致的气滞湿阻于全腹的腹胀、感寒加重，甚则吐痰涎等症，以行气燥湿温中为主。前方以温中补虚为主，兼以祛寒；此方以行气燥湿为主，兼以温中。两方作用部位及侧重点不同。

3. 此案中患者腹痛、肠鸣、呕吐痰涎，与“腹中寒气，雷鸣切痛，胸胁逆满，呕吐”的附子粳米汤证如何鉴别？

附子粳米汤证，案47.1中也有分析，以腹中有寒气、且有水气，上逆而导致的腹痛、肠鸣、胸胁逆满、呕吐为主症，其痛在下腹。本案中患者腹痛伴随腹胀甚，如果叩击腹部，应有鼓声，从二诊时赵老描述“嗳气或吐痰则痛缓”推测此吐痰应为吐酸水一样的吐一两口的量，而不似附子粳米汤证中的呕吐剧烈及量多。因此，两方证皆有腹痛、肠鸣甚，受凉加重，遇热减轻。不同点在：附子粳米汤腹痛部位以下腹部为主，伴胸胁逆满，呕吐程度及呕吐量皆较大，呕吐物为痰饮；厚朴温中汤腹痛部位为全腹，以胀痛为主，叩之如鼓，嗳气减轻，可伴可不伴少量呕吐痰涎。

（**解读** 安　畅　**阅改** 苏巧珍）

2020年5月7日

52. 虫积胁痛

黄传人，乃五旬老农也。右胸胁间常有瘀痛感，乍作乍已，按之则痛甚，医皆认为肝气不调瘀滞经络之所致。用平肝调气药，了无寸效，持续两月，有加无减。因往西医院检验，诊断为胆道蛔虫病，须用手术。患者一则无力负担费用，一则胆怯畏惧开刀，再图治于中医，亦久未改善。转至我所医治，并详述经历。诊脉弦细不整，右胁时痛，唇紫红，常吐清涎，瞳孔放大，舌上有碎米红点，口苦苔黄，小便黄短，大便干燥，此为胁痛而有虫积之候，该病既经检断为胆道蛔虫，核与上述症状，不谋而合。今病在肝胆部位，兼而有虫，自应疏肝利胆、镇痛杀虫为治。盖肝气不舒，则胆热不泄，热郁则虫得而袭其位，因是而痛。如疏条肝气，通畅泄热，又佐杀虫及清利之药，则虫不安，即可乘势而逐杀之矣。因拟四逆散、金铃子散合剂，去甘草，加芦荟、槟榔、雷丸、广香等，服后痛得暂安。再于前方加黑丑，续服四剂，曾泻下数次，内有死蛔多条，痛亦遂此遏止。再至医院复查，证明无虫。

【解读】

病史：黄传人，50 岁，农民。右胸胁间常有瘀痛感，突发突止，按之则疼痛加重，前医皆认为肝气不调、瘀血阻滞经络导致，予服平肝调气药，无效，持续 2 个月，病情有增无减。遂于西医院检查，诊断为胆道蛔虫病，建议手术治疗。患者因经济及畏惧手术的原因，寻求中医治疗仍无效，转至赵老处就诊。

初诊：右胁时痛、突发突止、按之则痛甚（符合虫积腹痛的特征），常吐清涎（似有痰饮），唇紫红、口苦苔黄、小便黄短、大便干燥、舌上有碎米红点（积热之象），诊脉弦细不整，瞳孔放大。

诊断：虫积胁痛（病位：肝胆）。

分析：该病与胁痛而有虫积之候相同，据既往经验断为胆道蛔虫。肝气不舒，则胆热不泄，热郁则虫得而袭其位，因是而痛。病在肝胆部位，兼而有虫。

辨证：肝郁胆热、虫积。

治法：疏肝利胆、镇痛杀虫。

方药：四逆散、金铃子散合剂，去甘草，加芦荟、槟榔、雷丸、广香。

结果：服后痛得暂安。

二诊：前方加黑丑，续服四剂。

结果：泻下数次，内有死蛔多条，痛亦遂此遏止。再至医院复查，证明无虫。

【讨论】

此案胆道蛔虫病的西医诊断基本明确，一提胆道蛔虫病，极易想到《伤寒论》中的乌梅丸，本案有用乌梅丸的指征吗？

关于乌梅丸治疗蛔虫症，历代很多医家皆有医案证实有肯定的疗效。乌梅丸中川椒有杀虫的作用，胡希恕老师总结本方方证为：厥逆、烦躁，或腹痛、呕吐时缓时作，或虚寒久痢者。分析本方证似重在治蛔厥，实际是通过蛔厥阐述厥阴病的证治，所治之证为邪无直接出路的半表半里阴证，故邪易郁久化热，呈现虚寒为本，虚热为标的上热下寒之证。黄煌老师总结本方方证为：①手足厥冷、心中烦狂；②呕吐、腹中痛；③腹泻、大便稀溏或泻下黏液；④口苦、目赤、小便黄。从以上两位经方大家的总结可以看出，本方主治为寒热虚实错杂的一种以呕、利、腹痛、蛔虫等为主要表现的病症。本案中患者已明确为蛔虫病，但患者的表现为“右胸胁时痛、按之痛甚、唇紫红、舌上有碎米红点，口苦苔黄，小便黄短，大便干燥”等一派实热之象，而无虚寒之征兆，如要用乌梅丸，则要去干姜、附子、桂枝、细辛等热性药及补虚的人参、当归，去掉方中的大部分药物，已不能称之为乌梅丸。因此，乌梅丸不适合本案。赵老选择直走肝胆经、理气疏肝解郁热的四逆散合金铃子散，去甘草是减本方的甘缓之性，使药物理气解郁之力加强，因为蛔虫所致，予加杀虫诸品，为我们提供了乌梅丸方证之外的另一种治虫积思路，即辨证用药加驱虫药。

（**解读** 邱思婕 **阅改** 苏巧珍）

2020年5月8日

53. 腹中虫痛

萧大楚，老农也。腹中攻痛，上下窜扰，频吐清涎，痛剧则肢厥，数月一发以为常。自疑属寒积所致，煎姜艾汤冲胡椒末，往往获效。冬月不慎风寒，经医用解表及消导药，表解而腹痛益增，走注不定，甚至昏厥，医又认为大建中汤证，服药痛仍未止。医院检查为蛔虫集结肠间，用山道年杀虫药，虫不下，亦不便，痛视前增剧。又认为肠绞结，须开刀，否则多危险。患者惧而至中医院诊治，其脉参差不一，乍大乍小，面色萎黄，并有白斑，唇红，舌白润，口不渴，肢冷吐涎，腹中攻痛，发作有时，此为虫证。《病源》有云："蛔虫者……，或因脏腑虚弱而动，或因食肥甘而动。其发动，则腹中痛，发作肿聚，去来上下，痛有休息，亦攻心痛，口喜吐涎及吐清水。"按与本证相合，既属虫证，当作虫治。但病久体虚，阳微阴盛，不宜专于驱虫，而应扶阳温中佐以杀虫，则相互为用，可收指臂之效。处方乌梅丸加减：

乌梅五钱，干姜、党参、附子、肉桂、当归、蜀椒各三钱，细辛一钱，去苦寒之连、柏，加杀虫之槟榔、雷丸各三钱，雄黄末八分（兑）并用赭石一两。

意在用温补药以增强胃肠功能，用杀虫药以驱虫内散，使不结聚，复用重坠药乘势逐其下行，则肠结可解，大便能通，虫亦难安，势将随便排出矣。水煎顿服，一日二剂，稀便数次，杂下死蛔二十余条，痛减肢温，脉现细弱，尚属阳微不振，气血大虚，乃于前方去杀虫药，又服五剂，痛解全安，随用十全大补汤调理。

【解读】

病史：萧大楚，老年农民，腹中攻痛、上下窜扰（似大建中汤证的"上下痛不可近"），频吐清涎（有痰饮），痛剧则肢厥，数月一发（可排除大建中汤证）。自疑属寒积所致，煎姜艾汤冲胡椒末，痛可止（寒邪或阳虚）。冬月不慎感受风寒，经医用解表及消导药，表解而腹痛益增，走注不定甚至昏厥，医又认为大建中汤证，服药痛仍未止（进一步排除大建中汤证）。医院检查为蛔虫集结肠间，用山道年杀虫药，虫不下，也不大便，痛较前增剧。又认为肠绞结，须手术治疗，否则多危险。患者因惧怕手术而至中医院。

初诊：面色萎黄，并有白斑（虫斑），唇红（夹有热象），腹中攻痛、发作有时，频吐清涎，四肢厥冷、口不渴、舌白润，脉参差不一，乍大乍小。

诊断：虫积腹痛。

辨证：阳微阴盛，虫积腹痛。

治法：扶阳温中，佐以杀虫。

处方：乌梅丸去苦寒之连、柏，加杀虫之槟榔、雷丸、雄黄，并加赭石逐虫下行。水煎顿服，日 2 剂。

结果：稀便数次，杂下死蛔 20 余条，痛减肢温。脉细弱，前方去杀虫药，又服五剂，痛除。

善后：十全大补汤。

【讨论】

与前案比，两案皆为蛔虫病，但两案的用方不同，两案的鉴别点在哪里？

本案与前案皆为蛔虫病，不同点在于：①病位：前案病位在胆道，本案病位在肠道。②寒热性质：前案“唇紫红，舌上有碎米红点，口苦苔黄，小便黄短，大便干燥”为一派热象；而本案“面色萎黄，并有白斑，舌白润，口不渴，肢冷吐涎，腹中攻痛”为一派虚寒之象，“唇红”考虑为郁热之象。因此，前案予疏利肝胆的四逆散合金铃子散；本案予治疗蛔虫病的专方乌梅丸去苦寒之品。③所加杀虫药：两方皆加雷丸、槟榔，前案予加有清肝热杀虫作用的芦荟，本案予加有燥湿杀虫作用的雄黄。④善后：前案为实证，虫下后无须善后，本案为虚证，虫下后需予十全大补汤补益正气善后。赵老此两案对治疗蛔虫病做出了很好的示范：先辨别属虫证，然后在辨证用药的基础上加杀虫药，而对于虚证患者，邪去之后需予善后助正气恢复。同时也对有杀虫作用的乌梅丸的使用做出了很好的示范作用。

（**解读** 兰彩虹 **阅改** 苏巧珍）

2020 年 5 月 9 日

54.1 湿热黄疸

农人张友敬，家贫齿繁，操作辛勤，不避风雨，自恃体健，从不惮劳。不期春候反常，时晴时雨，田中插秧锄草，日受湿热熏蒸，夜间又负凉取快，感受风邪。日前突然恶寒发热，头身重痛，自服表散丹方，汗出热解，暂得轻松，仍力于田。夜又发热，头重目昏，不能起立。医处以解表渗湿方，寒热稍减，反增口渴心烦，胸中嘈杂，头常汗出，身黄如橘子色，尿短黄，因疑病之加剧，延余治之。切脉滑数，舌苔黄白而腻，发热不恶寒，详参上证，是为热邪蕴郁，湿气熏蒸而成黄疸。前医之解表渗湿为不谬。其证增者，非药误也，乃病正鸱（chī）张，一时难解而已。再稽之《金匮翼》："黄疸……此为脾胃积热，而复受风湿，瘀结不散，湿热郁蒸，或伤寒无汗，瘀热在里所致。"指明湿热郁久，蕴而成黄，或因汗出不彻，瘀积而成，治以清热渗湿为宜。但外邪尚未尽解，亦应兼予疏散，处麻黄连翘赤小豆汤加茵陈、薏米，嘱服三剂。复诊：脉不浮而滑数，外热虽除，内热尚盛，疸黄如故，苔仍黄腻，不思食，尿短黄，腹胀，三日未便，再予清热渗湿，微通府气，改用茵陈蒿汤、栀子柏皮汤加苍术、花粉。两日服完三剂，大便通，身黄略褪，可食稀粥半碗，能起立行动。乃于前方去大黄，每次冲服明矾末五分，经服五日，黄褪三分之二，精神饮食均佳。易茵陈五苓散加薏苡仁，仍照常吞服矾末，一周黄褪尽，略事清补，遂告痊愈。

【解读】

病史：张友敬，农夫，家境贫困，辛勤劳作，自恃平素身体强健，常过度劳作（先有正气不足的内因）。本次发病于春，气候反常，晴雨交替，日日田中插秧锄草，白天受湿热熏蒸，夜间贪凉吹风，外感风邪（后有感受风湿热邪气的外因）。前日突发恶寒发热，头身重痛，自行服用解表药后，汗出热退，又继续田间耕作。夜间再次发热，头重目昏，不能起立。前医处以解表渗湿方，寒热稍减，反增口渴心烦，胸中嘈杂，头常汗出，身黄如橘子色，尿短黄，疑病情加剧，至赵老处就诊。

初诊：发热不恶寒，头重目昏，口渴心烦、胸中嘈杂、头常汗出，身黄如橘子色，尿短黄，舌苔黄白而腻，切脉浮滑数（从二诊时脉不浮而滑数推知）（湿热夹表证）。

诊断：黄疸。

辨证：湿热内蕴，外邪未解。

处方：麻黄连翘赤小豆汤[麻黄、连翘、赤小豆、梓白皮（现多用桑白皮代替）、杏仁、甘草、生姜、大枣]加茵陈、薏米。3 剂。

二诊：疸黄如故，不思食，尿短黄，腹胀，三日未便，苔仍黄腻，脉不浮而滑数。

辨证：外邪已解，湿热仍盛。

治法：清热渗湿，微通腑气。

处方：茵陈蒿汤（茵陈、栀子、大黄）、栀子柏皮汤（栀子、甘草、黄柏）加苍术、花粉。3 剂，2 日服完。

三诊：大便通，身黄略褪，可食稀粥半碗，能起立行动。

处方：前方去大黄，每次冲服明矾末五分。

四诊：经服五日，黄褪三分之二，精神饮食均佳。

处方：易茵陈五苓散加薏苡仁，仍照常吞服矾末。

结果：一周黄褪尽，略事清补，遂告痊愈。

【讨论】

本案中赵老先后用麻黄连翘赤小豆汤、茵陈蒿汤、栀子柏皮汤、茵陈五苓散、硝石矾石散中的矾石，皆为仲景治疗黄疸的处方，临证时，我们应如何选择？

麻黄连翘赤小豆汤出自《伤寒论》262条：“伤寒，瘀热在里，身必黄，麻黄连翘赤小豆汤主之。”胡希恕老师总结本方方证为：表实无汗而里热明显，或身黄、目黄，或身痒者。其病机为：表实无汗，热不得外越，合湿瘀于里，而呈太阳阳明并病，郁久则出现身发黄。临床应用于黄疸初作，表实无汗形似伤寒者，宜本方；表证罢则不宜本方。还可用于湿热蕴郁所致的皮肤湿疹、瘙痒等。结合此案，赵老首诊时患者发热不恶寒，唯有脉浮似有表证，说明表证基本已罢，予此方仅取得了脉不浮的效果，黄并未褪。从发病过程看，本方似用于赵老诊治前表证明显时更合适。

茵陈蒿汤出自《伤寒论》236条：“阳明病，发热，汗出者，此为热越，不能发黄也；但头汗出，身无汗，剂颈而还，小便不利，渴引水浆者，此为瘀热在里，身必发黄，茵陈蒿汤主之。”260条：“伤寒七八日，身黄如橘子色，小便不利，腹满微者，茵陈蒿汤主之。”《金匮要略·黄疸病脉证并治》：“谷疸之为病，寒热不食，食即头眩，心胸不安，久久发黄为谷疸，茵陈蒿汤主之。”从原文可看出，本方的主治症状以黄疸、发热、小便不利、腹微满、寒热不食为主。此方作为治疗黄疸的经典方，在《方剂学》及《中医内科学》中都有重点讲解，皆明确指出用本方来治疗热重于湿的黄疸病。胡希恕老师总结本方方证为：阳黄见大便干、小便不利者。并指出，本方治疗黄疸与大柴胡汤合方机会较多。栀子柏皮汤出自《伤寒论》261条：“伤寒，身黄、发热，栀子柏皮汤主之。”原文中的“身黄、发热”，似茵陈蒿汤证中已包括，但仲景出此方必与茵陈蒿汤证有所区别。刘渡舟老师在《伤寒论诠解》一书中指出，本方所治的阳黄湿热之邪既不在表，也不在里，而在三焦而不能泄越，当见头汗出、身无汗、小便不利、心烦懊侬等症。结合本案，二诊时患者有“身黄、发热、尿短黄，腹胀，三日未便”的茵陈蒿汤证，也有“身黄、发热、心烦、胸中嘈杂”的栀子柏皮汤证，因此，赵老予两方合一，予加苍术祛湿，加花粉止渴。方证相应，3剂即明显起效。

硝石矾石散出自《金匮要略·黄疸病脉证并治第十五》：“黄家日晡所发热，而反恶寒，此为女劳得之。膀胱急，少腹满，身尽黄，额上黑，足下热，因作黑疸。其腹胀如水状，大便必黑，时溏，此女劳之病，非水也，腹满者难治，硝石矾石散主之。”原方为女劳疸而设。胡希恕老师总结本方证为：黄疸色暗黑，身热明显而瘀血轻者。刘渡舟老师在《金匮要略诠解》一书中对此方的方解为：方中硝石苦寒入血，软坚逐瘀，清热凉血；矾石消水湿，清热解毒；大麦厚胃益脾。从上述可看出，矾石在本方中主要功效在消水湿。结合此案，三诊时患者黄略褪，考虑赵老认为患者黄不去的原因与湿重有关，予原方加矾石，因大便已通，故原方去大黄加矾石以加重祛湿的作用。

茵陈五苓散出自《金匮要略·黄疸病脉证并治第十五》："黄疸病，茵陈五苓散主之。"原文并未对黄疸的性质及兼症做出说明。关于此方，教材《方剂学》中指出本方用来治疗湿重于热的黄疸。胡希恕老师对本方证的总结为：五苓散证见黄疸者。结合此案，三诊时赵老予加硝石祛湿，四诊时黄褪明显，因案中描述简单，推测可能舌苔腻而小便不利证仍在，故赵老选择茵陈五苓散加薏苡仁，吞服矾石末。服用一周后黄即褪尽。

赵老此案对我们治疗黄疸证辨治选方起到了一个标准示范作用，在哪个阶段选哪个方，要根据患者的临证表现来选择，一定要做到方随证转，而不是效不更方，才可以收到理想的疗效。

（**解读** 吕少华 **阅改** 苏巧珍）

2020年5月11日

54.2 黄疸胁痛

封立成，病疸日久，茵陈五苓散、化疸汤之属尝服之矣。黄未稍褪，体渐羸弱，反增右胁胀痛，饮食大减，午后有潮热，肢疼肤痒，小便短黄，此亦不外湿热所致。但病久累及肝脏，故而胁痛，按脉弦数而细。经西医检查：肝大约二指而形微硬，并其他症状及体征，诊为肝炎。治以疏肝理脾通络之剂为宜。选用逍遥散加茵陈、郁金、玄胡等品，四剂潮热退尽，黄减，胁仍痛，尿渐清，大便由灰白转淡黄，诸状均已转好。再服原方六剂，胁不疼，肝仍肿大，黄褪大半，食纳知味。今宜专重肝脏之积，改用疏肝调气祛瘀通络之法，方拟：

柴胡、桃仁、青皮、郁金、当归各三钱，丹参五钱，鳖甲八钱，赤芍四钱，内金二钱，水煎，送金匮鳖甲煎丸每次三钱。

持续半月，肝脏缩小，不可摸及，目黄褪尽。复用养荣汤、归脾汤调营补脾，间服匝月，巩固疗效。

【解读】

病史：封立成（推测为成年男子），病黄疸日久，曾服过茵陈五苓散、化疸汤等方药，黄疸未见消褪。于赵老处就诊。

初诊：身体羸弱（体重、体力明显下降），右胁胀痛，黄疸，饮食大减，午后潮热，肢体疼痛皮肤痒，小便短黄，脉弦数而细。西医查体：肝大约二指而形微硬。西医诊断：肝炎。

诊断：黄疸胁痛。

辨证：湿热。

治法：疏肝理脾通络。

处方：逍遥散（柴胡、当归、白芍、茯苓、白术、甘草、生姜、薄荷）加茵陈、郁金、玄胡等。4剂。

结果：潮热退尽，黄减，胁仍痛，尿渐清，大便由灰白转淡黄，诸状均已转好；再服原方六剂，胁不疼，肝仍肿大，黄退大半，食纳知味。

治法：疏肝调气，祛瘀通络。

处方：详见上。

结果：持续半月，肝脏缩小，不可摸及，目黄退尽。

善后：养荣汤、归脾汤调营补脾，间服匝月，巩固疗效。

【讨论】

1. 同属黄疸，赵老辨此案为湿热所致，为什么前医所用治湿热黄疸的茵陈五苓散、化疸汤无效？

茵陈五苓散在案54.1中有详细分析，主要用于湿重于热的黄疸，方证特征为五苓散证的基础上出现黄疸。本案患者至赵老诊治时无明确的口渴、小便不利、水入即吐等五苓散证，至于前医诊治时的情况已无从得知，应是方不对证故不效。化疸汤出自《杂病源流犀烛》，原文："总治诸疸。"组成：茵陈、苍术、木通、山栀、茯苓、猪苓、泽泻、薏苡仁，停滞加神曲、麦芽、山楂；酒疸加葛根、苜蓿；女劳加当归、红花；瘀血加琥珀、丹皮、红花、红曲、蒲黄、桃仁、五灵脂、延胡索。从组成分析，本方仍以茵陈五苓散为主要组成，因此，所主治病证上应有茵陈五苓散证。本案患者从表现上看，显然不具备茵陈五苓散方证，故不效。

2. 为什么逍遥散加味可取效？

逍遥散出自《太平惠民和剂局方》，作为治疗肝郁脾虚证的代表方，被《方剂学》教材收录。原文："治血虚劳倦，五心烦热，肢体疼痛，头目昏重，心悸颊赤，口燥咽干，发热盗汗，减食嗜卧，及血热相搏，月水不调，脐腹胀痛，寒热如疟，又疗室女血弱阴虚，荣卫不和，痰嗽潮热，肌体羸瘦，渐成骨蒸。"从原文可以看出，原文更强调患者的血虚及脾虚兼有气滞诸症。结合本案，患者"羸弱、右胁胀痛、饮食大减，脉弦而细"，阴血不足、肝郁脾虚的表现明显；"午后潮热、小便黄短、脉数"，有热象但湿象不甚明确，更合此方方证，同时有"肢疼"的经络不通之象。因此，赵老予选此方的基础上，加活血通络的郁金、元胡及退黄专药茵陈。10剂后潮热退尽，尿渐清，大便由灰白转淡黄，胁不疼，肝仍肿大，黄退大半，食纳知味。方证相应，取得理想的疗效。

至三诊时,因患者留瘀血证明显,赵老予专重肝脏之积,改用疏肝调气祛瘀通络之法,以活血药为主,配合软坚及理气之品并配合中成药鳖甲煎丸,但此类患者正气不足明显,祛邪同时注意扶正,亦当重视。赵老此案治疗法度有序,面对寒热虚实并存的复杂局面时如何分层治疗,给我们做了一个很好的示范作用。

(**解读** 郭 硕 **阅改** 苏巧珍)

2020 年 5 月 12 日

54.3 黄疸神昏

木工黄清明,体甚健。秋间下乡双抢月余,归家未几日,身发壮热,口渴烦乱,医用清凉解热剂,病未解,身目发黄如橘子色,继服清热利胆渗湿剂,亦未稍减。遂住当地医院,针药并用,不唯黄未褪,甚至午后炽热,神昏谵语,热至翌晨不退,神识亦不清,如此现象十余日,医辞不治。出院回家,延余往治,睹其面目全身极黄,脉弦数鼓指,壮热烦渴,舌尖紫红,苔黄燥,神志昏迷,狂语不休,大便多日未行,小便黄短。此为湿热燥实、肝胃之火上炎所致,而以泻火清心解毒清胃为主,处以清瘟败毒饮:

石膏一两,犀角(磨兑)二钱,黄连、黄芩、栀子、丹皮、竹叶各三钱,连翘五钱,玄参、知母各四钱,茵陈两半,去甘草加大黄五钱,以黄泥浸水煎药。

在未服药前,用玉枢丹磨浓汁冲蟑螂(焙研)三只先灌下,后服汤药。一夜尽两大剂,病无变化。又如前再服二剂,大便泻下甚多,热始减退,人事略清。嗣后仅服汤药,又两剂,神清热尽,惟黄疸如故,舌苔仍黄燥,少腹痛不可按,虽得泻而燥热存在,改用桃仁承气汤去桂枝加茵陈、栀子,浓煎顿服,经数时,大便杂下稀黑血甚多,约三四次,腹遂不痛,而黄终未减。此后以治黄为主,疏甘露消毒饮(茵陈、滑石、黄芩、石菖蒲、川贝、木通、藿香、射干、连翘、薄荷、白蔻),配吞白矾末每次三分,连服十五剂,黄始逐渐褪尽,后以滋阴养胃药调理兼旬平复。

【解读】

病史:木工黄清明,平素身体健康。秋天时下乡抢收抢种庄稼月余,回家后出现壮热,口渴烦乱,前医用清凉解热剂,病情未减轻,出现了身目发黄如橘子色,继续服清热利胆渗湿药,也未减轻,于当地医院住院,针药并用,不唯黄未褪,且出现了午后高热,神昏谵语,至第二天清晨仍不退,神志不清,如此现象 10 余天。医辞不治,出院回家后请赵老诊治。

初诊：神志昏迷、狂语不休，面目、全身极黄，壮热烦渴，大便多天未解、小便黄短。舌尖紫红，苔黄燥，脉弦数鼓指。

诊断：黄疸神昏。

辨证：湿热燥实，肝胃之火上炎。

治法：泻火清心，解毒清胃。

处方：清瘟败毒饮去甘草加大黄(实为清瘟败毒饮去生地、桔梗、赤芍、甘草加大黄、茵陈)。以黄泥浸水煎药。在服药之前，先用玉枢丹磨浓汁，冲蟑螂(焙研)3只。

结果：一夜服2大剂，病情无变化，再服2剂，大便泻下甚多，热开始减退，人事略清。嗣后仅服汤药，又2剂，神清热尽，唯黄疸如故，舌苔仍黄燥，少腹痛不可按。

分析：虽得泻而燥热存在。

二诊处方：桃核承气汤去桂枝加茵陈、栀子。浓煎顿服。

结果：经数时，大便杂下稀黑血甚多，三四次，腹遂不痛，而黄终未减。

三诊：以治黄为主，疏甘露消毒饮，配吞白矾末每次三分，连服十五剂，黄始逐渐退尽。

善后：以滋阴养胃药调理兼旬平复。

【讨论】

1. 学习清瘟败毒饮

清瘟败毒饮出自《疫疹一得》，原文："治一切火热，表里俱盛，狂躁烦心。口干咽痛，大热干呕，错语不眠，吐血衄血，热盛发斑。不论始终，以此为主方。"组成：生石膏、生地、乌犀角、真川连、生栀子、桔梗、黄芩、知母、赤芍、玄参、连翘、竹叶、甘草、丹皮。从组成分析，本方为白虎汤、犀角地黄汤、黄连解毒汤合方去黄柏加桔梗、玄参、竹叶、甘草而成。因此，本方所主治为邪热充炽气分、血分、三焦、心包所致的病证。结合此案，赵老诊治时，患者有"神志昏迷，狂语不休"的热入心包证，有"壮热烦渴、苔黄燥"的气分热盛证；有"舌尖紫红"的热入营分证；有"大便多日未行、小便黄短"的热盛伤津证。实为热邪充炽表里内外，符合清瘟败毒饮方证，赵老予选用清瘟败毒饮，因患者无吐血、衄血等血症，因此予去生地、赤芍，无咽痛，去桔梗，去甘草以减甘草甘缓之性制约诸药，患者有大便不通的腑热证，予加大黄，因患者有黄疸，予加黄疸专药茵陈。

玉枢丹出自《百一选方》，组成：山慈菇三两、红大戟一两半、千金子霜一两、五倍子三两、麝香三钱、雄黄一两、朱砂一两。原文主治："治痈疽恶疮、汤、火、蛇、虫、犬、兽所伤，时行瘟疫，山岚瘴气，喉闭喉风，久病劳瘵；解菌蕈菰子。"其功用以祛秽浊之气为主，揣测赵老认为此案患者黄疸甚，湿热亦甚，而清瘟败毒饮的清热力强而祛湿之力不强，因此，用清瘟败毒饮加减后冲服玉枢丹以加强祛湿之力。至于蟑螂在此处的用途，我尚不明，不敢妄自揣测。

方证相应，结果赵老用本方 6 剂后，即神清热尽。

2. 二诊予桃核承气汤的指征是什么？

桃仁承气汤出自《伤寒论》106 条，原文："太阳病不解，热结膀胱，其人如狂，血自下，下者愈。其外不解者，尚未可攻，当先解其外。外解已，但少腹急结者，乃可攻之，宜桃核承气汤。"此方从病机学的角度来说概括为下焦蓄血症。关于此方方证，当代经方大家黄煌老师在《中医十大类方》中概括如下：少腹拘急疼痛，按之更甚；出血紫黑，易凝固结块；精神不安，如狂；舌质暗红或紫，舌面干燥，唇暗红，面红。我个人曾对桃仁承气汤方证做过总结：瘀血证、大便不畅、烦躁甚则如狂。三者具备桃仁承气汤的使用指征，具备其中任意两项多数时候也可用桃仁承气汤。结合此案，患者起初狂语不休，经一诊治疗后虽神清，但考虑仍有烦躁不安，少腹痛不可按从腹诊的角度来说，常提示瘀血；患者具备其中两项，有用桃仁承气汤指征，考虑方中桂枝性温热不利于清热，因此，去之，并合用茵陈蒿汤。结果用后大便杂下稀黑血，腹遂不痛，证实患者腹痛确为下焦蓄血证所致。

3. 学习甘露消毒饮(丹)

甘露消毒丹出自《医效秘传》，原文："时毒疠气……邪从口鼻皮毛而入，病从湿化者，发热目黄，胸满，丹疹，泄泻，当察其舌色，或淡白，或舌心干焦，湿邪犹在气分者，用甘露消毒丹治之。"从原文可看出，本方治疗邪在气分的疫疠之气从湿化而致的发热、目黄、丹疹、泄泻等症。结合此案，患者经前期治疗，热邪大部已清，瘀血已除，唯黄始终未减，案中未描述患者舌象及饮食等情况，考虑尚有湿邪夹热的征象及身目黄染，赵老予甘露消毒丹加矾石以祛湿清热退黄。方证相应，15 剂后黄退人安。

（**解读** 陈丽纯 **阅改** 苏巧珍）

2002 年 5 月 13 日

55. 虚　劳

陈君××，年轻而耽酒色，因此撄重恙，病由肾虚于下，气亏于上，证见体倦懒言，动则气喘，肌肉消削，神疲骨立，尤其畏寒特甚，虽盛夏犹衣裘，头戴棉帽，逾于稀龄老人，而且夜间盗汗，咳嗽痰多，幸能食安眠。本证肺气既损，而肾元尤亏，由其气短及畏寒知之。《内经・逆调论》云："人有身寒，汤火不能热，厚衣不能温，……

素肾气胜，以水为事，……肾者水也，而生于骨，肾不生，则髓不能满，故寒甚至骨也。”如此阴阳两亏之证，原属难治，惟其人年尚轻，眠食佳，大便如常，脾胃机能犹健，脏腑尚得精微之奉，乃病笃中一线生机，而许其可治者以此。谓曰：“君病不可专恃药力，而身心修养实为先着，离家庭，远房帏，择地静养，再进适当药饵，调和阴阳气血，缓以图功，庶乎有济。”陈君遵嘱，另辟一室，独居静养。诊其六脉细微，两尺尤虚，诸证则如前。当为灸足三里、肾俞、关元、气海诸穴，药用四君子汤加黄芪、远志、枸杞等平补，并嘱早晚静坐以养身心，练太极拳而和气血，一切以愉快心志为原则，期约三日一往诊视。月余，行动已不甚喘促，大有好转之象。先用拯阴理劳汤加浮小麦、熟地黄，水煎服。早晚开水冲服妙香散，停用灸法。经月精神转佳，纳旺心宁，咳减，盗汗止，肌肉渐生，而仍畏寒如故，是阴复而阳尚衰，当以扶阳为主，原方加附子及龟鹿二仙胶。又一月，饮食增进，神旺喜言，步履甚健，畏寒大减，帽可取，裘可脱，诸证悉平。改服归脾汤，淡盐开水日送肾气丸两次，半月不再畏寒，神焕肌腴，大异畴昔，后以左归饮与还少丹（改汤）间服调养，巩固疗效。归家之日，人多不识云。夫以如此沉疴，竟半年获起，虽医药之适宜，实静养之功为多。古谓：虚宜补，劳宜养，而养之一字，尤堪再三玩味，关键在此，岂可忽乎哉！

【解读】

病史：陈君××，青年，沉迷于酒色，因此得重疾，病由肾虚于下，气亏于上。

初诊：肌肉瘦削、形削骨立，体倦懒言、动则气喘，畏寒特甚，虽盛夏犹着厚衣、头戴棉帽，逾于稀龄老人，夜间盗汗，咳嗽痰多，饮食及睡眠尚可。六脉细微，两尺尤虚。

辨证：肺气虚损，肾元不足。

分析：《内经·逆调论》云：“人有身寒，汤火不能热，厚衣不能温，……素肾气胜，以水为事，……肾者水也，而生于骨，肾不生，则髓不能满，故寒甚至骨也。”气短为肺气虚之象，而畏寒为肾元虚之象。

治法：身心修养实为先，不可专恃药力，离家庭，远房帏，择地静养，再进适当药饵。

灸疗：足三里、肾俞、关元、气海，健脾益肾。

处方：四君子汤（党参、茯苓、白术、甘草）加黄芪、远志、枸杞等。

起居：早晚静坐以养身心，练太极拳而和气血，一切以愉快心志为原则。

二诊：一月余后，行动已不甚喘促，大有好转之象。

处方：拯阴理劳汤（人参、麦门冬、白芍、生地黄、女贞子、龟板、当归、薏苡仁、橘红、牡丹皮、莲子肉、百合、炙甘草、大枣）加浮小麦、熟地黄，水煎服。早晚开水冲服妙香散，停用灸法。

三诊：约一月精神转佳，纳旺心宁，咳减，盗汗止，肌肉渐生，而仍畏寒如故。

分析：阴复而阳尚衰，当以扶阳为主。

处方：原方加附子及龟鹿二仙胶。

四诊：又一月，饮食增进，神旺喜言，步履甚健，畏寒大减，帽可取，裘可脱，诸症悉平。

处方：改服归脾汤，淡盐开水日送肾气丸两次。

结果：半月不再畏寒，神焕肌腴，大异畴昔。

善后：左归饮与还少丹（改汤）间服调养，巩固疗效。

【讨论】

1. 此案最大的启示是对酒色过度所致"虚劳"的治疗思路

此案与他案最大的不同点在于注重全方位的治疗，患者为酒色过度所致虚劳，赵老对患者的要求是"不可专恃药力"，而应"身心修养为先"，"离家庭，远房帏，择地静养"先去除疾病之因，用现代人的话说叫"及时止损"。治疗上，先予灸疗补益脾肾之阳，配合益气养阴的药物。情绪上要注意"一切以愉快心志为原则"，运动上"静坐以养身心，练太极拳而和气血"。通过全方位的治疗，健脾益肾，补益先后天，调畅气血。二诊时，患者"行动已不甚喘促"说明肺气及肾元不足已得到一定程度上的缓解，但患者有形阴精不足的表现"肌肉消削，神疲骨立"仍存在，此时，以补阴为主。赵老选择了擅补益肺肾之阴的拯阴理劳汤加味，一月余，则"神转佳，纳旺心宁，咳减，盗汗止，肌肉渐生"，阴精得到有效补充，但畏寒如故。三诊在原方基础上加附子及龟鹿二仙胶以阴阳双补。四诊时患者诸症得到明显缓解，予归脾汤，并用淡盐水送服肾气丸，以先后天并补。最后以左归饮及还少丹（改汤）间服善后。此案患者虚损诸症明显，以补为主毫无疑义。但补需得法方有效。从赵老此案可得到的结论是：①虚劳的治疗祛除病因、身心调节是第一位的；②元气欲脱时先温补阳气固护元气，可配合灸疗；③元气固则注意养有形之阴精，并根据阳虚的情况可同时予补阳；④病情恢复后阴阳的调补善后很重要。

2. 学习拯阴理劳汤

拯阴理劳汤出自《医宗必读》，组成：人参六分、麦门冬一钱、白芍七分、生地黄二钱、女贞子二钱、龟板三钱、当归一钱、薏苡仁三钱、橘红一钱、牡丹皮一钱、莲子肉三钱、百合二钱、炙甘草四分、大枣两枚。功效：滋阴润肺，益肾补虚。主治：肺肾阴虚，症见颧红口干，骨蒸潮热，盗汗体倦，咳嗽气短，遗精滑泄，舌红苔少，脉细数。结合本案情况，二诊时患者喘明显减轻，但形体瘦削、咳嗽及盗汗、六脉细微等肺肾阴虚的情况皆存在，符合本方方证，予选用；因患者同时有畏寒甚、两尺尤虚的肾阳虚证，补阴为主的同时予冲服妙香散以宁心安神、益气补虚。服用后患者阴虚诸症逐渐好转。说明方证相应，故取效。

3. **此案可否选用桂枝加龙牡汤？**

桂枝加龙牡汤出自《金匮要略·血痹虚劳病脉证并治第六》，原文："夫失精家，少腹弦急，阴头寒，目眩，发落，脉极虚芤迟，为清谷，亡血失精。脉得诸芤动微紧，男子失精，女子梦交，桂枝加龙骨牡蛎汤主之。"此方仲景为"失精家"而设，黄煌老师对"失精家"的定义值得借鉴：失精家，大多面白、形瘦削、易汗、易遗精等，可以认为是桂枝体质的一种类型。黄老师对本方方证的总结如下：①胸腹动悸、易惊、失眠多梦；②自汗、盗汗或遗精；③脉浮大而无力；④舌质嫩红、苔少。可用于治疗桂枝体质的久喘。结合本案患者情况，有"体瘦、盗汗""失精家"的特点，有"六脉细微，两尺尤虚"的极虚脉，有"体瘦、易汗、恶寒"的桂枝体质及"久喘"，有使用本方的指征，个人认为可予桂枝加龙骨牡蛎汤。

（**解读**　河文峰　**阅改**　苏巧珍）

2020年5月14日

56. 肝郁失志

许菊秋，年三旬余妇人也。1946年冬顿失所偶，今秋又殇长子，不幸迭遭，悲感逾恒，兼之田畴歉收，以此郁抑寡欢，渐而饮食减少，夜不安眠，甚至达旦不寐，久乃神志失守，时清时昧。然所服药，多作癫痫治，其实非是。其阿翁姜老迎往诊视。患者蓬头垢面，骨瘦如柴，嗤嗤向人作苦笑，或歌或哭，对人有礼貌，而大失常态。诊脉弦细，两目微红，舌苔黄腻，梦中有时乱语，大便数日一行，小便黄短。今从所见分析，是由肝气抑郁，胃气失调。肝郁则气逆神乱，胃滞则内热蒸熏，土木相乘，气血悖逆，神不守舍，诞妄由生，证虽类癫痫而实非癫痫也。其治固以安神定志清郁调肝为主，但寒热错综，虚实互见，证杂而药当繁，殊不可以常规范之。遂处以柴胡龙骨牡蛎汤去参、桂加生地、石菖、香附、郁金，日进二剂，四日人渐安宁。再三剂，内热已清，神志稍明，仍不时吐清痰，胸痞，间亦噫气，改进调气祛痰之加味温胆汤（柴胡、香附、党参、黄连、甘草、桔梗、陈皮、枳实、大枣、生姜），实与前方相仿佛，不过有轻重之别耳。服此六剂，志定神宁，痰少气顺，人事清楚，肌肉渐生。后用补血益气清胃安神之养血安神汤（当归、芍药、地黄、川芎、陈皮、茯苓、白术、甘草、黄连、柏子仁、枣仁），调理期月复常。

【解读】

许菊秋，30余岁，连遭家庭变故后郁郁寡欢（肝气郁结），逐渐出现饮食减少，夜不安眠，甚则通宵不眠，日久出现精神异常时发，时而清醒，时而糊涂，前医予服药，皆以癫痫论治。家属请赵老诊治。

初诊：蓬头垢面，骨瘦如柴，嗤嗤向人作苦笑，或歌或哭，对人有礼貌、而大失常态，两目微红，梦中有时乱语，夜不安眠，甚至达旦不寐，饮食减少，大便数日一行，小便黄短。舌苔黄腻，脉弦细。

辨证：肝气抑郁，胃气失调。

分析：肝郁则气逆神乱，胃滞则内热熏蒸，土木相乘，气血悖逆，神不守舍，诞妄由生。

治法：安神定志，清郁调肝为主。

处方：柴胡龙骨牡蛎汤（柴胡、半夏、黄芩、人参、生姜、大枣、桂枝、茯苓、大黄、龙骨、牡蛎、铅丹）去人参、桂枝加生地、石菖、香附、郁金。

二诊：日进二剂，四日人渐安宁。再三剂，内热已清，神志稍明，仍不时吐清痰，胸痞，间亦噫气。

治法：调气祛痰。

处方：加味温胆汤（详见上）。

结果：服此六剂，志定神宁，痰少气顺，人事清楚，肌肉渐生。

三诊：补血益气，清胃安神。

处方：养血安神汤（详见上）。

结果：调理1个月复常。

【讨论】

1. 本案患者的精神异常表现类似于“谵语”，仲景方中涉及治疗谵语的处方以有大、小、调胃三承气汤和柴胡加龙骨牡蛎汤，临证中如何鉴别应用？

“谵语”一症，在仲景原文中去除重复条文后出现过39次，其中《伤寒论》中出现34次，涉及条文27条，《金匮要略》中出现5次，涉及条文5条，其中去除呕吐哕下利病脉证并治篇1条（与《伤寒论》第374条重复），妇人杂病脉证并治3条（与《伤寒论》第143、145、216重复），只留妇人产后病脉证并治1条。其病机主要为燥热内结阳明、热入血室，还有两条提到大汗或大利所致虚阳外越所致。明确提出的治疗处方有四首：治疗燥热内结阳明的三承气汤和治疗少阳气郁加阳明郁热的柴胡加龙骨牡蛎汤。并在第210条提出了“实则谵语”（210）。可见，谵语一症，实证多见，虚证少见。

具体到此四方的方证鉴别，从原文来看，大、小、调胃三承气汤所治谵语，从归经上来看，属阳明，患者必见大便难。调胃承气汤兼见“胃气不和”的症状；而大承气汤则可兼见“日晡所发潮热”；小承气汤兼见“烦”。柴胡加龙骨牡蛎汤所治谵语相对复杂，本方所治之证从归经分析，以少阳为主，阳明为辅，其症状除谵语外，还有“胸满烦惊”“小便不利”“一身尽重”“不可转侧”，胡希恕在《经方传真》中提出其谵语为“阳明胃不和、邪热扰神明”所致。关于此方，全国名中医黄煌老师有大量的应用医案，黄老师对本方做了详细的说明：柴胡加龙牡汤治疗精神类疾病的专用方。黄煌老师认为这里的胸满，是一种感觉，如胸闷，抑郁；烦，是一组症状，如烦躁，睡眠障碍，情绪不稳定，注意力不集中，工作效率下降等；惊，为惊恐不安，为多噩梦，或为惊悸，或脐腹部搏动感；一身尽重，不可转侧，为一种抑郁状态，如疲乏，身体不灵活，或为木僵状，或为行动迟缓，或为意欲低下，或为反应迟钝，患者常常诉说身体重，拖不动；小便不利，是躯体症状的一种，小便频数或失禁，但检查可无异常发现；谵语，可看作是思维与语言障碍，也是一种精神障碍。体质要求：体格中等或偏瘦，营养状况中等。面色黄或白，抑郁神清，表情淡漠。主诉以自觉症状为多，但体检无明显器质性改变。大多伴有睡眠障碍，多噩梦，易惊，不安感，食欲不振，意欲低下、乏力、畏冷、大便或便秘或腹泻，或有关节疼痛。脉多弦，胸胁苦满，两胁下按之有抵抗感。本案中患者形体瘦削，精神症状严重，睡眠障碍，食欲不振，便秘，舌苔黄腻均符合柴胡加龙骨牡蛎汤的方证特点。患者虚象不显，且有两目微红的热象，故去人参、桂枝，起病之因肝气郁滞明显，故加香附、郁金理气行血，加石菖蒲开窍。

2. 二诊时患者症状逐渐好转，赵老为什么未守法续服？而予更方为加味温胆汤？

在临证中，患者服药后症状是否好转，是判断所用之药是否有效的依据，在服用后有效的情况下，我们大多数采用“效不更方”的原则，但赵老在患者有效的情况下，予变更治法和处方，并提出“实与前方相仿佛，不过有轻重之别耳”，实是看到了患者“不时吐清痰，胸痞，间亦噫气”的症状，提示患者气郁痰阻之证此时为主要矛盾，而初诊时的热证基本已清，因此，予换用以理气为主，化痰为辅的加味温胆汤。

加味温胆汤，在古籍中有多个版本，结合赵老文中所列药物，考虑此加味温胆汤为《袖珍方》卷一所述之方：“主治心胆虚怯，触事易惊，梦寐不祥，异象感惑，遂致心惊胆慑，气郁生涎，涎与气搏，变生诸证，或短气悸乏，或复自汗，四肢浮肿，饮食无味，心虚烦闷，坐卧不安。组成：枳实（麸炒）、半夏（汤泡七次）、竹茹各八两四钱，橘红十一两三钱，白茯苓六两三钱，甘草（炙）四两一钱，香附一斤半，人参、柴胡、麦门冬、桔梗各六两三钱。”或《东医宝鉴》：“加味温胆汤，香附子二钱四分，橘红一钱二分，半夏、枳实、竹茹各八分，人参、白茯苓、柴胡、麦门冬、桔梗各六分，甘草四分。治心胆虚怯，触事易惊，涎与气搏，变生诸证。上锉，作一帖，姜三片，枣二枚，水煎服。”加味温胆汤较温胆汤“涎与气搏”更明显，少阳气郁经气不利更严重，与本案患者二诊时的病机相符，因此，赵老选用该方。

（**解读** 叶譞斐 **阅改** 苏巧珍）

2020年5月15日

57. 不寐

李君永成以妻小圆夜多不寐，寐则鼾声大作，扰人清梦，心常苦之。君夏月伤暑水泻，发热口渴，烦满尿黄，吾以葛根黄芩黄连甘草汤、六一散合剂愈之。伊因以妻疾相告。诊之，脉弦而细滑，口干燥，大便数日一行，且不畅。观其面色青瘦，眼胞青黑，疾言噫气，口频涎唾。谓曰：今凭脉证论之，盖其夜难成寐者，由于阴虚火旺、气逆痰多、上扰心君之所致；寐则鼾声大作者，乃因胃气不降，上逼清道，水气相搏，出入不顺，故发而为声，与哮喘水鸡声之理同。然在前人文献中早有如是之论列，如《素问·逆调论》："不得卧而息有音者，是阳明之逆也……阳明者，胃脉也。胃者，六府之海，其气亦下行，阳明逆……故不得卧也。"《景岳全书》有云："盖寐本乎阴，神其主也，神安则寐，神不安则不寐，其所以不安者，一由邪气之扰，一由荣气之不足耳。"徐东皋亦云："痰火扰乱，心神不守，思虑过损，火炽痰郁，而致不眠者多矣。"按不寐之因，不外胃气不和，痰火相扰，血不养心等。本证亦不越此范围。为拟加味温胆汤开郁涤痰，调胃承气汤清胃通府，并吞安神丸以清心宁神，每日一剂，三日而小效，五日而效显，夜可入寐，寐亦鼾声低微，但不似前之雷鸣厌人也。现时痰火渐清，胃气已和，凡前清痰降逆之品，又当摒用，宜以滋血宁神为务，疏用养血安神汤，五剂后，夜能安卧，鼾声亦不作。再以归脾汤调养心脾，补益气血，遂竟全功。

【解读】

病史：李某之妻，夜多不寐、寐则鼾声大作，扰人清梦，甚为苦恼。因赵老治好了李某的夏月伤暑水泻。遂请赵老诊治其妻。

初诊：夜多不寐、寐则鼾声大作，面色青瘦，眼睑色青黑，语速快，时有嗳气，口中频吐涎唾，口干燥、大便数日一行、且不畅。脉弦而细滑。

分析：凭脉证论之，其夜难成寐者，由于阴虚火旺、气逆痰多、上扰心君之所致；寐则鼾声大作者，乃因胃气不降，上逼清道，水气相搏，出入不顺，故发而为声，与哮喘水鸡声的道理一样。前人早有论述，如《素问·逆调论》："不得卧而息有音者，是阳明之逆也……阳明者，胃脉也。胃者，六府之海，其气亦下行，阳明逆……故不得卧也。"《景岳全书》有云："盖寐本于阴，神其主也，神安则寐，神不安则不寐，其所以不安者，一由邪气之扰，一由荣气之不足耳。"徐东皋亦云："痰火扰乱，心神不守，思虑过损，火炽痰郁，而致不眠者多矣。"

辨证：胃气不和，痰火相扰，血不养心。

治法：开郁涤痰、清胃通腑、清心安神。

处方：加味温胆汤合调胃承气汤并吞安神丸。

二诊：每日一剂，三日而小效，五日而效显，夜可入寐，寐亦鼾声低微，但不似前之雷鸣厌人也。

分析：痰火渐清，胃气已和，凡前清痰降逆之品，又当摒用。

治法：滋血宁神。

处方：养血安神汤。

结果：五剂后，夜能安卧，鼾声亦不作。

善后：归脾汤调养心脾，补益气血。

【讨论】

1. 如此患者在我处首诊，我会怎么选方？

想象一下，假如此患者找我诊治，我可能会根据患者眼睑色青黑、时有嗳气、语速快、脉弦而细辨为血虚血瘀、气滞夹有热象，而予选血府逐瘀汤。可能会忽略患者的频吐涎唾及大便不畅、鼾声等痰浊及胃热之象。而赵老处方的着眼点是从患者寐则鼾声大作、大便不畅、语速快的胃气不降、上阻清道、气与水搏和嗳气、吐痰的痰气交阻，还有面色青瘦、脉细的血虚之象三个方面着手，考虑更为全面，疗效佳，以此推断，血府逐瘀汤疗效应不理想。

2. 痰火扰心的不寐，多数医家会选黄连温胆汤治疗，赵老在此选择加味温胆汤合调胃承气汤并吞安神丸？与黄连温胆汤证的鉴别点在哪里？

本案中未明确写出加味温胆汤的组成，结合赵老文中“拟加味温胆汤开郁涤痰”，及前案中赵老也予加味温胆汤“调气祛痰”，考虑为此加味温胆汤与前案为同一方。据案中所述予安神丸清心安神，并查阅《中华医典》中所有的安神丸，推此方中安神丸为李东垣的朱砂安神丸，从本案中描述及赵老所用处方来看，该患者以痰气交阻、阳明不降为主、兼有血虚热扰心神之象，而黄连温胆汤主治以祛痰为主，适用该方证的舌苔多厚腻，怕热，油脂面等痰热之象较多。而赵老所选之加味温胆汤则治疗“涎与气搏”之证为主，因患者同时有胃气不降，调胃承气汤为的对之方，而黄连只有清胃热之功无降胃气之效，因此，加味温胆汤与调胃承气汤合方更适合此案中的患者。

（**解读**　刘文琛　**阅改**　苏巧珍）

2020 年 5 月 16 日

58. 心 风

刘君肃一，年二旬。其父叔皆大贾，雄于赀，不幸于 1943 年次第殂谢，丧停未葬。君因自省休学归，店务猬集，不谙经营，业大败，折阅不知凡几，以致债台高筑，索债者络绎于门，苦孰甚焉！乃只身走湘潭收旧欠，又兴讼，不得直，愤而归。因之忧郁在心，肝气不展，气血暗耗，神志失常，时而抚掌大笑，时而歌哭无端，妄言错语，似有所见，俄而正性复萌，深为赧然，一日数潮而已。医以为癫也，进加味温胆汤，并吞白金丸，曾吐涎少许，症状未少减。吾以事至零陵，君为故人，顺道往访，渠见吾述家事剌剌不休，状若恒人，顷而大哭，继而高歌。其家人恳为治之，此义不容辞者也。俟其静，用好言慰解，诊脉细数，舌绛无苔，胸中痞闷，夜不安卧，小便黄短，是为志怫郁而不伸，气横逆而不降，心神耗损，肾水亏乏，火气妄凌，痰涎泛溢，有癫之意不若癫之甚，所谓心风证也。治以益血滋阴安神调气为主，拟金匮防己地黄汤加味：

生地(捣汁兑)二两，甘草二钱，防己三钱，桂枝一钱，加香附三钱，首乌、竹沥各五钱，兼吞安神丸四钱，日服两剂。

三日复诊，神志渐清，潮发减少，随进滋阴安神汤(生地、芍药、川芎、党参、白术、茯神、远志、南星、枣仁、甘草、黄连)，服后略觉头胀心闷，微现不宁，审由余热未清，难任参术之补，故证情微加。乃改弦更张，趋重清心养神略佐涤痰，早晨服清神汤(黄连、黄芩、柏子仁、远志、菖蒲、枣仁、甘草、姜汁、竹沥)，晚进二阴煎(生地、麦冬、枣仁、元参、茯苓、木通、黄连、甘草、灯心、竹叶)，每日各一剂，如是者四日，遂热不再潮，人事清悉，诊脉细数而有神，余热似尽，而参术之补，现犹所忌，尚有余焰复燃之虑，处以天王补心丹，以丹易汤(生地、人参改洋参、元参、丹参、茯神、桔梗、远志、天冬、麦冬、枣仁、柏子仁、五味、当归)，送服磁朱丸，补心滋血，安神和胃。嗣即精神健好，食纳增进，又调理半月，改用栀麦归脾汤，仍吞服磁朱丸，善后补养，再一月而身健复元。吾临归，彼不胜依依之感。

【解读】

病史：刘肃一，男，20 岁，家境优越，遇父叔不幸先后身亡而辍学回家继承家业，因不擅经营，致家业衰败、债台高筑；遂只身走湘潭收旧债不得，愤怒而归。因之忧郁在心，肝气不展，气血暗耗，神志失常，时而抚掌大笑，时而歌哭无端，妄言错语，似有所见，不久又自行恢复正常，深感羞愧，一日数次。前医认为癫疾，予加味温胆汤吞服白金丸后曾吐痰涎少许，症状丝毫未减。至赵老诊治。

初诊：神志失常，时而抚掌大笑，时而歌哭无端，妄言错语，似有所见，不久又自行恢复正常，深感羞愧，一日数次，胸中痞闷，夜不安卧，小便黄短，舌绛无苔，脉细数。

诊断：心风。

分析：志怫郁而不伸，气横逆而不降，心神耗损，肾水亏乏，火气妄凌，痰涎泛溢。

治法：益血滋阴安神调气。

处方：金匮防己地黄汤（防己、桂枝、防风、甘草、生地黄）去防风加香附、首乌、竹沥兼吞安神丸四钱，日服两剂，连服三日。

二诊：神志渐清，发作减少。

治法：补气血、滋阴安神。

处方：滋阴安神汤（生地、芍药、川芎、党参、白术、茯神、远志、南星、枣仁、甘草、黄连）。

三诊：药后略觉头胀心闷，微现不宁。

分析：余热未清，难任参术之补，故证情微加。

治法：清心养神略佐涤痰。

处方：早晨服清神汤（黄连、黄芩、柏子仁、远志、菖蒲、枣仁、甘草、姜汁、竹沥），晚上服二阴煎（生地、麦冬、枣仁、元参、茯苓、木通、黄连、甘草、灯心、竹叶）。每日各一剂，连服四日。

四诊：热不再潮（是前述病情有下午发热？或是指不再发作性的神志失常），人事清悉，诊脉细数而有神。

分析：余热似尽，而参术之补，现犹所忌，尚有余焰复燃之虑。

治法：补心滋血，安神和胃。

处方：天王补心汤，以丹易汤，送服磁朱丸。

五诊：精神健好，食纳增进。

善后：改用栀麦归脾汤，仍吞服磁朱丸，再一个月而身健复元。

【讨论】

1. 本案情志不畅、气机郁滞的病因明确，赵老在病机分析时也提出“志怫郁而不伸，气横逆而不降”，但临证处方时，并未以疏肝解郁调气药为主，为什么？

本案患者起病之因实为七情不畅所致，但患者除神志失常的表现外，以阴虚营分有热的舌绛无苔及心火下移小肠的小便黄短为主，脉细数也支持阴虚内热的病机，而气郁之象除胸中痞闷之外其他皆无支持的依据，因此，赵老在此处选择以治当下之证为主，而非治肝气郁结的病因为主，予选择了养血滋阴安神的防己地黄汤去防风以防其燥性伤阴，佐以香附理气，首乌养血，竹沥化痰，安神丸清心安神。

赵老在本案中的处理之法，提醒我们后学，在治病时，病因是要考虑的一方面，但因病因造成的当下脏腑阴阳气血的失调是首要解决的急务。

2. 患者初诊起效后，赵老先予滋阴安神汤，服后不适，后予更方清神汤和二阴煎早晚间服；这两种方案应用的鉴别点在什么地方？

该患者初诊起效后，赵老予以气血双补兼清热涤痰之药构成的滋阴安神汤，患者服后感头胀心闷，说明方不对证，细分析此方之组成及患者首诊症状，阴虚之象显，予补气补血之品显不符合患者之证。而赵老据证马上更换早上阳气上升之时予清热化痰之品以防热性借天阳之气升，晚上借阴气上升予养阴清心为主的二阴煎以加强养阴，是借气化之力达到事半功倍的效果。此两种方案的鉴别点是在心阴虚和气血虚的鉴别。

教训：此处我们应吸取的教训为养阴和养血一定要严格区分。

提醒：服药可借大气气化之势起到事半功倍之效。

（**解读** 林朱贤 **阅改** 苏巧珍）

2020年5月18日

59. 怔　忡

刘君少文，读书有心得，善诗文，作画饶有大家风范，一彬彬儒雅君子也。1946年春间为世叔唐老撰书寿屏，大伤神思，因而饮食少进，心怔忡特甚，夜烦不能卧，逐次肌肉瘦削，一日揽镜而惊，延李医治之。认为心血虚损，用归脾汤补血安神以固其本，进退十余日，效果不显。又作水气凌心、脾不运化为治，进茯苓桂枝甘草大枣汤、四君子汤合剂，加辰砂末冲服，数帖亦不效。因是远邀于余，刘君乃素善，伊猝见之下，悲泣不已，诶诶谈往事，并谓可治否？吾详询病程经过，沉心脉之，细数而无力，五十动中间有一、二歇止，舌润尖红，虚里跳动急迫，衣外隐约可见，夜难成寐，寐则汗出，小便微黄，大便亦不润，神疲不欲动诸候。审是病久阴虚血亏气弱之证。殊非健脾利水之药所能治。仲景之炙甘草汤原为阴分虚心动悸之神方，与其脉结代心怔忡相符合。许其可治，并婉词慰解之。竟用炙甘草汤加莲心、龙骨、牡蛎、龟板等味。四剂动悸稍安，盗汗亦止，夜可睡三四小时，脉象亦视前有神，但阴分尚虚，心血亏损，尤宜安神静养，大进补益，始能稳定成效。改进清心补血汤（党参、茯苓、当归、芍药、川芎、熟地、麦冬、五味、陈皮、栀子、甘草、枣仁），吞送琥珀养心丹（药店有售），每日一剂，半月心神安定，脉不见结代，已呈缓和有神之象，改处枣仁汤（党参、黄芪、当归、茯苓、陈皮、甘草、枣仁、远志、莲肉、茯神、生姜、大枣），补气益血安神定志。又十剂，成效大增，精神饮食均佳。善后处以大剂归脾汤去木香加首乌、益智、远志，补心宁神，健脾滋肾，因脾为生化之源，肾为后天之本，脾肾一旺，病安从来。服此月余，又营养食物增进，肌肉丰润，病体复元，且较往昔为健云。

【解读】

刘少文，善读书、善诗文作画。1946年春间为世叔唐老撰书寿屏，大伤神思，出现饮食少进，心怔忡特甚，夜烦不能卧，逐渐出现肌肉瘦削，一日照镜子自己都吓一跳。请李姓医生诊治。认为心血虚损，予归脾汤十余日，效不佳。又予苓桂甘枣汤、四君子合剂，加辰砂末冲服，也无效。于是请赵老诊治。

初诊：神疲不欲动，形体消瘦，饮食少进，心怔忡特甚、虚里跳动急迫、衣外隐约可见，夜烦不能卧、寐则汗出，小便微黄、大便亦不润，舌润尖红、脉细数无力，五十动中间有一、二歇止。

分析：病久阴虚血亏气弱之证，非健脾利水之药所能治。

治法：滋阴养心。

处方：炙甘草汤（炙甘草、生地、麦冬、麻仁、阿胶、人参、干姜、桂枝、大枣、酒）加莲心、龙骨、牡蛎、龟板等味。四剂。

二诊：动悸稍安，盗汗亦止，夜可睡二四小时，脉象亦视前有神。

分析：阴分尚虚，心血亏损，尤宜安神静养，大进补益，始能稳定成效。

处方：清心补血汤（党参、茯苓、当归、芍药、川芎、熟地、麦冬、五味、陈皮、栀子、甘草、枣仁），吞送琥珀养心丹，每日一剂。15剂。

三诊：心神安定，脉不见结代，已呈缓和有神之象。

处方：枣仁汤（党参、黄芪、当归、茯苓、陈皮、甘草、枣仁、远志、莲肉、茯神、生姜、大枣），补气益血安神定志。又十剂，成效大增，精神饮食均佳。

善后：大剂归脾汤去木香加首乌、益智、远志，补心宁神，健脾滋肾。服此月余，又营养食物增进，肌肉丰润，病体复元，且较往昔为健云。

【讨论】

1. 根据患者四诊资料分析，确有气血两亏的征象，为何前医用归脾汤不效？

归脾汤出自《严氏济生方》，原文："治思虑过度，劳伤心脾，健忘怔忡"，其组成：白术、茯神、黄芪、龙眼肉、酸枣仁、人参、木香、甘草、生姜、大枣。至明代后，才见此方记载加当归、远志，与教材中一致。本案中患者首诊时，确有思虑过度、劳伤心脾的病因，且出现怔忡一症，与原文主治之证甚为吻合，但患者服后却效果不显，证明方不对证。细致分析：患者除怔忡之外，尚有肌肉瘦削、夜烦不能卧之阴虚内热之证，及饮食减少的症状，此处关键在于饮食减少是否属脾虚，还是阴虚所致，大多数时候，我们善于把饮食减少归之于脾气亏虚，但忽略了胃阴虚也会致饮食减少，脾气虚或胃阴虚的鉴别点在于舌象之淡与红，从后文中赵老诊治时患者舌尖红来看，此处饮食减少责之于胃阴虚。合参辨证，本证以阴虚内热为主，而非气血亏虚，归脾汤主治以脾气虚、气血生化之源不足所致的怔忡，方中的参、术、芪、木香等药性温燥伤阴，该患者的表现以阴虚为主，故用之不效，甚至有可能加重。

2. 用炙甘草汤有效后，赵老分析患者"阴分尚虚，心血亏损"，为什么不继续用炙甘草汤滋阴养血？

赵老二诊时，患者的病情表明炙甘草汤已有效，却未按"效不更方"的原则继续服用，而是更方为清心补血汤，赵老分析：阴分尚虚，心血亏损。个人观点：此时继续用炙甘草汤亦可，因炙甘草汤中大量的生地为养阴之品，而少量的温阳药桂枝、生姜有利于养阴药物的运化濡养，从"盗汗亦止"说明该温阳药并未致患者出现热证加重，反而有助于滋阴。考虑赵老此时顾虑炙甘草汤中阳药之热力，因此，予换用以参麦散和四物汤加安神药为组合的清心补血汤更加稳妥，并送服以清热养心安神的琥珀养心丹，以养心阴补血清热为主更为稳妥。

3. 三诊及善后时，赵老采用了枣仁汤补气益血，并用归脾汤加减善后，为什么？

三诊时患者怔忡之症已消失，病情逐步好转，此时，阴虚之象已不显，但患者精神仍差、饮食尚欠佳(从服用后"成效大增，精神饮食均佳"推及)，说明饮食欠佳有脾气亏虚之象，但初诊时非主要矛盾，且阴虚甚时予补气有伤阴之弊，经治疗后，阴虚之象不显，此时再予补气之品无伤阴之弊，因此予以补气养血安神的枣仁汤，患者精神饮食皆明显好转，此时，方可考虑患者得病之源脾肾亏虚的问题，予归脾汤去香燥之木香并加滋润之首乌、益智仁以补肾。

（**解读** 刘国辉 **阅改** 苏巧珍）

2020年5月19日

60. 眩晕

友人谢君志成，喜阅古今医籍，深明治理，而不欲以此自见。其近亲张翁，体肥胖，平日咳嗽多痰，近日家务操劳，头甚晕眩，卧睡则甚适，起则欲仆地，需人扶掖而行，只能俯视而不可平视与仰视，否则感觉天倾屋旋，头晕目眩，身不支而仆，因此恒卧而不敢起行，如此两月矣。翁特迎谢君商治。谢君诊毕谓曰："翁病吾可推而知之，若依《内经》'诸风掉眩，皆属于肝'，与'髓海不足，则脑转耳鸣'，又属正气虚及肾元不足所导致；再如仲景论眩则以痰饮为先，而丹溪宗河间之说：‘无痰不眩，无火不晕’，乃由痰聚中焦而上泛，火借风力而飞扬，故眩晕而仆也。古人言眩晕病理大致如此。翁病则属肝肾虚与痰涎上泛之所诱发。然吾非行道者，不敢以一知半解误人。吾友赵君积学之士也，必能愈翁病，可迎治之。”吾往视翁病，翁强坐而相谓曰：“谢君谈病甚惬余怀，烦君商治之。”诊脉细数而乏力，两尺尤虚。窃思其眩也，虽由于肝肾，亦与脾不运化，浊痰上泛所关。况翁体肥多咳，痰湿素盛，肝挟肾水以泛滥，脾制水而无权，阴寒弥漫，阳气不振，何得不晕且眩也。治当理脾涤痰为急，间配补虚疏肝之品，拟半夏天麻白术汤（半夏、陈皮、苍术、白术、茯苓、麦芽、天麻、神曲、黄芪、党参、泽泻、黄柏、干姜），加降香、蒺藜之类。谢君亦认以为然。是药日服两剂，逾三日，脉现和缓，能起床缓行，左右顾盼亦不复眩，咳少，痰亦稀。今当转补脾肾，改用理中汤加茯苓、半夏、天麻、黄芪，吞送肾气丸，续进十剂，脉缓有神，面色红润光彩，起行已不眩仆，精神转佳，痰咳亦少见，但稍劳则仍有眩意。拟为温阳益肾，处以右归饮（山药、山萸肉、熟地、枸杞、杜仲、甘草、肉桂、附子），加天麻、蒺藜，连进十剂，日呈良象，后与归脾汤及八味地黄汤早晚分服，如是半月，不复晕眩，身体恢复正常。

【解读】

病史：友人谢志成通医，但不愿以此自见。近亲张翁，体肥胖，平日咳嗽多痰，近日家务操劳，出现眩晕严重，只能俯视而不可平视与仰视，否则天旋地转，头晕欲仆地，卧则无不适，不能行走，需人扶行，因此卧床两月。谢君建议请赵老诊治。

首诊：体肥胖，平日咳嗽多痰，眩晕，只能俯视而不可平视与仰视，否则天旋地转，头晕欲仆地，卧则无不适，不能行走，需人扶行，诊脉细数而乏力，两尺尤虚。

分析：患者两尺尤虚，为肝肾不足之象；而体肥多咳，痰湿素盛为脾不运化、浊痰上犯所致；晕眩为肝夹肾水上泛，脾不运化、制水无权，阴寒弥漫，阳气不振所致。

治法：理脾涤痰，配补虚疏肝之品。

处方：半夏天麻白术汤（半夏、陈皮、苍术、白术、茯苓、麦芽、天麻、神曲、黄芪、党参、泽泻、黄柏、干姜），加降香、蒺藜之类。日服两剂，三日。

二诊：脉现和缓，能起床缓行，活动头部亦不再眩晕，咳少，痰亦稀。

治法：转补脾肾，重在治脾。

处方：理中汤加茯苓、半夏、天麻、黄芪，吞送肾气丸。十剂。

三诊：脉缓有神，面色红润光彩，痰咳亦少见，但稍劳则仍有眩意。

治法：温阳益肾。

处方：右归饮（山药、山萸肉、熟地、枸杞、杜仲、甘草、肉桂、附子），加天麻、蒺藜。十剂。

结果：诸症日渐好转。

善后：归脾汤及八味地黄汤早晚分服调理，半月后，不复晕眩，身体恢复正常。

【讨论】

1. 从此患者的四诊资料来看，是教材上典型的风痰上扰的眩晕，教材是予选用《医学心悟》中的半夏白术天麻汤，而赵老此处选用东垣半夏白术天麻汤，两方在临证中如何鉴别使用？

患者初诊时，赵老分析患者以肝肾亏虚，肝夹肾水上泛，但在治疗时，并未考虑补益肝肾、利水之方，而是根据患者平素体肥多咳而予理脾熄风化痰的半夏白术天麻汤，再次体现了治病时，应以当下之证（就诊时的主要表现所推及的证）为主，急则治标的原则。《医学心悟》中的半夏白术天麻汤为二陈汤加白术、天麻，以熄风涤痰为主，而李东垣的半夏白术天麻汤则是在程氏半夏白术天麻汤基础上加了参、芪、术之健脾益气，干姜温阳，神曲、麦芽助中焦健运，黄柏清热，与程氏之方相比，本主增加了健脾益气之品，因此，更适合脾虚之人出现风痰上扰之象。与本案患者劳累发病，脉虚之象吻合，因此，用东垣半夏白术天麻汤更适合。如患者虚象不显，则可予程氏半夏白术天麻汤。

2. 苓桂术甘汤和泽泻汤皆是仲景用来治疗眩晕的专方，此案中有应用的机会吗？

苓桂术甘汤和泽泻汤主治之证在《伤寒论》及《金匮要略》中皆提及眩，皆为水饮所致，其中苓桂术甘汤为“起则头眩”，泽泻汤为“苦冒眩”，与本案患者的“卧睡则甚适，起则欲仆地”表现甚为相似，关于此两方，笔者在临床上常用，使用指征除与体位相关的头晕之外，还根据伤寒大家刘渡舟老师在《伤寒论十四讲》中所描述的观点，苓桂术甘汤必见舌淡嫩、苔水滑。作者的经验，由于心阳不足，多数患者头晕发作时伴见心慌的表现，可予苓桂术甘汤，而泽泻汤所主之证也为水饮所致，其心阳不足之证不明显，但假如患者水饮证明显时常两方合用。程氏或李东垣的半夏白术天麻汤所治眩晕，为痰浊所致，患者多舌老苔白厚腻。

（**解读** 张世葳 **阅改** 苏巧珍）

2020 年 5 月 20 日

61. 遗 精

黄子靖，青年工人不知爱身，恣意情欲，又因劳动不节，以致精神不固，心火妄炎，夜不安寐，寐则梦遗，头晕身倦，气短息低。诊脉尺寸皆虚，左关独弦而细数，口苦心烦，有潮热，小便黄等证象。所谓肾水亏于下，君火炎于上，劳倦伤脾，肝气横逆，故水愈亏而火愈旺，肝愈逆而土愈虚，水火不济，升降失调，而梦遗之证成。张石顽有云："梦遗为肝热胆寒，以肝热则火淫于外，魂不内守，故多淫梦失精。"张景岳亦曰："精之藏制虽在肾，而精之主宰则在心。凡少年色欲之人，或心有妄想，外有妄遇，以致君火摇于上，相火炽于下，则水不藏而精随泄。"此二节阐述水不上交于心，而君火妄动，肝火又助之为虐，如是则梦妄生、水下泄矣。惟患者羸孱如斯，为救眉计，先用金锁固精丸、安神丸合剂（改为汤服），固精宁神，滋阴清火，以治其标。三剂烦热口苦悉退，而夜梦犹多，遗无虚夕，再进固精丸（改汤），药为：牡蛎、菟丝子、韭子、龙骨、五味、桑螵蛸、白石脂、茯苓等，又二剂，不唯未少减，而遗尤甚，因知固之无益也。忆及张氏"精之主宰在心"之言，虽遗精有关肝肾，徒事固肾平肝，则不若侧重乎心，心君得养，火不妄炎，下交于肾而得固，水上润以涵木，相火安位，能为君助而不致悖逆以为患矣。改处清心饮：党参三钱，当归三钱，干地黄五钱，甘草一钱，茯神（辰砂拌）四钱，枣仁四钱，莲肉四钱，远志钱半，黄连八分。

水煎服，日二剂，三日无寸效，遗精如故。

因思《金匮要略》桂枝加龙骨牡蛎有治失精之明文，玩味其方药，此属心阳之虚并水气上逆之患而与上方之唯一补养有间。且桂枝汤原在调和营卫，如易其分两，则可变而为益阳和阴之用，加之龙骨镇心安神，核于本证殊可适应。药用：

桂枝钱半，白芍五钱，甘草、大枣各三钱，生姜一钱，龙骨、牡蛎各六钱，并加茯神五钱，辰砂末（另冲）一钱。

以为镇降宁神之助。首二剂效不显，三四剂力乃著，梦少能睡，遗可稍间，三数日不等。除仍服原汤外，早晚用莲心、金樱子煎汤送服妙香散五钱，以增强镇心固精力量，半月精不遗。嗣后当固其本，拟归脾汤配吞都气丸，持续一月，神旺体健，大异畴昔。

【解读】

病史：患者为一青年男性，工人，不知爱身，恣意情欲，又因劳动不节，出现以下症状。

首诊：夜寐不安，寐则梦遗，头晕身倦，气短息低，口苦心烦，有潮热，小便黄等症，诊脉尺寸皆虚，左关独弦而细数。

分析：肾水亏于下，君火炎于上，劳倦伤脾，肝气横逆，故水愈亏而火愈旺，肝愈逆而土愈虚，水火不济，升降失调，而梦遗之证成。

治法：考虑患者体弱，宜救急为先，先予固精宁神、滋阴清火，以治其标。

处方：金锁固精丸（芡实、莲须、莲子、沙苑子、龙骨、牡蛎）与安神丸（结合赵老此书中数处安神丸，应为朱砂安神丸）合剂。三剂。

二诊：烦热口苦悉退，然而夜梦犹多，日日皆有梦遗。

处方：固精丸（改汤），药为：牡蛎、菟丝子、韭子、龙骨、五味、桑螵蛸、白石脂、茯苓等。两剂。

三诊：二剂后，梦遗非但没有减轻，却比之前更严重了。

再次分析：思及张氏"精之主宰在心"之言，补益肝肾固精不能缓解病情，考虑此遗精与心相关，不如侧重于心，心君得养，火不妄炎，下交于肾而得固，水上润以涵木，相火安位，能为君助而不致悖逆以为患。

治法：养心安神清热。

处方：清心饮[党参三钱，当归三钱，干地黄五钱，甘草一钱，茯神（辰砂拌）四钱，枣仁四钱，莲肉四钱，远志钱半，黄连八分]，水煎服，日二剂。

四诊：三日无寸效，遗精如故。

分析：考虑《金匮要略》中桂枝加龙骨牡蛎有治失精之明文，细思其方药，此方所治之失精属心阳之虚并水气上逆之患而与上方之唯一补养有间。且桂枝汤原在调和营卫，如改变其分量，则可变而为益阳和阴之用，加之龙骨镇心安神，与本患者之证可适应。

治法：益阳和阴，镇心安神。

处方：桂枝加龙骨牡蛎汤加味[桂枝钱半，白芍五钱，甘草三钱，大枣三钱，生姜一钱，龙骨六钱，牡蛎六钱，茯神五钱，辰砂末（另冲）一钱]。

五诊：首二剂效不显，服至三四剂效果明显，梦少能睡，不再日日梦遗，三数日一次。

治法：调和阴阳，镇心固精。

处方：除仍服原汤外，早晚用莲心、金樱子煎汤送服妙香散五钱。

六诊：半月精不遗。

治法：固其脾肾之本。

处方：拟归脾汤配吞都气丸，持续一个月。

结果：精不遗、神旺体健，大异畴昔。

附：

张石顽有云："梦遗为肝热胆寒，以肝热则火淫于外，魂不内守，故多淫梦失精。"

张石顽，名璐，字路玉，晚号石顽老人（1617－1699），清初医学家，与喻昌、吴谦齐名，是清初三大医家之一，堪称一代宗师，临床经验极其丰富。著有《张氏医通》《诊宗三昧》《千金方衍义》等著作。

妙香散：出自《太平惠民和剂局方》卷五，又名"辰砂妙香散"。

组方：麝香、木香、山药、茯苓、黄芪、远志、人参、桔梗、甘草、辰砂。

功用：补益气血，安神镇心。

【讨论】

1. 本案赵老分析丝丝入扣，赵老所有药皆辨证处方，为何金锁固精不效？

从本案的记录过程来看，赵老对患者病情分析丝丝入扣，但前三诊皆疗效不佳，其原因在于陷入了常规思维，患者初诊时诸虚之象明显，虑及遗精主要为肾虚不固，且伴心火上炎之象，予金锁固精丸和安神丸合用后，患者心火上炎之象消，但遗精无改善，且出现梦遗加重的情况，说明补不得法，作者妄自揣测，此时，也许有用郑钦安之封髓丹或《金匮要略》二加龙牡汤的指征。二诊时，赵老可能虑及金锁固精补肾之力不足，予加重了补肾的力度，结果，患者病情日益加重，此时赵老虑治肾不效，不妨从君火着手，予清心饮养心清热安神，病仍如故。考虑再三，思及《金匮要略》之桂枝加龙骨牡蛎汤有和阳益阴、镇心安神之功，与本案吻合，予之则效佳。从整个过程来看，金锁固精丸之所以不起效因本方以补肾阳为主，而本案患者以阴阳两虚为主要矛盾，因此，予之效不佳。

2. 屡治不效的情况下，予桂枝加龙骨牡蛎汤后效佳，桂枝加龙骨牡蛎汤应用的具体方证依据是什么？如何与金锁固精相鉴别？

桂枝加龙骨牡蛎汤出自《金匮要略·血痹虚劳病脉证并治》，原文："夫失精家，少腹弦急，阴头寒，目眩，发落，脉极虚芤迟，为清谷、亡血、失精。脉得诸芤动微紧，男子失精，女子梦交，桂枝加龙骨牡蛎汤主之。"后世很多医家用此方来治疗遗精，本方所治疗的遗精按作者观点，需密切注意患者体质：此患者要首先符合黄煌老师所说的桂枝体质，尤其是形体的观察，失去了形体的观察，而单描述患者的症状很难区分，正如赵老用一个词形容此患者"羸孱如斯"这四个字在我的脑海里应该是像书里描述的吸毒的瘾君子，瘦弱不堪、汗出、怕风，这是一个典型的桂枝体质（按照黄煌老师体质学说）。桂枝体质加遗精，是桂枝加龙骨牡蛎汤的适应证。从病机辨证来看，"失精家""脉极虚芤迟"表明本方所致之证为阴阳俱虚、精虚不固之证。而金锁固精为后世医家汪昂所创之方，专为遗精而设，从本方组成来看，以补肾阳涩精为主，而补肾阳则有助相火之弊，因此，本方主治之遗精多伴有腰膝酸软、怕冷等肾阳亏虚的症状。

3. 学习赵老实事求是的精神

赵老不愧是中医大家，实事求是地记录了医案前后治疗过程，将其治疗经过及辨证思路淋漓尽致地展现在我们面前，为我们的医案学习提供了宝贵的价值。

（**解读** 姜洮洮 **阅改** 苏巧珍）

2020年5月21日

62. 脾虚萎黄

黄翁静丞，古稀之年，向称清健。讵料客秋以家庭之故，抑郁不适，循至肌肉黄瘦，精神萎靡，杂治无效，病反增，迎余往治。诊脉沉迟无力，身不热，口不渴，舌白润滑，饮食无味，面色萎黄暗淡，胸膈痞闷，时有噫气，大便溏薄。此病起于忧郁，忧思则伤脾，气郁则伤肝，肝旺乘土，土弱则影响运化，气血失滋，身体遂弱，而呈萎黄之象矣。治之之法，以平肝补脾为宜，处予理中汤、四逆散合剂：

党参五钱，白术四钱，干姜、甘草各二钱，柴胡、枳壳、赤芍各三钱，加山药四钱，香附二钱。暂服十剂。

再诊，精神转佳，胸痞噫气均减。既已切中病机，守服原方，营养兼进，一月后心畅气舒，肌腴神旺，矍铄胜于往昔，遂停药。

【解读】

病史：此案患者为70岁男性，平素体健。因家庭变故而抑郁，遂致肌肉黄瘦，精神萎靡，历经医治疗无效而反加重。请赵老诊治。

四诊：体瘦，精神萎靡，面色萎黄暗淡，身不热、口不渴，饮食无味，胸膈痞闷，时有噫气，大便溏薄（溏：稀烂、不成形，薄：散，属脾阳虚），舌白润滑，脉沉迟无力。

辨证：肝郁、脾阳虚。

治法：平肝补脾。

处方：理中汤、四逆散合剂（加山药、香附）。详同上。

结果：10剂后精神转佳，胸痞噫气均减。守方继服，并加强营养，一个月后心畅气舒，肌腴神旺，矍铄胜于往昔，停药。

【讨论】

患者据四诊及发病诱因辨为肝郁脾虚无疑，肝郁脾虚的代表方为逍遥散，此处是否可用逍遥散？

逍遥散出自《太平惠民和剂局方·卷之九·治妇人诸疾》篇，原方主治："治血虚劳倦，五心烦热，肢体疼痛，头目昏重，心忪颊赤，口燥咽干，发热盗汗，减食嗜卧，及血热相搏，月水不调，脐腹胀痛，寒热如疟。又疗室女血弱阴虚，荣卫不和，痰嗽潮热，肌体羸瘦，渐成骨蒸。"原方本为血虚、血热、血弱阴虚而致肝郁所设，本方中归芍补血养肝、苓术健脾，柴胡、薄荷疏肝，所以后世之人用作肝郁脾虚的治疗，但忽略了本方的血虚为本。而本案中患者有情志抑郁之因，后出现的是"饮食无味""大便溏薄"

"口不渴"的脾阳虚之象,而非脾气虚之象,此脾阳虚需用干姜之温阳,非苓术之健脾可达,因此,逍遥散在此处不合适,而赵老的理中丸合四逆散合患者之证。

(**解读** 陈务华 **阅改** 苏巧珍)

2020年5月22日

63. 阳虚汗出

申瑞林久病之后,体气已虚,不慎风寒,又染外感,只宜培补剂中佐少许表药,殊不能视同日常表证治之。前医竟用麻黄汤发汗,因之大汗不止,头晕目眩,筋惕肉瞤,振振欲仆地,小便难,肢微拘急,呈状甚危。余见其人神志尚清明,脉现细微,汗淋漓未休,此由峻发之后,卫气不固,津液大伤,肾气亏竭而小便难,血不营筋而肢拘急,阳虚则水气泛逆,冲激于上,故振振而眩仆,是纯一阳虚之真武汤证,为水逆之重者。若不如是辨认,泛用漏汗之桂枝附子汤,虽能回阳而不镇水;如用苓桂术甘汤,虽能镇水而不回阳,皆属本证前阶段轻者浅者言之,至阳虚水逆之本证,则以真武汤为适合,且应大其量以进:附子五钱,白术、白芍各四钱,茯苓八钱,生姜五钱,并用五倍子研末醋拌成饼敷贴脐孔,布条捆扎,又用温粉扑身。

连进二剂,汗渐止,再三剂,不特汗全收,即眩晕拘急尿难诸候,亦均消失。后用归芍六君子汤加补骨脂、巴戟、干姜调理培补。

【解读】

病史:申瑞林,年龄不详,久病之后,体气已虚,不慎外感风寒(具体症状不明,据后述前医用麻黄汤,推测患者有发热、恶寒、无汗的症状),此时只宜培补剂中佐少许表药,一定不能视同日常表证治之。前医予麻黄汤发汗,后患者出现大汗不止,头晕目眩,筋惕肉瞤,振振欲仆地,小便难,肢微拘急,呈状甚危。请赵老诊治。

四诊:神志尚清明,大汗淋漓不止,头晕目眩,筋惕肉瞤,振振欲仆地,小便难,肢微拘急,脉细微。

分析:此由峻汗之后,卫气不固,津液大伤,肾气亏竭而小便难,血不营筋而肢拘急,阳虚则水气泛逆,冲激于上,故振振而眩仆,属阳虚之真武汤证,为水逆之重者。

方证鉴别:桂枝加附子汤——回阳而不镇水;苓桂术甘汤——镇水而不回阳。

辨证:阳虚水逆。

治法：回阳镇水。

处方：内服：真武汤大其量以进（附子五钱，白术、白芍各四钱，茯苓八钱，生姜五钱）。外用：五倍子研末醋拌成饼敷贴脐孔，布条捆扎，又用温粉扑身。

结果：连进二剂，汗渐止；再三剂，不只汗全收，眩晕拘急尿难诸候，亦均消失。

善后：用归芍六君子汤加补骨脂、巴戟、干姜调理培补。

【讨论】

1. 该患者赵老诊治时除漏汗不止外，尚有小便难，肢微拘急的桂枝加附子汤证，治疗上，是否可先予桂枝加附子汤止汗，后予苓桂术甘汤或真武汤止眩？

此患者属误治，赵老初诊时症见：大汗不止，小便难，肢微拘急，脉现细微。颇似《伤寒论》20条："太阳病，发汗，遂漏不止，其人恶风，小便难，四肢微急，难以屈伸者，桂枝加附子汤主之"。又症见头晕目眩，筋惕肉瞤，振振欲仆地，似《伤寒论》第67条："伤寒，若吐，若下后，心下逆满，气上冲胸，起则头眩，脉沉紧，发汗则动经，身为振振摇者，茯苓桂枝白术甘草汤主之。"似两方皆有可用之证。赵老在此详细做了鉴别，此两方皆可用，桂枝加附子汤只有止汗之功无止晕之效，而苓桂术甘汤只可止晕而不能回阳固汗，力皆不足。唯有真武汤皆具回阳和镇水之功，用之效如桴鼓，可见方证相应之效宏。仔细分析，结合个人经验，如先用桂枝加附子汤止汗可，但苓桂术甘汤止晕对此患者效不佳，因本病患者有小便难、四肢微拘急的肾阳虚皆兼肢体失于津液濡润之象，而苓桂术甘汤作用于中焦脾阳亏虚水气失于运化之象，具温阳利水之功而无濡润筋脉之效，真武汤则以温肾阳利水兼有濡润筋脉之效，与此患者病机符合。因此，即使用桂枝加附子汤止汗后仍需用真武汤以温肾阳镇水止眩。

2. 注重中药外治法

本案中赵老在内服中药的基础上，合用五倍子研末醋拌成饼敷贴脐孔，酸涩止汗；又用温粉扑身以止汗，可视为汤药煎煮未成之际，先行外用救急止汗固阳之法。临证中应引起我们的重视。

（**解读** 张泽梁 **阅改** 苏巧珍）

2020年5月23日

64. 阴虚盗汗

刘永棠，男，46岁。身瘦长，性褊急，平日好胜之心甚盛，稍一拂意，即怒不可遏，盖其肝气之逆，火气之旺，由斯可见。因是无形中真阴内损，阳气越发，口燥心烦，夜不能寐等诸证，相继而生。又去冬未能藏精，今春复发温病，身热不恶寒，汗多口渴，证属阴虚内热，治应清解生津，无如前服辛燥表药，重伤阴津，后虽多方获愈，但亏损过甚，真元不易恢复，故不久又夜间潮热，心烦难寐，寐则盗汗，以是阴虚益甚。医用知柏地黄汤、当归六黄汤等滋阴药，虽烦热得解，而盗汗始终存在，热久伤阴，骨瘦如柴，精神萎顿，每况愈下。遂远道迎余，切脉细数无力，夜虽得睡，而梦多盗汗，舌燥少津，尿短便结，呈现阴虚津枯之象，为一盗汗大证，故服前药不效。理应甘凉大补以固其本，本复则盗汗自止，又不可急于求功。当处以加减复脉汤、增液汤合剂加浮麦、首乌、乌梅、山药等甘凉养阴，剂量重，日二帖，一星期盗汗微减，脉象略有力，口仍干燥，阴津尚未复，再宗前意改处大小定风珠合剂煎服，一日二帖，早晚开水吞送六味地黄丸，进一步滋阴补肾，服至汗止津复为度，六十帖而病始已，体气渐健。阴虚难复，自古已然，观此而益信。

【解读】

病史：刘永棠，男，46岁。体瘦长（素体阴虚），性格褊急且好胜（肝经有内热），稍不如意便怒不可遏，由此可见患者素来肝火旺盛。因而真阴日损，阳气愈发偏胜，渐出现口燥、心烦、不寐等症状。去年冬天不能藏精，今年春天发为温病，出现身热、不恶寒反恶热（病温），口渴、汗多（结合口渴应为阳明内热）。此证应属阴虚内热，治应清解生津。而前医见患者身热等症，误予辛燥药解表，重伤阴津，后虽经多方治疗痊愈（具体不详，应是身热痊愈），但亏损过甚，真元不易恢复，不久出现夜间潮热、心烦难寐、盗汗等阴虚证，医生又予知柏地黄汤、当归六黄汤等滋阴药，烦热消失，但盗汗始终存在（此两方只切中部分病机），此为热久伤阴所致，患者骨瘦如柴、精神萎靡（阴津损伤愈重），病情越发严重。遂请赵老诊治。

初诊：精神萎靡、骨瘦如柴，夜可入睡，但梦多、盗汗，尿短便结，舌燥少津，切脉细数无力。

分析：阴虚津枯之象，为一盗汗大证。

治法：予甘凉大补以固本，不可急于求功。

处方：加减复脉汤（麻仁、炙草、白芍、熟地、麦冬、阿胶）、增液汤（玄参、生地、麦冬）合剂加浮麦、首乌、乌梅、山药等，剂量重（具体未写），一日二剂。

二诊：一周后盗汗略有减少，脉象较为有力，口仍干燥，阴津尚未复。

处方：改用大小定风珠（大定风珠：鸡子黄、麻仁、炙草、白芍、熟地、麦冬、阿胶、龟板、鳖甲、牡蛎、五味子；小定风珠：鸡子黄、淡菜、龟板、阿胶、童便）合剂煎服，一日两剂，并早晚服六味地黄丸。

结果：六十剂后汗止津复，病愈。

【讨论】

1. 此患者赵老诊治前夜间潮热、盗汗、不寐属阴虚火旺证无疑，知柏地黄丸、当归六黄汤皆是对证之方，为何服药后只有烦热消失，而盗汗不解？

知柏地黄汤、当归六黄汤皆为解决阴虚火旺之方，知柏地黄丸是在六味地黄丸滋肾阴的基础上加清相火的知母、黄柏，方中除熟地、山萸肉、山药三味滋阴药外，尚有茯苓、泽泻之利水湿，对该"骨瘦如柴"的阴津重度损伤患者不适合；而当归六黄汤中黄连、黄芩、黄柏三味药为清热燥湿之品，有清热之功也有伤阴之弊，仅予生地、熟地滋阴力不够，因此，对重度阴虚的患者有雪上加霜之嫌，作者有用此方治疗盗汗的经验，总体而言，本方适应证患者以黄煌教授所说的黄连体质为主，患者多体壮、油脂面、舌质老、舌苔黄厚，该患者不具有此特点，因此，用之盗汗不解。

2. 赵老诊治时加减复脉汤已起效，为何要更方为大小定风珠合方？并服六味地黄丸？

加减复脉汤合增液汤为峻补阴液之品，用之有效，但疗效不够理想，因此，赵老予大小定风珠合方，即在加减复脉汤的基础上加血肉有情之品，峻补真阴，并加童便引火归元，使患者真阴得补，阳气内敛，则汗不复外泄。在峻补真阴的情况下，加用六味地黄丸以复肾阴，在大量补阴药的前提下，此方中的茯苓、丹皮、泽泻有助于通利小便之效。

（**解读** 李瑜欣 **阅改** 苏巧珍）

2020 年 5 月 25 日

65. 感后房劳

刘祖舜，江华码市人。先伤于风，又不戒房室，未几日，身发壮热，汗出，口干燥，烦躁妄言，腹以下灼热不可耐，小便赤疼，曾服白虎汤、竹叶石膏汤多剂，热未稍减，时已半月矣。诊脉数大无力，壮热炙手，阅所服方，皆属清肺胃之药，于证不恰。本证乃由风邪乘肾气之虚而客下焦，正如《素问·评热病论》所云"邪之所凑，其气必虚"，惟其病久风郁化热，燔灼肾阴，故少腹之热特甚；上中二焦无热，津液尚未大损，故口不渴；热久伤阴，血分亦虚，故脉大而无力。盖其热乃由阴虚而发，即《素问·调经论》"阴虚则内热"之理。原非实热，不宜苦寒折之，而以甘凉滋阴清热为宜。当如王冰所谓"壮水之主，以制阳光"，拟以大补阴

丸(改汤):

地黄一两,知母三钱,黄柏二钱,酥龟板两半,加玄参五钱,麦冬、益元散各三钱,煎汤温服。

三剂热度减轻,人渐安适,小便由赤转黄,已不疼,药中病机,毋庸更张。又服原方五剂,证候消失,安睡神宁,饮食略进。惟阴分大虚,神气困顿,再踵前意改服玄麦地黄汤加枸杞、石斛、首乌、滑石等滋阴补肾药,调养百日而复。

【解读】

病史:本案患者,先伤于风(邪在表),又不戒房室(行房后耗伤肾精,表邪内陷于下焦)。

症状:身发壮热炙手、汗出,口干燥而不渴,烦躁妄言,腹以下灼热不可耐,小便赤疼。诊脉数大无力。

诊治史:曾服白虎汤、竹叶石膏汤多剂,热未稍减,已半月。

辨证:下焦阴虚发热。

分析:前服之方,为清肺胃之药,于证不合。本证由风邪乘肾气之虚而客下焦,其病久风郁化热,燔灼肾阴,故少腹之热特甚;上中二焦无热,津液尚未大损,故口不渴;热久伤阴,血分(从所用药分析,此处似应为阴分)亦虚,故脉大而无力。

治法:非实热,不宜苦寒折之,而以甘凉滋阴清热为宜。

处方:大补阴丸(改汤)(地黄一两,知母三钱,黄柏二钱,酥龟板一两半,玄参五钱,麦冬三钱,益元散三钱)。

二诊:三剂热度减轻,人渐安适,小便由赤转黄,且不疼,药中病机,效不更方。

处方:原方继服五剂。

三诊:神情疲倦,余诸症消失,安睡神宁,饮食略进。考虑患者阴虚甚,予玄麦地黄汤加味滋阴补肾。

处方:玄麦地黄汤加枸杞、石斛、首乌、滑石等。

结果:调养百日而复。

【讨论】

1. 此患者初诊时,壮热、汗出、口干燥等极似白虎汤证,赵老在诊脉后提出为下焦阴虚发热而予大补阴丸加味,临证应如何鉴别?

临证中,患者伤风病史易获,但是否戒房事在诊治过程中不易获得,一来患者有隐讳,二来医者可能也无此意识。赵老在此患者诊治过程中问诊仔细,值得我们后辈学习。如无之前所述之因,初诊时乍看患者资料,极易得出为白虎汤方证的结论。但前医的治疗已经过验证本方治疗无效。因此,再看患者除白虎汤的临证表现外,尚有腹以下灼热不可耐、小便赤疼的下焦热证,而脉则表现为数大无力的里虚证。赵老提出，白虎汤、竹叶石膏汤皆为清肺胃之热的方，而此热在下焦，且脉无力已体现里虚之象。此里虚为阴虚，患者下焦阴虚内热并重，因此，予大补阴丸滋肾阴、清下焦热。大补阴丸出自《丹溪心法》，原文用来“降阴火，补肾水”。加玄参、麦冬合增液汤之意以加强滋养肾阴，增液汤出自《温病条辨》，原文：“阳明温病，无上焦证，数日不大便，当下之，若其人阴素虚，不可行承气者，增液汤主之。”从原文可知，增液汤所治阴虚非上焦阴虚，而以下焦阴虚为主。小便赤疼，热有从小便出的趋势，因此予益元散因势利导，引下焦热从小便而出。

此案中给我们的启示：临证如见壮热、汗出、口干燥。除阳明气分热的白虎汤证外，尚可见于下焦阴虚内热的大补阴丸证。大补阴丸与白虎汤方证鉴别点在：①脉之有力和无力的区别；②下焦热证的有无。

2. 患者为下焦阴虚有热所致发热，为什么于诸滋阴清热之品中加清利湿热的益元散？

益元散即六一散，由滑石、甘草两味药组成，有清暑利湿，使暑湿从小便去的功效，此案中患者发热以阴虚发热为主，但其内热甚，“腹以下灼热不可耐”“小便赤疼”，表明邪热有从小便而出的趋势，在大量滋阴药的基础上，合用益元散导热从小便出，起到清热而不再伤阴之效。

（**解读** 吴 瑜 **阅改** 苏巧珍）

2020年5月26日

66. 咳 血

何湘元素有痨病，咳嗽吐血，连年未已。其子绍川，初感风寒作咳，未经疏解，即服滋阴清热药，咳更剧，辟辟中仅有些须痰出，久致杂有鲜血，又以为肺热也。进紫菀汤止血润肺，病未少减，驯至神疲肌削，潮热盗汗，渐入虚劳之门。自认是乃父遗传，无可奈何。伊春月客于外祖家，邂逅（xiè hòu）晤余，恳为诊治。切脉浮而细数，咳逆气短、潮热寝汗等劳证毕具。溯其始源，乃知先日风寒未解，内闭成热，虚火上炎，肺金受损，真阴内亏，火动其血，血随火升，故咳嗽咯血之证起。虽为火热内扰，而前感未清，可自其咳则清涕出与脉浮二者知之。但肺热当清，陈寒宜祛，法当全面兼顾，选用千金麦门冬汤。以麻黄、生姜宣肺祛寒，紫菀、半夏、五味镇咳敛肺，麦冬、桑皮、桔梗、竹茹清热祛痰，甘草调协其中，是一方而扼其要也。药后咳汗均减，夜得少卧，它证则如故。嘱再服前方三剂，汗与潮热俱无，痰少血止，脉不浮而细数，是风邪已去而肺热未清。况咳久肺伤，阴津亦亏，改投滋阴清肺之百合固金汤：

生地、熟地各三钱，玄参五钱，川贝、桔梗、麦冬、芍药、当归各三钱，甘草二钱，加内金、谷芽以和胃气。

四剂而后，各证皆除，惟人尚虚弱，食纳未健，宜进补脾益气之药，处以参苓白术散：党参四钱，莲肉、山药、薏米、白术、扁豆各三钱，陈皮钱半，茯苓二钱，甘草、砂仁、桔梗各一钱。

水煎服，早晚吞服六味地黄丸，以滋肾水。历时月余，食欲增进，而面色丰润、神气奕奕矣。

【解读】

病史：本案患者中青年男性，因感风寒后，未经疏解，即予滋阴清热，引邪入内，咳更剧，痰少，痰中带血，又以为肺热，予紫菀汤止血润肺，病未减轻，逐渐出现神疲肌削，潮热盗汗，渐入虚劳之门。伊春月客于外祖家，邂逅赵老，恳为诊治。

初诊：精神萎靡，形体瘦削，咳逆、气短，咯痰少、痰中带血，咳则清涕出，潮热、盗汗。脉浮而细数。

分析：风寒未解，内闭成热，虚火上炎，肺金受损，真阴内亏，火动其血，血随火升，故咳嗽咯血。

诊断：咯血。

辨证：阴虚内热，外寒未清。

治法：滋阴清肺热祛痰，兼以宣肺祛寒。

处方：千金麦门冬汤（麻黄、生姜、紫菀、半夏、五味、麦冬、桑皮、桔梗、竹茹、甘草）。

二诊：3剂后咳减，痰少血止，夜得少卧，汗与潮热俱无，脉不浮而细数。

处方：百合固金汤。

三诊：4剂而后，各证皆除，唯人尚虚弱，食纳未健。

善后：参苓白术散加早晚吞服六味地黄丸。历时月余，食欲增进，而面色丰润、神气奕奕矣。

【讨论】

1. 学习千金麦门冬汤

赵老初诊时该患者以阴虚肺热的症状为主，咳则清涕出的症状很容易被我们忽略，但赵老详细地问诊及不放过任一蛛丝马迹的线索，结合脉象，分析患者虽以阴虚内热为主，但外寒仍存，因此，治疗上，不可一味清热养阴，应同时注意散表之寒邪，因此，选用两者皆备的千金麦门冬汤，方证相应，服用3剂即诸症明显缓解。

作者于《中华医典》中未检索到千金麦门冬汤，从赵老所处方来分析，本方为肺阴虚而外感风寒而设，这里提醒后学肺阴虚和外感风寒可同时并见。

此案的启示：外证未除时，即使内热之证已很明显，在治疗中也要兼顾外证解表。

2. 一诊患者外证解除后，仍有咳嗽、痰少，脉细数的阴虚肺热证，此时，有无用麦门冬汤的机会？如何与百合固金汤鉴别？

麦门冬汤出自《金匮要略·肺痿肺痈咳嗽上气病脉证治第七》，原文："火逆上气，咽喉不利，止逆下气者，麦门冬汤主之。"胡希恕老师明确提出本方治疗肺阴虚有热的咳嗽，其咳嗽特点为咽干、咳嗽、痰黏，重点是麦冬的用量要大，本方以滋阴为主，清热之力不足；百合固金汤方中以生地、玄参、麦冬、熟地滋阴凉血，兼予清热化痰药，如患者为阴虚动血或有动血之势，百合固金汤更适合。

（**解读** 胡丽娜 **阅改** 苏巧珍）

2020 年 5 月 27 日

67.1 吐血（一）

农民萧大有，34 岁，住零陵荷叶塘村。某晨忽大吐血，先为瘀黑块状，后系鲜红新血，时少时多，三整日未断，服药杂治均罔效，病情日形严重，特来迎治。患者蜷卧于床，血吐犹未少止，面白惨淡无神，四肢厥冷，舌胖润无苔，身倦不欲动，口渴喜暖饮，亦不多，脉细微欲绝，此阴阳衰微，将见离决之候。检阅服方，皆苦寒折之，如三黄解毒汤、龙胆泻肝汤之类，是欲止血而过服寒凉之所造成。现当生死存亡千钧一发，唯有回阳固本之一法，当处以人参四逆汤：力参（蒸兑）五钱，生附八钱，干姜五钱，炙草二钱。

上方意在回阳救厥温经止血也。半日连服二大剂，夜半阳回，肢微温，血仍点滴未停，因略为易方：力参五钱，附子三钱，黑姜炭（炮透）四钱，炙草二钱，水煎，冲发炭及童便服。

上方温以止血，二剂血果止。讵知日晡身发高热，烦躁不安，脉则洪数而软，乃血气来复，故现此离奇之假象，不应为所眩惑，治宜温平补血，疏当归补血汤加炮姜。二剂后，热退神宁。不料夜半腹大痛，拒按，大便已数日未行，此由阴证而转属阳明，然在《伤寒论》中已有调胃承气汤法治，今特小其剂以用之：大黄（酒制）三钱，芒硝（冲）二钱，甘草二钱。

一剂便下痛止，改用益气补血之药，逐渐安平。

【解读】

萧大有，男性(据名字推测)，34 岁，农民，住零陵荷叶塘村。某晨忽大吐血，先为瘀黑块状(瘀血)，后系鲜红新血，时少时多，三日未断，前医先后予服三黄解毒汤、龙胆泻肝汤之类治均无效，病情日益加重，请赵老诊治。

诊时症见：精神疲倦，四肢蜷缩而卧，仍有吐血，时少时多，面白惨淡无神，四肢厥冷，身倦不欲动，口渴喜少量暖饮，舌胖润无苔，脉细微欲绝。

辨证：阳气衰微。

分析：前医过用寒凉清热止血之品造成阳虚，出现阳气衰微，血失固摄。

治法：回阳救厥、温经止血。

处方：人参四逆汤(详见上)。半日内连服 2 剂。

二诊：夜半阳回，肢微温，血仍未止。

处方：上方减附子量至三钱，易干姜为黑姜炭，冲发炭及童便。2 剂。

三诊：血止。日晡出现高热，烦躁不安，脉则洪数而软。

分析：这是血气来复的假象。

治法：温平补血。

处方：当归补血汤加炮姜。2 剂。

四诊：热退神宁，不料夜半腹大痛，拒按，大便已数日未行。

分析：阴证转属阳明，为调胃承气汤方证。

处方：大黄三钱(酒制)，芒硝二钱(冲)，甘草二钱。1 剂。

结果及善后：便下痛止，改用益气补血之药，逐渐安平。

【讨论】

1. 患者就诊赵老之前于前医处诊治时，前医先后予三黄解毒汤、龙胆泻肝汤止血，应该是看到患者吐血之色鲜红而考虑有热象，且患者初吐血时精神未必差、脉未必细微(依作者多年临证经验推测)，这涉及一个问题，对吐血的寒热判断，如何判断此吐血是热伤血络，还是气虚或阳虚不摄血所致？

寒热判断似乎应该是一目了然的，但在临床中却时有混淆，本案中前医予苦寒清热药止血一定是先前有成功的经验，且前医诊治时患者的寒象不显，因此予清热药止血，但前医不该一误再误，在三黄解毒汤不效，且患者寒象越发明显时继续予清热解毒，致患者出现了阳气虚衰之象。在临床中确有一类呕血、便血，色鲜红，脉沉有力，虽面色苍白，却声如洪钟，烦躁甚，唇舌不淡(与血红蛋白不相符)，这一类应为热伤血络的三黄泻心汤证。作者曾亲历一患者，每日夜间大量便鲜血，屡次予肠镜下止血，却烦躁甚、声音洪亮，唇舌红。予三黄泻心汤后血止。而阳虚或气虚不摄血的患者，面唇舌色与血红蛋白下降基本平行，精神萎靡不振，倦卧声低，脉细弱如丝，如本案中之患者，此时，应以益气回阳摄血止血为主。

2. 初诊时，患者阳虚四逆之证甚明，予温阳后血未止，仍有吐鲜血不断之症，此时，患者症状的好转表明方证是相应的，但为什么血未止，如果是我们自己的患者，会如何处理？

该患者赵老初诊时仍吐鲜血不断，赵老予人参四逆汤回阳救逆、温经止血，半日内2剂服下去之后患者阳回血未止，赵老将原方干姜易为姜炭，并加血余炭、童子尿助回阳止血，2剂血止。此处提醒我们后学：同一药源的药掌握药性很重要，干姜温阳而止血力不足，姜炭止血温阳兼备，药物制剂工艺不同，而药效不同。笔者也曾有四逆汤易干姜为姜炭加血余炭治疗阳虚型吐血的经验，其效如神，快过现代医学之洛赛克的抑酸止血之效。因此，此时在坚定判断正确的前提下，应考虑加用或换用有止血且有回阳功效的药物。

3. 患者血止后，出现高热、烦躁不安、脉洪数而软的现象，这时候我们能有赵老的定力吗？能准确判断是血气来复吗？判断的依据是什么？

从"讵知"二字推测，赵老也未料到患者服药后会出现高热、烦躁不安的现象，但赵老结合患者的脉象，断定此为血气来复，而非燥热之象，应予当归补血汤助血气恢复，同时予加用炮姜止血，2剂后患者热即退。细思在临床过程中，我们遇到此类患者治疗过程中出现发热，一定会有些惊慌："是药误？还是其他原因？"，转而会给患者做一堆相关检查，并使用抗生素，断不会想到使用当归补血汤。当归补血汤出自李东垣的《兰室秘藏》，原文："治妇人肌热，躁热，目赤面红，烦渴引饮，昼夜不息。其脉洪大而虚，重按全无。"此案虽为男子，但前有失血的因素，后出现高热、烦躁不安，脉洪数而虚，与当归补血汤证完全符合，因此，服后效如桴鼓。本方的使用指征是：失血后高热、烦躁，且脉洪大而虚。这也是赵老的判断依据。

（**解读** 周嘉梅 **阅改** 苏巧珍）

2020年5月28日

67.2 吐血(二)

黄相群，性急躁，年虽知命，犹有少年豪气。先年曾患吐血，经三十年未发。1946年因境遇不佳，心胸不舒，肝气郁滞，面鲜喜容。昨晨忽大吐，多紫黑瘀块，半日后尚不时零星而出，自煅发炭钱许，用童便冲服，血寻止。但觉胸膈胀闷，中有腥气，午后发潮热，牵延半月未治，迄至恶化，始延族兄某诊之，多日未效，病转增，乃舆来门诊。按脉弦数，舌苔黄厚，胸胁痞满，频有呕意，口苦不欲食，大便数日一行。

盖其性急则肝火旺，郁多则气横逆，血凝气滞，故胸胁满；久结之血，突然溃溢，故吐多瘀块。夫气为血帅，血资气行，血不行则必调气以行之。《医学入门》有云："气血者，同出而异名也，气行则行，气止则止。"《证治汇补》亦谓："治血必先调气，气顺则血自行。"由此可知气血关联密切，血依气行，气恃血运，调肝则气顺，清热则瘀行，瘀行则病已，乃治血不二法门。患者血虽不吐，而胸满气腥，为瘀滞明征，午后潮热，系血分热象，此为诊断上之正确依据。处以大柴胡汤开郁清热，加花蕊石（煅研冲服）消瘀，降香调气。首服二剂无异状，三剂便血数次，间有瘀块，潮热始退，胸膈舒，口中腥气减。此宜解郁和肝清理余热，改投丹栀逍遥散加茜草、丹参，再五剂诸证渐平。后用滋血开胃药调养康复。

【解读】

病史：黄相群，男性，50余岁，犹有少年豪气，平素性情急躁。早年曾患吐血，30年未再发。1946年因境遇不佳，心情不畅，肝郁气滞，面目少带笑容。昨晨忽大吐紫黑瘀块，半日后仍零星而出，自以煅发炭钱许，用童便冲服，血止。但出现胸膈胀闷，且自觉口中有腥气，午后发潮热，迁延半月未治，病情出现加重。请族兄诊治，也无效，遂请赵老诊治。

诊时症见：胸膈胀闷、胸胁痞满、口中有腥气，频有呕意，口苦不欲食，午后发潮热、大便数日一行。舌苔黄厚，脉弦数。

分析：性急则肝火旺，郁多则气横逆，血凝气滞，故胸胁满；久结之血，突然溃溢，故吐多瘀块；胸满气腥，为瘀滞明征；午后潮热，系血分热象。

辨证：肝火旺，气滞血瘀，血分有热。

治法：开郁清热，化瘀止血。

处方：大柴胡汤（柴胡、黄芩、半夏、枳实、白芍、大黄、生姜、大枣）加花蕊石（煅研冲服）消瘀，降香调气。3剂。

二诊：首服二剂无变化，三剂便血数次，间有瘀块，潮热始退，胸膈舒，口中腥气减。

治法：解郁和肝清理余热。

处方：丹栀逍遥散（丹皮、山栀、柴胡、白芍、当归、茯苓、白术、甘草、生姜、薄荷）加茜草、丹参。5剂。

结果及善后：诸症渐平。予滋血开胃药调养康复。

【讨论】

1. 此案所描述患者明显为热证吐血，《金匮要略》中对于热证所致的吐血，提出泻心汤主之，在此案中是否可用？与大柴胡汤证如何鉴别？

本案中患者除吐血外，尚见口中有腥气、胸胁痞满、口苦，午后潮热、大便数日一行等症状，少阳郁热及阳明实证同见的大柴胡汤证皆显现，因此，本案是明确的大柴胡汤证。此案中吐血是由肝气郁而化火、少阳郁热导致的吐血，同是热证吐血，与三黄泻心汤证有不同，三黄泻心汤所治疗的吐血在《金匮要略》中为："心气不足，吐血、衄血。"何为心气不足，经方大家胡希恕在《经方传真》中指出：应为心气不定，患者表现为失眠惊狂，癫痫以及其他神经症。而黄煌教授则指出三黄泻心汤所治吐血患者伴面色潮红有油光、烦躁不安、心动过速、心悸亢进等症状。刘渡舟教授指出本方适应证患者有面赤舌红、心烦不安之象。与大柴胡汤证的鉴别点在于：是否有胸胁痞满、口苦的少阳郁热之象。

2. 赵老首诊时可否予丹栀逍遥加炮姜甘草汤止血？与大柴胡汤证如何鉴别？

本案患者明确病因为肝气郁而化火、火迫血妄行之吐血，而疏肝解郁清热的药以丹栀逍遥散为代表方，一提起肝气郁而化火，很多人脑海里浮出的第一条方是丹栀逍遥散，丹栀逍遥散出自明代薛己编撰的《内科摘要》，原文云"本方用逍遥散健脾养血，疏肝解郁；丹皮泻血中伏火，山栀泻三焦郁火，诸药配伍，共奏养血清热，疏肝健脾，和血调经之功"。因此，其主治之证是在逍遥散的方证上患者有郁热的表现，逍遥散方义案 62 分析过，原方本为血虚、血热、血弱阴虚而致肝郁所设，本案患者显然无血虚、血弱阴虚之证，因此，不可予丹栀逍遥散。丹栀逍遥散与大柴胡汤证的鉴别点是：①虚证的有无：丹栀逍遥散证脉象虚，而大柴胡汤证脉象弦而有力；②郁热证的轻重：大柴胡汤证患者多急躁易怒，语声大，口苦明显；而丹栀逍遥散证多表现为郁郁微烦。

3. 患者以吐血为主症，为何自行止血后仍有诸多不适？

患者初出血时自行用童便冲煅发炭，血可止，但出血之原因未解决，极易发生再次出血，因此，仍有胸膈胀闷、口中腥味，这种现象在临床上很多见，这就像现代医学的消化道出血予胃镜下夹闭或高频电凝止血等权宜之计一样，血止后患者仍有不适，此时，需进一步治疗引起出血的原因，如消化道溃疡引起的则需进一步用洛赛克抑酸，促进胃黏膜修复。此案中，赵老指出患者血止，但出血的原因未除，需进一步疏肝解郁清热，并化瘀血，以解除病因方可。

本案提醒：见血不能止血，要解决出血的原因，止血只可兼顾，不可专止。

（**解读** 黄飞霞 **阅改** 苏巧珍）

2020 年 5 月 29 日

68. 鼻 衄

朱妇，毛家洞人。夙有鼻衄证。今春以频食辛燥，热气内逼，昨日发衄尤剧，日夜不少停，如此三日夜，面白如纸，肢倦神困，头晕不能起床，服药、吹药、针灸、外治等皆罔效。彼夫以道远来询方，据述衄尚淋漓未止，不过较前为少，神气犹好，面色㿠白，舌尖紫红，苔黄而腻，食纳欠佳，小便黄短，大便如常。审为血热妄行，络伤清道，经血走而不守，随气而行，火性急速，故循经而直犯上窍，血出于鼻。患者伤于燥热，血出已多，阴分亏损，法宜补阴抑阳，热清气降，则血归经，宜甘寒存阴之品。药为：茅花（茅根亦可）一两，生地六钱，当归三钱，白芍、焦栀、香附各三钱，木通、炒荆芥各二钱，辛夷钱半。

此刘清臣《医学集成》之验方也。服三剂鼻衄止。后曾用是方治他人，皆有奇效。

【解读】

病史：朱姓妇女，毛家洞人，平素易鼻出血。今年春天患者频繁食用辛辣温燥之品，热气内逼，昨日再次出现鼻出血甚，日夜不停，如此3天，面色如纸，肢倦神困，头晕不能起床，服药、吹药鼻中、针灸、外治皆无效。请赵老诊治。

四诊：神气尚可，肢倦，头晕，面色㿠白，鼻出血仍淋漓未止，食纳欠佳，小便黄短，大便如常，舌尖紫红，苔黄而腻，脉记录缺失。

分析：血热妄行，清道之络受损，血随热行，循经上犯鼻窍致出血，伤于燥热，血出过多，阴分亏损。

治法：滋阴清热。

处方：刘清臣《医学集成》之验方茅花汤。

茅花30克，生地18克，当归9克，白芍9克，焦栀9克，香附9克，木通6克，炒荆芥6克，辛夷4.5克。

结果：服三剂鼻衄止。后曾用是方治他人，皆有奇效。

【讨论】

1. 本案中患者失血后面白肢倦，极易让人想到气不摄血、气血两虚证，而予益气温阳摄血为法，但赵老却从清热滋阴止血的角度来治，临证中，我们如何去判定患者的寒热真假？

本案中患者失血后面白肢倦、头晕，极似气虚气不摄血之象，可能很多人在此时会予益气温阳摄血为法，从医案后面的治疗过程来看，予益气摄血必犯虚虚实实之戒。仔细分析，患者以食辛辣温燥之品诱发，除上述症状外，尚见小便黄短、舌尖紫红、苔黄而腻的热象。这时就出现了矛盾，患者外在表现为气虚甚至阳虚之象，小便及舌却表现出热象，是两者兼见？还是一真一假？如何辨别？作者认为，脉象、舌象是鉴别的关键点，真热假寒之脉必沉取有力，舌必红；而真寒假热之脉必沉取无力、舌必淡，当然，本案无记录脉象，不好妄自揣测，但舌象及小便明确提示内热之象。从赵老的治疗来看，也是以养血清热治疗为主起效，证明内热是本患者的真相，而气虚或阳虚是假象。

2. 该案既为血热妄行所致的出血，可否予三黄泻心汤来治疗？

本案为血热所致的衄血无疑，三黄泻心汤可治疗血热妄行所致的出血，关于三黄泻心汤的方证，案67.2分析过，患者除舌红苔黄厚之外，还应有心烦、心动过速，面红之象，该患者面白肢倦，有气随血脱之象，因此，予三黄泻心汤可止血，但有伤阳之弊，不如赵老所用之茅花汤考虑周全，更加对证。

（**解读** 安 畅 **阅改** 苏巧珍）

2020年5月31日

69. 尿 血

廖妇，尿血十余年，乃尿与血并出，血多则腹胀减，然尿血无间日，医治以来，未曾少愈，亦未特别加剧，故时治时不治焉。昨日来诊，脉细数，尿血或痛或不痛，月经常先期，色黯而少，一二日即净，饮食佳，心烦多梦，夜不安眠，当时认为患者必血虚，经少而黑必瘀积，治用补血行瘀之剂，如生化汤、四物汤加桃仁、红花，补多于攻，而血下反多，又以为攻逐所致，瘀尽或血可止，岂知不然，半月淋滴不已，始知其药之非，因细研诘。乃云："先年曾患梅毒，丹熏虽愈，后多白带，黏汁腥味，从未少间。"从知为湿毒潴留，气血瘀滞，法应清利以养血，不宜攻逐而伤阴，疏用猪苓汤清热渗湿，止血滋阴，信可奏效，却又不然。经一再潜思，始恍然悟，猪苓汤清热而不解毒，止血而不行瘀，治非其道，宜乎不效。为今之计，则勿鳃鳃以虚为虑，宜专力清热利湿解毒行瘀，齐头并进，作正本清源之筹，遂处八正散加土茯苓、银花、牛膝、茜草等味。连进五剂，先则尿血加多，杂下血点黏液，后则逐渐减少，十剂尿血全止，小便清利，白带亦无，夜间已能安卧。复进滋血解毒健胃之药二十余剂，食进体健，遂告痊愈。

【解读】

病史：廖某，成年女性，因"反复尿血十余年"就诊，血多则腹胀减轻，每日均见尿血症状，既往经治疗尿血未见好转，也未见加重，所以治疗断断续续。来诊。

初诊：反复尿血，血、尿并出，尿血有时痛有时不痛，伴腹胀，血多时腹胀可减轻，饮食胃纳正常，心烦梦多，眠不安稳，经期提前，色黯，量少，每次持续1～2天，脉细数。

辨证：血虚血瘀。

治法：补血行瘀。

处方：先后予生化汤（当归、川芎、桃仁、甘草、炮姜、酒）、四物汤（当归、白芍、熟地黄、川芎）加桃仁、红花。前后约15剂。

结果：血下反多，初起自认为攻逐瘀血所致，瘀血尽可能尿血即止，结果半月仍淋漓不已，始知药不对证。（此处提醒我们服药后持续时间长的出血说明非排瘀反应而是疾病所致）。

二诊：补充病史（曾患梅毒），治愈后白带多，黏稠味腥臭，持续性。

辨证：湿毒潴留，气血瘀滞。

治法：清利以养血，清热渗湿，止血滋阴。

处方：猪苓汤（茯苓、猪苓、泽泻、滑石、阿胶）。

三诊：无效。

分析：猪苓汤清热而不解毒，止血而不行瘀。

治法：清热利湿、解毒行瘀。

处方：八正散（木通、车前子、瞿麦、萹蓄、滑石、山栀子仁、甘草、大黄）加土茯苓、银花、牛膝、茜草等味。5剂。

结果：尿血加多、杂下血点黏液，后则逐渐减少（与前不同的是前方用后下血半月淋漓不止，此处为先下血多，后逐渐减少），十剂尿血全止，小便清利，白带止（湿去），夜间安卧（热清）。

善后：滋血解毒健胃之药。

【讨论】

1. 赵老初诊和三诊后皆出现了尿血增多的情况，但却认为首诊为药不对证，三诊为瘀血排出而向愈，在临证时我们如何做到准确判断是排瘀向愈？还是病不愈甚至加重？

此案中患者赵老初诊和三诊皆出现了尿血增多的情况，但初诊是病不愈，而三诊则认为是瘀血排出向愈，区别在于：初诊服药后尿血增多后无逐渐减少的过程，而三诊时尿血先增多，后逐渐减少。此案提醒后学：判断药后尿血是排邪反应还是病情加重的依据是尿血是否随时间推移逐渐减少，如逐渐减少，说明是排瘀外出，药已对证，大可放心。

2. 二诊时赵老予猪苓汤为何不效，三诊时予八正散加味取效，两方皆可利湿通淋，临证时，此二方方证如何鉴别？

猪苓汤出自《伤寒论》，有两条原文涉及本方："若脉浮，发热，渴欲饮水，小便不利者，猪苓汤主之。""少阴病，下利六七日，咳而呕渴，心烦不得眠者，猪苓汤主之。"对本方的方证分析，作者认为刘渡舟教授分析透彻，他认为本方治疗热与水结于下焦的小便不利、尿血等为主症的病证。但本方以清热止血、滋阴利尿为主，本案患者有湿毒之邪的腥臭白带，其解毒力不足，故不效。八正散出自《太平惠民和剂局方》，原方："治大人、小儿心经邪热，一切蕴毒，咽干口燥，大渴引饮，心忪面热，烦躁不宁，目赤睛疼，唇焦鼻衄，口舌生疮，咽喉肿痛。又治小便赤涩，或癃闭不通，及热淋、血淋，并宜服之"。从原文可以看出，本方除利尿通淋的作用外，解热毒之力更强，赵老在此方基础上加土茯苓、银花加强了本方的清热祛湿解毒，加牛膝、茜草之止血活血，方证相应，起效迅速。两方的鉴别点：猪苓汤多有口渴、舌红、脉细阴伤之象；八正散则咽干口燥、烦躁等热毒之象更明显。具体以本案中，患者白带多而腥臭是热毒的表现。

（**解读** 吕少华 **阅改** 苏巧珍）

2020 年 6 月 1 日

70. 肠 痈

郭三太，男，50 岁。少腹硬痛，大便不正常，小便点滴难通，服药针灸皆不验。日用导尿法，痛得缓解，数月来病终未除。一日，走来商谈，并谓："平日饮食如常，少腹胀痛，近日稍缓，手不可按，小便始终不通，但尿时茎中不痛，尿清白，大便二日一次，却不畅，"切脉沉数，舌苔微黄，胸胃间亦无痞满感觉。窃自上证论之，如属肾不化气，则前服滋肾调气药当有效；如属膀胱蓄热，则尿应黄或疼；如属膀胱瘀结，虽与少腹痛类似而无狂状。如此，殊非前阴证也。又其少腹痛处有微热，大便多不畅，或由肠间痈肿，撑塞尿液下引之路，故小便难出而少腹胀痛。脉沉数则为下焦有热之征，且能食，胸胃不痞胀，足证中上焦之无病而病在下焦，不在膀胱而在直肠之间，似为可信。因处仙方活命饮（银花、防风、白芷、归尾、陈皮、草节、贝母、花粉、乳香、没药、山甲、皂刺），加大黄。二剂痛稍减，小腹甚热，再三剂始得溏便一次，小便尚不通畅。嫌其药力过薄，竟以肠痈之法治之，疏金匮大黄牡丹皮散（大黄、丹皮、冬瓜仁、桃仁、芒硝），加红藤、银花、连翘、贝母、桔梗、南香、木通之属，浓煎顿服。每日二大剂，后下脓血甚多，小便可点滴自出，不痛不黄，知为证属肠痈，药服五日，效出意外。更于前方大其剂量再进之，又二日，便下脓血数次，粪却甚少，小便虽能自利，但仍不畅，少腹已不痛，此为痈肿虽破，而毒邪未尽，宜进一步清逐，改用生血排脓之清肠解毒汤（苦参、玄参、槐米、银花、地丁、紫草、天葵、凤尾草、黄连、白头翁、甘草、公英），加红藤、归尾、贝母诸品，大剂煎服。又八剂，初则脓血杂下，后则粪便屡行，小便以次顺通，病遂霍然。

【解读】

病史:郭三太,男,50岁。少腹硬痛,大便不正常,小便点滴难通。前医予服药(滋肾调气中药)、针灸皆无效。每日用导尿法,痛得缓解,数月来病终未除。前来找赵老诊治。

诊时症见:少腹胀痛、痛处有微热、手不可按,小便不通,但尿时茎中不痛、尿清白,大便二日一次、却不畅,平日饮食如常,胸胃间无痞满感觉,舌苔微黄,脉沉数。

分析:如属肾不化气,则前服滋肾调气药当有效;如属膀胱蓄热,则尿应黄或疼;如属膀胱瘀结,少腹痛与膀胱瘀结所致类似但无狂状。排除这几种情况。少腹痛处有微热,大便多不畅,可能是由肠间痈肿、堵塞尿液下行之路,故小便难出而少腹胀痛;脉沉数则为下焦有热之征,能食、胸胃不痞胀,说明中上焦无病而病在下焦,不在膀胱而在直肠之间。

辨证:下焦肠道热证。

处方:仙方活命饮(银花、防风、白芷、归尾、陈皮、草节、贝母、花粉、乳香、没药、山甲、皂刺),加大黄。2剂。

结果:痛稍减,小腹甚热,再服三剂始得溏便一次,小便尚不通畅。考虑药力不足,予治肠痈之法治之。

处方:金匮大黄牡丹皮散(大黄、丹皮、冬瓜仁、桃仁、芒硝),加红藤、银花、连翘、贝母、桔梗、南香、木通之属。浓煎顿服,每日二大剂。

结果:大便下脓血甚多,小便可点滴自出,不痛不黄,知为证属肠痈,药服五日,效出意外(以方测证)。更于前方大其剂量再进之(方证相应,大胆加量),又二日,便下脓血数次,粪却甚少,小便虽能自利,但仍不畅,少腹已不痛。

分析:痈肿虽破,而毒邪未尽,宜进一步清逐。

处方:生血排脓之清肠解毒汤(苦参、玄参、槐米、银花、地丁、紫草、天葵、凤尾草、黄连、白头翁、甘草、公英),加红藤、归尾、贝母诸品,大剂煎服。

结果:又八剂,初则脓血杂下,后则粪便屡行,小便以次顺通,病愈。

【讨论】

此案以小便不利、少腹胀痛为主诉,却从肠痈入手来治疗获痊愈,临证时我们如何做到准确判断病变部位?

这是一个很精彩的案例,患者小便不利、少腹胀痛,从习惯思维的角度来讲,大多数医者包括我自己一定会犯前医一样的错误,从通利小便着手,不过考虑至患者少腹胀痛、小便色白,我可能会予五苓散以利尿通淋。但从后面治疗的经过来看,必然无效。赵老经过细致的分析,给我们后学做了个很好的示范,排除肾虚失于气化、膀胱蓄热、膀胱瘀结证后，仔细摸过患者少腹痛处有微热，排除膀胱郁热之象，结合大便不畅，则考虑是肠道有热所致痈肿导致，因此，予清热解毒排脓的仙方活命饮加大黄治疗，药后患者痛减而腹热不减，说明药有效，只是清热之力不足，因此，先后予换大黄牡丹汤加味、清肠解毒汤来加大清热排脓之力，取得了理想的疗效。

此案给我们的提示：详细的问诊、切诊（切脉、切腹）、前医治疗的经过皆是我们辨证的依据，如此案的小便不利，赵老就示范性地告诉我们从小便不利入手，如何辨证及鉴别，在治疗的过程中，可以进行诊断性治疗，一旦有效而不全效，可大胆加大力度，大剂量用药，重剂起沉疴。并且根据治疗后，患者病情的变化，及时调整方药，知犯何逆，随证治之。

（**解读** 兰彩虹 **阅改** 苏巧珍）

2020 年 6 月 2 日

71. 痢 疾

吾师蔡仁山先生邃于医学，时起大病，殁虽四十年，人犹称之。特录本案，以见一斑。豪绅甯翁，自奉甚奢，以不慎酒食，由泻传痢。翁时以体虚为言，而医不究病因，从而阿附，不敢尽攻逐之能事，仅以痢门套方加参、归杂进，渐致腹胀痛，利频不爽，脓血杂下，日夜无度，因而卧莫能兴，尚进归、地、枳、朴诸品，企图缓解，病更不廉。家人惧，飞舆迎吾师。诊脉沉实，舌苔黄燥，腹痛里急，下利脓血，口微渴，小便黄。师笑曰："此大承气、白头翁汤证。人虽虚，证则实，当急攻之以存阴，不可养痈以贻患，攻即养正，何惧之有。"疏予：厚朴四钱，大黄五钱，枳实、黄连、黄柏各三钱，元明粉（另兑）三钱，去秦皮，加红藤、隔山消各二两，浓煎顿服，一日二剂。其家惊为药重。师曰："病重宜药重，药轻何益，服此可立愈。"药后，脓血大下，腹痛锐减，再剂脓血少，食知味，腹已舒，可起床自便。是时病势大挫，不宜重药，改服清导滋阴之白头翁、银花、连翘、枳实、厚朴、归尾、生地、芍药等品，又三剂，诸证悉退，再略事清补收功。然前医明知证实而不敢攻，因循坐大，其势日亟。吾师见病知源，毅然攻逐，实胆大而心细也。非吾师经验之富，曷克臻此。

【解读】

病史：豪绅甯翁，平时生活奢华，不慎酒食，先泻后痢。甯翁平时总认为自己体虚，前医不究病因，附会患者，不敢予攻逐，而从虚论治，予治痢疾的常规套方加参、归一类的补益之剂。逐渐出现腹胀痛、下利频频，且里急后重，脓血杂下，日夜不停，逐渐卧床，仍予归、地、枳、朴等药，病更重。家人害怕，请赵老的老师蔡仁山先生诊治。

诊时症见：卧床而不能起，腹痛里急，下利脓血，口微渴，食不知味（从后面治疗后“食知味”可得出），小便黄，舌苔黄燥，脉沉实。

分析：人虽虚，证则实，当急攻之以存阴，不可养痈以贻患，攻即养正。

辨证：邪热壅滞于肠胃。

治法：急下胃肠实热积滞，以救阴液。

处方：大承气汤合白头翁汤加减[厚朴 4 钱，大黄 5 钱，枳实 3 钱，黄连 3 钱，黄柏 3 钱，元明粉（另兑）3 钱，去秦皮，加红藤 2 两、隔山消 2 两]，浓煎顿服，一日二剂。

结果：服药后即脓血大下，腹痛锐减，再剂脓血少，食知味，腹已舒，可起床自便。

分析：病势大挫，不宜重药。

治法：清导滋阴。

处方：白头翁、银花、连翘、枳实、厚朴、归尾、生地、芍药等品，又三剂，诸症悉退。

善后：略事清补收功。

【讨论】

1. 从本案描述看，前医一诊时，患者“时以体虚为言“，推测患者平时或者诊时有疲倦乏力等看似体虚之象，否则前医不可能妄事补虚，而蔡老根据患者病情果断判断该患者为应下之的实证，其依据是什么？在临证时如何做到精准判断？

从本案的描述来看，蔡老判断此患者为实证的依据为：①脉沉实；②舌苔黄燥；③前医愈补愈痢的治疗经历。事实上，在我们的临证中，大多数医者对脉象的把握很难做到精准，这导致大家可能对虚实的判断缺了一个非常重要的依据，但舌象及前医的治疗经历相对容易获取且较统一；个人经验，腹诊在临床中有无可替代的优势，腹痛是否拒按是判断虚实的重要依据，比方此案中患者，一定有腹痛拒按的情况，如前医能够进行规范的腹诊或仔细询问患者是否触按更加不舒服，则会判断更加准确，不致误诊误治。

2. 蔡老首诊用大承气汤合白头翁汤加减，但为何不用“白头翁汤”的白头翁以及秦皮呢？

蔡老接诊患者时，患者舌苔黄燥，已出现热盛伤阴之势，此时，予大承气汤大泻肠道所结之热，并予合白头翁汤清热解毒、凉血止痢，蔡老描述去秦皮，但事实上白头翁及秦皮皆未用，而是予加用红藤、隔山消。分析如下：白头翁，入大肠、肝、胃经。有清热凉血，解毒的功效。《神农本草经》描述：“主温疟狂易寒热，癥瘕积聚，瘿气，逐血止痛，金疮。”《伤寒蕴要》：“治热毒下痢，紫血鲜血者宜之。”后世医家多用来治疗赤白痢下。红藤,《四川中药志》"性凉,味苦,无毒;入肝、大肠二经",有败毒消痈,活血通络,祛风杀虫的功效。隔山消,《本草纲目》曰有"主腹胀积滞"之效。因此,考虑蔡老以红藤代替白头翁不仅有消肠道痈脓、解热毒且有活血之效,去偏于收涩的秦皮,加隔山消以助消除肠道积滞。

(**解读** 邱思婕 **阅改** 苏巧珍)

2020年6月3日

72. 脚 气

船工韦友楚,壮热畏寒,身痛不休,数日后转移腰髋及踝,沉重肿痛,甚至脚痿弱不能起行,寒热仍未解。其人行船江上,湿热易伤,由于湿热下注而成脚气。《素问·太阴阳明论》云:"伤于风者,上先受之;伤于湿者,下先受之。"《千金方》谓:"风湿所中,由坐立湿气,湿气袭于经络皮肉,遂成脚气。"东垣亦谓:"脚气实由水湿。"林珮琴则谓:"凡脚气多从暑湿得之,故肿痛多属湿热。"由此可知脚气为壅病,湿热聚则为肿,疼则为风,本证风湿热三者兼而有之。其脚沉重肿疼,脉濡而数,口舌干燥,小便黄短,即为明证。

治以祛风利湿清热之剂,如苍术、防己、薏苡、滑石、木瓜、加皮、茅根、木通、知母、黄柏、羌活、独活诸品,浓煎服。

二剂热疼均减,肿未消,尚难起行,惟湿热之化,原在清解渗利,缓以图功。乃宗上意,改予当归拈痛汤(当归、苍术、防己、升麻、猪苓、泽泻、茵陈、羌活、葛根、茯苓、白术、苦参、知母、甘草),每日二剂,持续十日,脚肿始消,可沿凳行。后于原方出入加减,再服五日,行动可以自如,进以调气行血药,半月愈。又行船江上矣。

【解读】

病史:患者为成年男性,船工,急性发病,壮热畏寒、身痛不休,数日后转移腰髋及踝,沉重、肿、痛,双下肢乏力,不能起行,寒热仍未解,口舌干燥、小便黄短,脉濡而数。

分析:其人行船江上,湿热易伤,由于湿热下注而成脚气。脚气为壅病,湿热聚则为肿,疼则为风,本证风湿热三者兼而有之。

诊断:脚气。

辨证:风湿热证。

治法:祛风利湿清热。

处方:苍术、防己、薏苡、滑石、木瓜、加皮、茅根、木通、知母、黄柏、羌活、独活。浓煎服。

结果:二剂,热、疼均减,肿未消,尚难起行。

分析:湿热之化,在清解渗利,缓以图功。

处方:当归拈痛汤(当归、苍术、防己、升麻、猪苓、泽泻、茵陈、羌活、葛根、茯苓、白术、苦参、知母、甘草)。每日二剂,10 日。

结果:脚肿始消,可沿凳行。

处方:上方出入加减,再服 5 日。

结果:行动自如。

善后:调气行血药,半月愈。

【讨论】

1. 此案中患者起初壮热、畏寒、身痛不休,该用什么处方?

本案中患者为船工,长期于江上走,生活条件多湿,患者初起壮热、畏寒、周身疼痛,推测无汗(因有汗者多为高热不恶寒,或恶寒不高热),此为寒邪闭塞卫表的征象,符合麻黄汤的使用指征,结合患者久在江上生活及工作的环境,符合经方大家胡希恕指出的麻黄加术汤方证"麻黄汤证而湿痹烦疼者,皆用之",因此考虑此时应予麻黄加术汤。

2. 赵老诊治时,患者表现为壮热、畏寒、腰髋以下沉重肿痛,有用桂枝芍药知母汤的指征吗?

桂枝芍药知母汤出自《金匮要略·中风历节脉证并治第五》:"诸肢节疼痛、身体尪羸,脚肿如脱,头眩短气,温温欲吐,桂枝芍药知母汤主之。"本案患者之脚肿痛与此条描述颇为相似,且本方所主治的方证现代经方大家胡希恕及刘渡舟皆认为风寒湿邪所引起的痹证,似本案有使用指征。但患者表现除恶寒、发热、脚肿、下肢乏力的风寒湿证外,尚有口干舌燥、小便黄短的热证,说明患者已转为风湿热证,与本方证不符,因此,不可予桂枝芍药知母汤。

3. 学习当归拈痛汤

当归拈痛方出自张元素《医学启源》,原文:"治湿热为病,肢节烦痛,肩背沉重,胸膈不利,遍身疼,下注于胫,肿痛不可忍"。原方:羌活(半两)、防风(三钱。二味为君)、升麻(二钱)、葛根(二钱)、白术(半钱)、苍术(三钱。四味为臣)、当归身(三钱)、人参(二钱)、甘草(五钱)、苦参(酒浸,二钱)、黄芩(二钱,炒)、知母(酒洗,三钱)、茵陈(酒炒,五钱)、猪苓(三钱)、泽泻(三钱)。原文自注:"经云:湿淫于内,治以苦湿。羌活苦辛,透关节而胜湿;防风甘辛温,散经络中留湿,故以为主。水性润下,升麻、葛根苦辛平,味之薄者,阴中之阳,引而上行,以苦发之也。白术苦甘温和除湿,苍术体质轻浮,气力雄壮,能去皮肤腠理之湿,故以为臣。血壅而不流则痛,当归身辛温以散之，使气血各有所归。人参、甘草甘温补脾，养正气，使苦药不能伤胃。仲景云：湿热相合，肢节烦痛，苦参、黄芩、知母、茵陈。苦参者，乃苦以泄之也。凡酒制药，以为因用。治湿不利小便，非其治也。猪苓甘温平，泽泻咸平，淡以渗之，又能导其留饮，故以为佐。气味相合，上下分消其湿，得以宣通也。”从原文可以看出，本方所治为风湿热邪留滞肌肤经络关节所致之痹证，与此患者病机相合。本方的方证除原文描述的周身肢节烦痛、下肢肿痛外，尚应有小便黄短、舌苔黄腻等湿热之证的表现。

（**解读** 郭 硕 **阅改** 苏巧珍）

2020 年 6 月 4 日

73. 泄 泻

黄清云，男，35 岁。伤于饮食，旋则腹疼水泻，口微干，心烦不能寐，服黄连理中汤不效。延诊时，证为烦满喜呕，腹痛时泻，气冲而鸣，唇红，舌苔微黄，身微似有热，脉细而滑。然以全证观之，乃热笼于上，寒积于下，阴阳升降失职之所致。前方用黄连以清上热，理中而温中焦，于证似不大谬，而不效者，良由补多于清，缺乏宣降之品耳。今分析其病理，其腹痛也，因寒邪居于下焦，郁滞不通而为痛；腹鸣泄泻，气逆上冲，系因中气下陷，脾阳衰弱，不能腐熟水谷，变化精微，而酝酿其间，或鼓鸣而冲逆，或下行而注泻，是为成病之因。至其治法，则以和阴阳调脾胃为本证之主要关键，不过其成分热象多而虚象少，又以黄连汤为适合病机，而较用连理汤为胜。其方黄连、半夏，清上热降逆气以和胃，参草、大枣补中气健脾胃而调上下，桂枝、生姜散寒温中，尤具降冲作用，并加茯苓之渗利止泻，花粉之生津清热，如此组合，颇切恰病情。药服二剂，呕减而泻增，再剂呕全止，泻亦减，日仅数次，腹痛除，小便长。自觉有效，原方再服。今晨已不泻，食纳略振，脉见缓和，舌上有薄苔，知病已退。改进健脾和胃之异功散，加麦冬、石斛以养胃阴，十剂而复元。

【解读】

病史：黄清云，男，35 岁。伤于饮食，突发腹疼水泻，口微干，心烦不能寐，服黄连理中汤（补多于清，缺乏宣降之品）不效。请赵老诊治。

诊时症见：身微似有热，烦满喜呕，腹痛时泻，气冲而鸣，唇红，口微干，心烦不能寐，纳差（从后“食纳略振”推知），舌苔微黄，脉细而滑。

辨证：热聚于上，寒积于下，阴阳升降不调。

分析：黄连理中汤中黄连清上热，理中汤温中焦，基本符合患者病机，不效的原因在于补多于清，缺降之品。腹痛为寒邪居下所致，腹鸣泄泻、气逆上冲是中气下陷、脾阳衰弱，腐熟水谷失职，变化精微，而酝酿其间，或鼓鸣而冲逆，或下行而注泻。

治法：和阴阳调脾胃。

处方：黄连汤加味（黄连、半夏、人参、甘草、大枣、桂枝、生姜、茯苓、花粉）。

二诊：药服两剂，呕减而腹泻增，再剂呕全止，腹泻亦减至日数次，腹痛消失，小便长。三剂后不腹泻，胃纳好转，脉见缓和，舌见薄苔，可知病已退。

善后：异功散（人参、茯苓、白术、甘草、橘皮），加麦冬、石斛以养胃阴，共十剂痊愈。

【讨论】

本案中赵老分析医者初用黄连理中汤与证基本相符，但不效，赵老易黄连汤则起效迅速，两方如何鉴别？

黄连理中汤为理中汤加黄连，理中汤出自《伤寒论》，原文："霍乱，头痛发热，身疼痛，热多欲饮水者，五苓散主之；寒多不用水者，理中丸主之。""大病差后，喜唾，久不了了，胸上有寒，当以丸药温之，宜理中丸。"从原文可看出，理中丸为中焦虚寒的吐泻及多唾症而设；而连理汤在《白话汤头歌诀》中云："设若寒热错杂，既有中焦虚寒，又有兼夹湿热者，可加入川连，以清湿热，那便是连理汤。"为理中汤的基础上出现湿热证，在《症因脉治》中用来治疗中焦虚寒兼见呕吐酸水之症。由上述可推知，本方的方证为：呕吐酸水、泄泻无臭味的水样便。

黄连汤出自《伤寒论》，原文："伤寒，胸中有热，胃中有邪气，腹中痛，欲呕吐者，黄连汤主之。"经方大家胡希恕指出本方辨证要点为：心烦、心下痞满、腹痛或干呕下利者。并指出本方的桂枝有降冲逆的作用，因此，如有心烦悸效果更佳。全国名中医黄煌教授指出本方方证为：腹中痛、欲呕吐、心烦失眠者。

结合赵老的分析，两方的相同方证在于：腹痛、腹泻无臭味、呕吐。鉴别点在于：①呕吐酸水有无；②心悸或气上冲感的有无；③心下痞满症的有无。

（**解读** 陈丽纯 **阅改** 苏巧珍）

2020年6月5日

74. 虚 劳

黄君治齐，近日由乡来城探亲，乘便到院门诊，且曰："吾排泄之小便如猪脂或若烛油随尿源源而出，不痛不涩，尿已即止，而以晚间为多。但饮食起居如恒，并无若何不适，如能营养或节劳，病或小间及量减。十年来经治多医，有作白浊治者，有作膏淋治者，有作肾虚气弱精关不固治者，甚有作丝虫病治者，皆鲜效。近则腰酸膝软，头晕目花，大便稀薄，腹胃略胀，行促或稍劳即觉中气不能上续。”聆后，详审上述证情，其人先未病淋，何来白浊，再由尿出如胶，以及营养节劳得减与腰疼目花腹胀便溏等候推测，又诊两尺虚弱，关不任指，大致肾亏脾弱，阳气不振，而接近于膏淋之证。盖脾弱则运化失常，湿不蒸发而下注，肾亏则阳气不敛，阴精不固而外溢，湿精合流，故白如膏脂，古人所视为膏淋者以此，实则脾肾亏损之证也。现在唯一治法，只有温补脾肾培益中气，俾肾水能化气而为津，脾湿能健运而化气，升清降浊，以复其常。当拟补中益气汤运化脾湿升提阳气，又配吞肾气丸温养元阳，充裕精液，嘱服食一月再议。此后未见复来，效否不得知。又三年该地杨翁患时痢，远道延治，不期晤黄君于翁处，观其神采焕发，肌肉红润，大有今昔之异。彼曰：“吾病服赐方后，日见显效，故不再更方，持续三月，遂得根治”。

【解读】

病史：黄治齐，男，年岁职业不详，因“反复米泔样尿十年”就诊，十年来经治多医，有作白浊治者，有作膏淋治者，有作肾虚精关不固治者，有作丝虫病治者，均未显效。至赵老处求治。（膏淋属淋证一种，论曰膀胱为渗泄之府，肾气均平，则溲便清，肾气既虚，不能制其肥液，故与小便俱出，色若脂膏，故谓之膏淋，又曰肉淋。历代多以从脾肾论治。）

症见：小便如米泔样，不痛不涩，夜甚，增加营养或休息则减轻，头晕目花、腰酸膝软，腹胃略胀满，行走快或稍劳则觉气短，大便稀薄，脉诊两尺虚弱，关不任指。

辨证：肾亏脾弱，阳气不振。

分析：脾弱则运化失常，湿不蒸发而下注，肾亏则阳气不敛，阴精不固而外溢，湿精合流，下入膀胱。

治法：温补脾肾，升清降浊。

处方：补中益气汤合肾气丸。

结果：连服三个月而愈。

【讨论】

1. 病初患者独见米泔样尿（无痛无涩，夜甚），从肾虚气弱，精关不固治之，当效，然鲜效，如何理解？

本案中患者诉病初除米泔样尿外，无所苦，但“如能营养或节劳，病或小间及量减”，这句话是辨证的关键所在，提示患者有气虚证，因“劳则耗气”，但此气虚是肺气虚、脾气（中气）虚、心气虚、肾气虚？还需进一步通过问诊或搜集脉诊资料为鉴别，脉诊已无从得之，但从患者找赵老就诊时诉行走快或稍劳则气短来推测，估计初患病时患者即有体力耐力差的特点，此为脾气（中气）虚的特点，因此，考虑患者初病时以脾气虚为主，应予补中益气汤，按肾虚气弱治疗，则方不对证，故无效。

2. 赵老接诊时，通过四诊，辨为脾肾亏虚，选用补中益气汤健脾益气，举陷摄脂，肾气丸温补温阳，固精止浊，三个月而愈。如单用肾气丸是否可行？

赵老接诊时，患者除脾气（中气）亏虚的特征外，尚有头晕目花、腰酸膝软、两尺虚弱的表现，此时，肾虚之象已显现，结合患者大便稀薄，肾阳气虚可明确，患者病由脾气虚发展至肾气虚，此时，单予肾气丸补肾，而中焦的升清降浊功能无以恢复，故需合用补中益气汤，单用肾气丸则无效。

（**解读** 河文峰 **阅改** 苏巧珍）

2020年6月6日

75. 小便不利

樊氏，青年农妇也。劬（qú）劳家务，又常作业田间，以家贫，不如是助理，一家未能获温饱，故不敢一日告劳也。但其体素不健，疾病时罹，迭来就治，皆数药而安，信甚笃。1944年夏伤于湿热，饮食如常，而小便不利，有涩痛感。时余客零未归，求治于李医，认为湿热所致，先服五苓散去桂加滑石不应，易服八正散亦不应，迁延半月，精神饮食减退，肢倦无力，不能再事劳作。闻吾归，邀为之治，切脉细滑，面色惨淡，气促不续，口干微咳，少腹胀痛，大便黄燥，小便不利而疼。此下焦湿热郁滞与上焦肺气不宣，上下失调，故尿闭不通。如仅着重下焦湿热，徒利何益。因师古人上通下利之旨，用宣肺开窍诸品，佐渗利清热药为引导，当可收桴鼓之效。拟用当归贝母苦参丸（改汤）加桔梗、白蔻、鸡苏散等，是以桔、贝、蔻仁开提肺窍，苦参、鸡苏散入膀胱清热利水，当归滋血，以补不足。此与头痛医头者，大相径庭。果二剂而小便通利，不咳，尿黄而多，此湿热下降之征兆。更以猪苓汤加海金沙、瞿麦滋阴利水，清除积热，数剂小便清，饮食进，略为清补即安。

【解读】

病史：樊氏，青年农妇，平素劳累，家贫，体弱多病。1944年夏天伤于湿热，初起纳可，小便不利，有涩痛感。前医先后服五苓散去桂加滑石及八正散无效，迁延半月。

症见：精神疲倦，面色惨淡，肢倦无力，不能劳作，气促不续，口干微咳，纳差，少腹胀痛，大便黄燥，小便不利而疼。脉细滑。

辨证：下焦湿热郁滞与上焦肺气不宣，上下失调，故尿闭不通。

治法：上通下利，宣肺开窍，佐以渗利清热。

处方：当归贝母苦参丸（改汤）加桔梗、白蔻、鸡苏散（桔、贝、蔻仁开提肺窍，苦参、鸡苏散入膀胱清热利水，当归滋血，以补不足）。

结果：二剂而小便通利，不咳，尿黄而多。

分析：湿热下降之兆。

治法：滋阴利水，清除积热。

处方：猪苓汤加海金沙、瞿麦。

结果：小便清，饮食进，略为清补即安。

【讨论】

1. 患者初诊时，以小便不利及涩痛为主，并无咳嗽、气促等肺失宣肃的症状，当用什么方？

此患者初诊时以小便不利及涩痛为主，结合案中描述患者体弱多病，应考虑患者有血虚（结合后文）与湿热下注同时具备，可考虑当归芍药散合六一散同用。当归芍药散出自《金匮要略・妇人妊娠病脉证病治第二十》篇，原文："妇人怀妊，腹中㽲痛，当归芍药散主之"另外在《妇人杂病篇》中也提出："妇人腹中诸疾痛，当归芍药散主之。"刘渡舟老师认为本方所治之证为肝血虚而脾湿盛所致的腹痛为主，而胡希恕老师则明确提出本方所主治之证除腹痛外，应有"头冒眩、心下悸、小便不利等痰饮证候"，全国名中医黄煌指出本方有"养血、调经、利水、止晕的功效，适用于以腹痛、浮肿、头眩、心悸、口渴而小便不利为特征的疾病和女性血虚体质的调理"。本患者有血虚和湿热下注的小便不利并存，因此，初诊时，可考虑予当归芍药散养血利湿，予六一散清利下焦湿热。

2. 赵老诊治时患者有咳嗽及小便不利，予当归贝母苦参丸，选此方的指征在哪里？

当归贝母苦参丸出自《金匮要略》："妊娠小便难，饮食如故，当归贝母苦参丸主之。"尤在泾认为："当归补血，苦参除热，贝母主淋漓邪气，以肺主治节行于膀胱，则邪热之气除，而淋漓愈矣，此兼清水液之源也。"肺主周身之气，司"通调水道，下输膀胱"，既是水之上源，又与大肠相表里，肺气以肃降为顺，肺气郁会影响到大小便的通畅。反之大小便不通畅，又会引起肺气郁闭，对这种情况的治疗就必须上下兼顾。本方中贝母味苦微寒，入肺经，《神农本草经》记载主淋漓邪气，开肺气助肃降。苦参清热利尿，用于湿热内蕴，小便不利。当归补血润燥又可滑肠通便，可用于血虚肠燥便秘者。药仅三味，但与本案中患者病机丝丝入扣，患者精神疲倦、面色惨淡、肢倦无力为素体血虚的当归主治之证，气促不续、口干微咳为肺失宣肃的贝母主治之证，而大便黄燥，小便不利而疼为湿热下注的苦参主治之证，予加白蔻运化中焦之湿所致的纳差，加桔梗以助肺升提，加鸡苏散助苦参清利湿热，方证相应，效如桴鼓。

（**解读** 叶琛斐 **阅改** 苏巧珍）

2020 年 6 月 8 日

76.1 疝气(一)

袁素珠，青年农妇，体甚健，经期准，已育子女三四人矣。一日，少腹大痛，筋脉拘急而未少安，虽按亦不住，服行经调气药不止，迁延十余日，病益增剧，迎余治之。其脉沉紧，头身痛，肢厥冷，时有汗出，舌润，口不渴，吐清水，不发热而恶寒，脐以下痛，痛剧则冷汗出，常觉有冷气向阴户冲出，痛处喜热敷，此由阴气积于内，寒气结搏而不散，脏腑虚弱，风冷邪气相击，则腹痛里急，而成纯阴无阳之寒疝。窃思该妇经期如常，不属于血凝气滞，亦非伤冷食积，从其脉紧肢厥而知为表里俱寒，而有类于《金匮》之寒疝。其谓："腹痛脉弦而紧，弦则卫气不行，即恶寒；紧则不欲食，邪正相搏，即为寒病。"又"寒疝腹中痛，逆冷，手足不仁，若身疼痛，灸刺诸药不能治，抵当乌头桂枝汤主之。"本病症状虽与上引《金匮》原文略有出入，而阴寒积痛则属一致。因处以乌头桂枝汤：制乌头四钱、桂枝六钱、芍药四钱、甘草二钱、大枣六枚、生姜三片水煎，兑蜜服。

上药连进二帖，痛减厥回，汗止人安。换方当归四逆加吴茱萸生姜汤：当归五钱，桂枝二钱，细辛一钱，芍药、木通各三钱，甘草、吴茱萸各二钱，生姜三片，以温通经络，清除余寒，病竟愈。

【解读】

病史：青年女性，既往体健，经期准，已育子女三四人。突发少腹疼痛甚，局部拘急，持续不能缓解，按压不能缓解，服行经调气药不效，迁延十余日而病情加重。请赵老诊治。

症见：恶寒、无发热，头身疼痛，肢体厥冷，时有汗出，脐下痛甚，痛剧则冷汗出，痛处喜热敷，常觉有冷气向阴户冲出，口不渴，吐清水，舌润，脉沉紧。

分析：此由阴气积于内，寒气凝滞而不散，脏腑虚弱，风邪冷气内袭，则腹痛里急，为纯阴无阳之寒疝。经期如常，不属血凝气滞；（脐下痛、无胃胀反酸嗳气），亦非伤冷食积；脉紧肢厥属表里俱寒。

诊断：寒疝。

辨证：阴寒积痛，表里同病。

治法：祛表里寒气。

处方：乌头桂枝汤（制乌头 4 钱，桂枝 6 钱，芍药 4 钱，甘草 2 钱，大枣 6 枚，生姜 3 片）。水煎。蜂蜜兑入服。

二诊：药服两剂，痛减、厥回、汗止。

治法：温通经络，清除余寒。

处方：当归四逆加吴茱萸生姜汤（当归 5 钱，桂枝 2 钱，细辛 1 钱，芍药 3 钱，木通 3 钱，甘草 2 钱，吴茱萸 2 钱，生姜 3 片）。

结果：痊愈。

【讨论】

1. 患者初诊时表现为一派实寒的腹痛之象，有当归四逆加吴茱萸生姜汤的使用指征吗？

当归四逆加吴茱萸生姜汤出自《伤寒论》，原文："手足厥寒，脉细欲绝者，当归四逆汤主之；若其人内有久寒者，宜当归四逆加吴茱萸生姜汤"。刘渡舟强调本方主治为血虚寒厥兼内有久寒之证，其辨证要点在手足凉与脉细、少腹冷痛。而该患者的少腹痛，喜热敷，阴户有冷气出，肢体厥冷，符合该方的使用指征，但本方治疗以血虚内寒证为主，对表寒证效不佳。而赵老初诊时，该患者除有腹痛的里寒证外，尚有恶寒、头身疼痛、汗出的表证，为内外寒证同现，而乌头桂枝汤中乌头擅长散寒止痛、桂枝汤可治一身疼痛的表证，可治表里俱寒之证，更为对证。患者服用后表寒证解，再予当归四逆加吴茱萸生姜汤更为符合。

2. 乌头桂枝汤和桂枝加附子汤的组成仅一味乌头和附子之差，且两者同为一物之根茎，为何所主治之证截然不同？

仲景方中同时有乌头桂枝汤和桂枝加附子汤，两方组成的区别点为一方为桂枝汤加乌头、一方为桂枝汤加附子，但众所周知，乌头和附子同为毛茛科植物乌头的根茎，乌头为母根，附子为子根，但所主治之证却大不相同。桂枝加附子汤主治之证原文为："太阳病，发汗，遂漏不止，其人恶风，小便难，四肢微急，难以屈伸者，桂枝加附子汤主之"。乌头桂枝汤之原文为："寒疝腹中痛，逆冷，手足不仁，若身疼痛，灸刺诸药不能治，抵当乌头桂枝汤主之"。考察此两方所主治之不同，需学习附子、乌头的药证，《神农本草经》中：乌头，味辛，温，主中内、恶风洗洗，出汗，除寒湿痹，咳逆上气，破积聚、寒热；附子，主风寒咳逆邪气，温中，金创，破癥坚积聚，血瘕，寒湿，痿躄拘挛，脚痛不能行步。可以看出，两药主治相似，而乌头作为母根其温阳除寒湿痹之力更强，因此，乌头桂枝汤治疗"灸刺诸药不能治的""寒疝腹中痛""身疼痛"的表里寒证同见，而桂枝加附子汤所主之证的寒邪较轻，仅以汗漏不止、恶风的桂枝汤证及“四肢微急、难以屈伸”寒邪痹阻四肢为主。但事实上，日本经方家大塚敬节指出，桂枝加附子汤所主治也可见寒疝所致的腹痛，因此，两方只有寒邪轻重的不同，主治疾病谱区别不大。

（**解读** 刘文琛 **阅改** 苏巧珍）

2020年6月9日

76.2 疝气(二)

吕继顺，男，24岁。素有疝病，发则睾丸肿痛，行路蹒跚，兼具发热恶寒外感症状。先服中药不应，转治于医院，经针刺放水，丸肿微消，痛不减，数日又肿如故，时历两月，病未少衰。因来就诊，脉浮弦而略涩，此为风寒伤感，肝气郁结。《素问·缪刺论》曰：“邪客于足厥阴之络，令人卒疝暴痛。”由此可知，疝病不离于肝经，以肝主筋，故主痛也。今不特肝气之郁，又兼风湿，当合治之。疏以当归、白芷、连翘、川芎、防风、乳香、没药、细辛、红花、山甲、木通等品，大意在疏经活络祛风镇痛，酒水各半煎服，三剂遂愈。

【解读】

病史：吕继顺，男性，24岁。素有疝病。发则睾丸肿痛，行路蹒跚，伴发热恶寒外感症状，先服中药不效，转医院治疗，经针刺放水（从此处推测考虑睾丸为透明性水肿），睾丸肿胀稍退，但痛不减，数日后又肿胀如故，历时两月，病情仍没好转。

诊时症见：睾丸肿痛，行路蹒跚，伴发热恶寒，脉浮弦而略涩。

辨证：风寒伤感，肝气郁结。

治法：舒经活络、祛风镇痛。

处方：当归、白芷、连翘、川芎、防风、乳香、没药、细辛、红花、山甲、木通等品，酒水各半煎服。

结果：三剂遂愈。

【讨论】

本案赵老辨证为风寒伤感、肝气郁结，在治疗时为什么选择了以仙方活命饮为主的方药加减？

本案对我来说确实有点难以揣度，从处方来看，赵老选择了治疗疮疡的仙方活命饮加减，考虑赵老是从疮疡的角度去治疗，诊断患者为风寒所致，因此去除了方中的金银花、陈皮、赤芍、甘草、贝母、花粉等寒凉药，加川芎、细辛、红花、木通等温通厥阴肝经之品，仅以连翘一味清热，可见本患者之证赵老判断实为寒邪痹阻肝脉，事实证明，赵老用药方证相应，3 剂即愈，这样的思路值得我们学习。

（**解读** 林朱贤 **阅改** 苏巧珍）

2020 年 6 月 10 日

77. 酒 病

姨侄雷某，嗜酒成性，每饮辄醉，十年如一日，乡间有刘伶之绰号。近来体渐衰，因发酒病，数月一次，近来尤频，发时身痛如被击伤，苦楚异常，胸腹满硬，起卧不宁，呼号不停于口，大小便闭阻，时欲浴于极热汤中，得大汗，痛胀可稍缓，顷又复初，但经六、七日后，病渐衰，不药亦安。今发痛尤剧，日夜呻吟，逾期不愈，始延治之。切脉浮沉皆紧，表里俱实，其人嗜酒湿多，不特湿恋中宫，而且弥漫肌表，与外寒相搏，故为胀痛，温浴则毛窍开，大汗则寒湿减，因可暂安。为此，拟一面开发外散，一面渗利下行，内外兼攻，一举可效。乃于五苓散通阳利水中，加红浮萍之轻清走表，功胜麻黄，而祛湿力亦大，葛花、枳椇以解酒毒，砂仁、苍术温中燥湿而速其转化，温服厚覆，二帖汗出如雨，小便通畅，胀痛大减。惟大便数日未行，腹感满痛，此为热积肠间，非通不可，以大承气汤攻之，二剂不行，痛增剧，乃为救急计，用走马丸五分以通之，得大泻数次，腥臭难闻，痛遂止。复用清里渗湿之药排出余邪，数剂遂安。

【解读】

病史：姨侄雷某，嗜酒，每饮必醉，长时间如此，乡间有刘伶之绰号。近来身体逐渐衰弱，开始发酒病，数月一次，近来尤频。发作时身痛像被杖打，胸腹满硬，起卧不宁，呼号不停于口，大小便闭阻，时欲浴于极热汤中，出大汗后，痛胀可稍缓，一会儿又再次痛剧，但经六七日后，病渐衰，不服药也可好转。这次发作痛尤剧，日夜呻吟，逾期不愈，始延治之。

症见：身痛像被杖打，胸腹满硬，起卧不宁，呼号不停于口，大小便闭阻，时欲浴于极热汤中，出大汗后，痛胀可稍缓，一会儿又再次痛剧，切脉浮沉皆紧。

分析：其人嗜酒湿多，湿不仅留恋中宫，而且弥漫肌表，与外寒相搏，故为胀痛，温欲则毛窍开，大汗则寒湿减，可暂安。为表里俱实之证。

治法：解表散邪与渗利下行同用，内外兼攻。

处方：五苓散（猪苓、茯苓、白术、桂枝、泽泻）加红浮萍、葛花、枳椇、砂仁、苍术。温服并嘱药后覆厚被而卧。

二诊：2剂汗出如雨，小便通畅，胀痛大减。唯大便数日未行，腹感满痛。

分析：此为热积肠间，非通不可。

处方：大承气汤。

结果：2剂不行，痛增剧（药不对症，非热结阳明）。

处方：走马丸五分通之救急。

结果：大泻数次，腥臭难闻，痛止。

善后：清里渗湿之药排出余邪，数剂遂安。

【讨论】

1. 本案中患者无发热恶寒，只有身痛一症，如何判断此身痛为表寒湿证？

赵老判断此案中患者身痛为表证的依据是：汗后周身痛及腹胀可稍缓解，说明有表邪，而患者喜浴于极热汤中、脉浮紧，为表有寒邪的征象，结合患者长期嗜酒生湿史（推测其舌苔白厚）。综上，判断有表寒湿之证。此处提醒我们，仔细询问患者的加重及缓解因素，是临床辨证的重要依据。

2. 本案患者赵老判断为寒湿闭阻于表里内外，处以五苓散加祛湿解表之品，此案中是否可选寒湿痹于表的麻黄加术汤？

麻黄加术汤出自《金匮要略·痉湿暍病脉证第二》篇"湿家，身烦疼，可予麻黄加术汤，发其汗为宜，慎不可以火攻之"。刘渡舟指出本方为治疗寒湿在表证，为平素湿盛，外感风寒所致。胡希恕提出本方的辨证要点为：麻黄汤证而湿痹烦疼者。两位经方大家认识基本一致，与本患者之表寒湿证也颇为符合，因此，个人认为，初诊时，可以选五苓散合麻黄加术汤。而赵老未选择的原因是浮萍有麻黄之功，且祛湿之力更大，加葛花、枳椇可以解酒毒，加砂仁、苍术可温中燥湿，似更合证。

3. 二诊时大便数日未行，腹胀满痛，为何予大承气汤不效，而予走马丸可通？

走马丸应为走马汤制丸，走马汤出自《医方歌诀》，原文主治"中恶心痛，大便不通……此附治寒实大毒之邪，气虚者则不可用矣"，由巴豆、杏仁两味药组成，主治之证为寒实之邪阻于腹部所致的大便不通。与此证患者的相符，因此予走马丸可通。而大承气汤为通下热结之方，予之会加重患者寒湿之邪，故服之能加剧。

（**解读** 刘国辉 **阅改** 苏巧珍）

2020年6月11日

78. 瘰疬

李君益成，病瘰疬，先为肝郁实证，久则转化亏损虚证。昔年家道小康，父母早亡，族无近亲，而又久婚不育，夫妻交谪，情感仳离，以此胸衿不舒，郁气滞结，颈项两侧发生瘰疬多颗，因循未治，形大增多，虽曾迭进疏肝理气清火诸药，卒以情绪不畅，效不甚著。驯至两年后，瘰疬逐个溃烂，脓汁不干，肌肉日削，其妻因而求去，更增精神上之刺激，病情尤趋恶化，仅存奄奄一息。幸其友成君多义，借箸而筹，代遴远房贤良而年长者为之嗣，而敬养承顺备至，益成心慰气舒，因能略进食，旋可扶杖行。成君又邀吾为之治，诊脉细弱，瘰疬溃烂腥臭，形衰骨立显属虚象。尚幸食纳有味，脾胃生化之源未息，犹可图治。是时治重内外兼顾，先用露蜂房、姜、葱、老艾、猪蹄煎汤温洗，上九一丹末，外盖阳和膏，每日洗换，内服《辨证奇闻》转败丹：党参一两，柴胡二钱，白芍三钱，银花三钱，当归一两，半夏三钱，白术六钱，甘草二钱。

煎汤温服，每日一剂，早晚吞送金匮肾气丸，目的在于温肾益气、补脾和血、舒郁解毒，进行全面治疗。同时采用一次石氏瘰疬截根术。如此经治两月，脓血渐少，溃面缩小，病情已呈好转，又如前法外洗内服月余，肌肉渐生，面呈红润，患部缩小而水干，不再温洗上药，改贴红玉膏，药服十全大补汤、养荣汤轮用，并吞小金丹，加之美食调养，加速溃面愈合。治又两月，溃处多半平复，又进归脾汤平补心脾。再一月，气血充，脾胃健，精神旺盛，大异往昔，可谓告收全功。旋复娶妻育子，以延宗祧，岁至六十五岁而卒。

石氏瘰疬截根术：在两臂三角肌下端“臂臑”穴部位，皮肤消毒后，用奴佛卡因行局部麻醉。然后将皮肤捏起，用钢针在皮下之脂肪层，横行穿透，用手术刀顺着钢针穿刺线切开，形成横切口，撒上金刀散或生肌散，再盖上脱脂棉纱布，用绷带包扎，两日后取下，换贴普通膏药。

【解读】

病史：李益成，青壮年男性，以前家道小康，但父母早亡，族无近亲，而又久婚不育，长期家事不顺，肝郁气滞痰结，颈项两侧发生瘰疬多颗，拖延未治，瘰疬增大增多，曾屡服疏肝理气清火诸药，因情绪不畅，效皆不明显。两年后，瘰疬逐个溃烂，脓汁不干，肌肉日削，其妻因而离去，精神刺激下病情加重，仅存奄奄一息。其友出谋划策，选远房贤良而年长者为之子嗣，而敬养承顺备至，心情宽慰情绪舒畅，略能进食，可扶杖而行。请赵老诊治。

症见：神疲，乏力，形体消瘦，瘰疬溃烂腥臭、脓汁不干，纳尚可，脉细弱。

分析：先为郁气滞结，肝郁实证，久则转化亏损虚证。

辨证：气血亏虚，寒毒凝结。

治法：内外同调。外散寒解毒，提脓生肌；内温肾益气、补脾和血、舒郁解毒。

处方：

外治方先用露蜂房、姜、葱、老艾、猪蹄煎汤温洗，上九一丹末[别名清凉散、珠宝丹、九仙丹，石膏(煅)9钱，黄灵药1钱炼制而成]，再外盖阳和膏，每日换洗。

内服《辨证奇闻》转败丹：党参1两，柴胡2钱，白芍3钱，银花3钱，当归1两，半夏3钱，白术6钱，甘草2钱。煎汤温服。另早晚吞送金匮肾气丸。

同时采用一次石氏瘰疬截根术(具体见上)。

二诊：三个月后肌肉渐生，面呈红润，患部缩小而水干。

治法：内外同调。外拔毒祛脓，内气血双补，软坚散结兼饮食调理。

处方：停温洗上药，改贴红玉膏，药服十全大补汤(当归、川芎、白芍、熟地黄、人参、白术、茯苓、炙甘草、黄芪、肉桂)、养荣汤(黄芪、当归、桂心、炙甘草、橘皮、白术、人参、白芍药、熟地黄、五味子、茯苓、远志)轮用，并吞小金丹，加之美食调养，加速溃面愈合。

三诊：治又两月，溃处多半平复。

治法：平补心脾。

处方：归脾汤(党参、白术、黄芪、当归、甘草、茯神、远志、酸枣仁、木香、龙眼、生姜、大枣)。

结果：再一月，气血充，脾胃健，精神旺盛，大异往昔，可谓告收全功。旋复娶妻育子，岁至六十五岁而卒。

【讨论】

1. 此案患者瘰疬属虚证无疑，首诊时赵老提出患者应内温肾益气、补脾和血、舒郁解毒，予金匮肾气丸以补肾，予转败丹以补脾和血、舒郁解毒，这里可予阳和汤合逍遥丸吗？

瘰疬为好发于耳前后及颈项间聚集成块、形如串珠的淋巴结的慢性感染性疾病，中医认为瘰疬之生成必因肝郁，如《辨证奇闻》中云："此症多起于痰，痰块多起于郁，未有不郁能生痰，亦未有无痰成瘰疬者，故必以开郁为主。"因此，此患者初起时治疗多予疏肝解郁清火，但由于患者致病之因始终未除，故久治不效。至赵老诊治时，患者情绪因素已得到缓解，但"瘰疬溃烂腥臭，形衰骨立"的虚证已很明显，此描述与治疗阴寒性痈疽流注的阳和汤极为相似，因患者有肝郁之因，且病变部位在少阳胆经，因此，需予合逍遥丸养血疏肝、健脾和血，与转败丹合金匮肾气丸组方相似，因此，个人认为，此处予阳和汤合逍遥丸亦可。

2. **学习转败丹**

转败丹出自《辨证奇闻》，原文："瘰疬溃烂，颈下及胸膈皆痰块，已头破欲腐，遂发寒热，肌瘦食减，盗汗自汗，惊悸恍惚。大约瘰疬初起，先解郁，佐补虚消毒。倘执而用之，必速死。用转败丹……此补多于消，开郁化痰存其中。世但知攻毒，故愈攻愈坏。"从原文可看出，本方专为气血亏虚之瘰疬而设，方中予归、芍补血，参、术补气，柴胡疏肝，半夏化痰，银花清热解毒。全方补多于消、寓消于补中，共奏补益气血、解郁化痰清热之效，因此，用来治疗气血亏虚之瘰疬，属对证之方。

（**解读** 张世葳 **阅改** 苏巧珍）

2020年6月12日

79. 头痛云翳

成立春行商在外，不间寒暑，亦由家庭多累，势所逼然。1946年入冬盛寒，不意内寒为外寒感召，发生头痛身疼，恶寒发热，无汗，纯为伤寒之太阳表实证。林医乃依时感治之，因循未解，旋致两目云翳，逐侵乌珠，且剧痛难安。因来求治，按脉浮紧，症如前述，此属外邪侵扰，陈寒窃发，而非一朝一夕之故也。依据《眼科奇书》治法，疏用八味大发散：麻黄四钱，白芷、防风、羌活、蔓荆、西芎各三钱，细辛、川芎各二钱，老姜连皮一两，以散陈寒，加蝉衣、蔻衣各一钱以退云翳。

两剂外邪获解。惟内寒久郁，逐渐化热，又欲狡焉思起。证见：口燥苔黄，脉浮数，头目牵疼，感觉目痒循头巅经前身而下达阴部，如目光外射则痒稍止，白珠微笼红影，尿黄便结，此属风热炽盛，随经窜扰，治如稍缓，为害实大。改予洗肝散：大黄、栀子、防风各三钱，川芎、薄归尾各二钱，加蜈蚣二条、全蝎钱半，以猛逐风热。

日服二剂，其势稍杀，痒止痛减，翳则如故。于前方去蜈蚣、全蝎，加木贼、谷珠各二钱，蛇蜕一钱，水煎服，早晚吞二白散（白芍、桑皮各一两，研末）二钱，开水送下。

三日，翳退三分之二，风热渐化，头目不疼，舌转白润，再于前方减量与服；又三剂，翳尽退，人甚安适，未再服药。

【解读】

病史：成立春，商人，长年奔波在外。1946 年入冬，天寒盛，出现头痛、身痛、恶寒、发热、无汗（伤寒之太阳表实证麻黄汤证），林医用治时行感冒的方法治之，病情未缓解，出现两目云翳、逐渐侵及黑眼珠，剧痛难安。因来求治。

症见：头痛身疼、恶寒发热、无汗，两目云翳、逐侵乌珠，且剧痛难安（外寒内束），脉浮紧。

辨证：外寒侵扰，引动陈寒。

治法：疏风散寒，明目退翳。

方药：八味大发散[麻黄 4 钱，白芷 3 钱，防风 3 钱，羌活 3 钱，蔓荆 3 钱，西芎（为川芎的别称，与后药重复，应为笔误，疑为藁本）3 钱，细辛 2 钱，川芎 2 钱，老姜连皮 1 两，上述诸药以散陈寒，加蝉衣 1 钱、蔻衣 1 钱以退云翳]。

二诊：两剂外邪获解（应是头痛、身痛、恶寒、发热消失），口燥，头目牵疼，感觉目痒循头巅经前身而下达阴部，如目光外射则痒稍止，白珠微笼红影，尿黄便结，苔黄，脉浮数。

辨证：内寒郁久化热，风热炽盛，随经窜扰。

治法：疏风散热，清肝泻火。

方药：改子洗肝散加减（大黄 3 钱，栀子 3 钱，防风 3 钱，川芎 2 钱，薄归尾 2 钱，加蜈蚣 2 条，全蝎 1.5 钱），以猛逐风热。日服 2 剂。

三诊：其病势稍减，痒止痛减，翳则如故。

方药：于前方去蜈蚣、全蝎，加木贼 2 钱，谷精草 2 钱，蛇蜕 1 钱，水煎服，早晚吞二白散（白芍、桑皮各 30 克，研末）二钱，开水送下。

四诊：三日，翳退三分之二，风热渐化，头目不疼，舌转白润。

处理：再于前方减量与服。

结果：又三剂，翳尽退，人甚安适，未再服药。

【讨论】

本案云翳病属难治眼科案例，可以看出赵老经验丰富，博取众长，纵览圣贤书，功底尤为深厚，值得我后辈学习与借鉴。平素临证或读书确实少看到此类病例，因此，本案以学习为主。

1. 本案中初诊时，确见伤寒表实证明显，赵老诊治时，患者之表实证未减，且出现两目云翳，这时，可否予麻黄汤或大青龙汤等解表散寒？

从本案的治疗经过来看，赵老初诊时患者风寒表实仍存在，赵老予八味大发散治疗，此方集大队辛温散表之品于一方，经治疗后，患者只起到了外邪获解的作用，而目之云翳并未消，且出现了内热之象。个人妄自揣测一下，初诊时，有使用麻黄汤的指征，或大青龙汤效更佳。

2. 学习八味大发散

八味大发散，出自《眼科奇书》，原文用来治疗外障眼病："凡治男女大小，一切外障眼病，红肿不开，疼痛难忍，羞明怕日，不喜灯火，满眼红筋胬肉，多泪，或生翳子。庸医以为虚火犯上，既用凉药，又用补药。若是真火眼即愈；若是虚火眼，服此凉补之药，红筋肿痛虽去，眼内必生青膜，白云遮睛，不见人物，遂谓此人应带残疾。不知用药不明，误受其害。如是头风灌目，以及蟹睛，服此凉药，必穿无治，服补药者定死。凡一切男女大小，外障眼病，用四味大发散或八味大发散，看症加减"。原方组成：麻茸（麻黄碾碎去粉，所剩之疏松而呈绒状者）一两或二两，蔓荆一两，藁本一两，北辛五钱或用一两（叶要去净），西羌活一两，北云风（北防风）一两，白芷梢二两，川芎一两，老姜一斤或用八两（连皮捣碎为引）。从原文中看，患者眼红肿不开、疼痛、羞明等皆为寒邪外袭，郁而发热所致，并非虚火上炎所致，若予滋阴清热的药物，则会加重病情。而本方集大队辛温发散药物，攻逐外邪，专为外感寒邪侵袭后郁而化热的外障眼病而设，临证不可不细辨。

3. 学习洗肝散

洗肝散出自《太平惠民和剂局方》，原文："治风毒上攻，暴作赤目，肿痛难开，隐涩眵泪，昏暗羞明，或生翳膜，并皆治之。"组成：当归、川芎、栀子、防风、羌活、薄荷、甘草、大黄。具有疏风散热，清肝泻火之功效。本方主治之证看似与八味大发散主治有相似之处，但用药却截然不同，从赵老此案的经过来看，八味大发散定兼见外感寒邪之证，而此方所主治则无外感之证，单纯表现为一派实火之象，因此，所用之药以养血活血，清泻肝经实热为主，兼少许疏风之品。

（**解读**　姜洮洮　**阅改**　苏巧珍）

2020 年 6 月 13 日

80. 头汗云翳

刘汉芳君，目珠云翳，时好时发，汗出头面左半侧，自天庭眉心迄鼻准至颈而还，截然鸿沟，饮食行动则汗，虽严寒亦如是，久治不效，迁延十余年。吾后获读《眼科奇书》，载有其证，始恍然其病之由于大病后行房所致。一日晤刘君，举以相告。刘君忆曰："某年曾大病，后则乃有此证，事或如此，祈为治之。"是时值彼目发云翳，即据《奇书》方录与：川芎（酒炒）、当归各五钱，乌附、秦艽、蔓荆、天麻各二钱，炙草、升麻、桂枝各钱半，生姜一块水煎服。同时用包头风药布帕包熨（其药：川乌、草乌、香附、桂心研细末酒炒），熨至两侧出汗，内外并举，以愈为度。幸其信念坚，执行靡懈，十日大见效。汗已少出，五剂汗全止，翳亦退，续进熟益巴戟汤（熟地二两，益智四钱，巴戟五钱）加党参一两，白术五钱，黄芪八钱等品善后。两年来不仅汗未出，云翳亦未一发，足证斯药之妙。

【解读】

病史及症见：刘汉芳，男性，目珠云翳，时好时坏，头面（从天庭眉心到鼻准至颈部）的左半边出汗（右边为陈寒所闭?），界限分明，吃饭及活动后则汗出，虽天冷也是这样，久治不效，迁延十余年。后赵老读《眼科奇书》一书，载有此证，恍悟此证为大病后行房所致。一日问刘君，诉“某年曾大病，后则乃有此症”。一日刚好他的眼睛发云翳发作，即根据书中方开方如下：

川芎（酒炒）5钱，当归5钱，乌附2钱，秦艽2钱，蔓荆2钱，天麻2钱，炙草1.5钱，升麻1.5钱，桂枝1.5钱，生姜一块，水煎服。

外用：包头风药布帕包熨（其药：川乌、草乌、香附、桂心研细末酒炒），熨至两侧出汗，内外并举，以愈为度。

结果：10日大见效，汗已少出，再5剂汗全止，翳亦退。

善后：熟益巴戟汤（熟地60克，益智12克，巴戟15克）加党参30克，白术15克，黄芪24克等善后。未再复发。

【讨论】

本案中所载之病证及处方临证确未见过，更谈不上用过此方。因此，以学习为主。此案所引之方皆出自《眼科奇书》，原文：“治男女病后失明。先害大病，愈后百日内行房致眼失明，头上半边有汗，半边无汗。用川芎一两，酒炒全归一两，制雄片五钱，炙草三钱，升麻三钱，桂枝梢三钱，炼秦艽五钱（酒炒），蔓荆五钱，明天麻五钱（炒），香附子三钱（醋炒），生姜一块引。”“又用前包头风药，布帕包熨，每日三五次，熨至两边出汗为佳”。此处，提醒我们在日常临证中，对大病之后的人需嘱忌房事，以恢复身体元气。用方证的观点来解读本病的病机，为病后血虚、阳虚，感受外邪、局部脉络痹阻所致，予川芎、当归养血活血，天雄温阳，桂枝、生姜、甘草为去桂枝汤中阻碍气机的阴柔之品，合秦艽、蔓荆、天麻以祛邪通络，升麻引诸药上行以作用于眼部，香附理气兼有引诸药至肝经之效。诸药合用，起养血祛风、通络退翳之效。而善后的熟益巴戟汤也是此书中常用治疗外障眼病的善后之品，原文提出外障治愈后“更服补中益气汤一二剂、熟益巴戟汤一二剂收功”。从中可以看出，患外障之人多有脾肾亏虚之本。

（**解读** 陈务华 **阅改** 苏巧珍）

2020年6月15日

81. 暴　盲

张桂英，零陵师范女生，家庭多变故，善怒多愁，性嗜文学，勤于写作，昨以过劳，突然目不见人，来院医治。谛视两目完好，不红肿，无云翳，舌润无苔，脉浮微弦，头痛恶寒，胸痞纳少，二便如常。此由风寒外袭，肝气内郁，以致清阳不升，浊阴不降，故目瞑而无所见，不外肝肾之虚耳。当据《眼科奇书》治法，先治其外而后治其内，分标本缓急也。处以四味大发散：麻黄三钱，蔓荆、细辛、西芎各二钱，生姜一两，连进二剂。

复诊，脉现弦涩，虽头痛恶寒已解，而两目仍不能视。后乃着重调气为主，川枳壳二两，香附、郁金、槟榔各一两，煎汤分两次服，仍未改善。又服原方两剂，始觉腹鸣，矢气不止，可见微光，脉转微弱，气臻和顺。前所服调气解郁诸药，又非今宜，而以大补肝肾以治其本，改服熟益巴戟汤（生熟地各一两，益智、巴戟各五钱）加党参七钱，培补正气。三剂，目光逐渐好转，赓续五剂，视力接近正常。后以补中益气汤巩固疗效，半月出院。

【解读】

病史：张桂英，零陵师范女生，家庭多变故，善怒多愁，喜文学，勤于写作，昨日因过劳，突然目不见人，去院医治。

刻诊：目盲，两目完好，不红肿，无云翳，头痛恶寒，胸痞纳少，二便如常，舌润无苔（此处表述之意应是“薄白苔”），脉浮微弦。

分析：此由风寒外袭，肝气内郁，以致清阳不升，浊阴不降，故目瞑而无所见，不外肝肾之虚所致。

辨证：风寒外袭，肝气内郁。

治法：先治其外而后治其内。

处方：四味大发散（麻黄 3 钱，蔓荆 2 钱，细辛 2 钱，川芎 2 钱，生姜 1 两）。连进二剂。

二诊：头痛恶寒已解（表证解），两目仍不能视，脉弦涩。

治法：着重调气为主。

处方：川枳壳 2 两，香附 1 两，郁金 1 两，槟榔 1 两。

三诊：上方煎汤分两次服，仍未改善，又服原方两剂，始觉腹鸣、矢气不止，可见微光，脉转微弱。

治法：以大补肝肾以治其本。

处方：熟益巴戟汤（生、熟地各 1 两，益智 5 钱，巴戟 5 钱）加党参 7 钱，培补正气。

四诊：三剂，目光逐渐好转。续服五剂，视力接近正常。

善后：补中益气汤巩固疗效，半月出院。

【讨论】

暴盲、暴聋多责之于肾虚而骤感外邪，邪气直入少阴，因此，临证多推荐用麻黄细辛附子汤，此患者有用本方的指征吗？

关于暴盲、暴聋，已故名医陈潮祖在《陈潮祖临证精华》中有专篇论述，原文“肾藏五脏六腑之精，五脏六腑之精皆上注于目而为之睛，肾开窍于耳，其经脉穿膈，入肺，循喉咙，至舌根，与视力、听力、发音均有密切关系。寒为阴邪，最易伤人阳气，大寒袭人，往往长驱直入，直中三阴……伤少阴则目盲、耳聋、失音，以寒性收引凝固，闭人机窍故也。”并明确提出治疗“首推麻黄细辛附子汤”。本案患者为劳累后的暴盲，赵老诊治时患者有头痛恶寒的寒邪之象，考虑患者为劳累后正气不足、寒邪直中少阴所致。因此，作者认为，患者首诊时，有使用此方的指征。

（**解读** 张泽梁 **阅改** 苏巧珍）

2020 年 6 月 16 日

82. 痛　经

谭秋香，女，25 岁。零陵城区人。婚后月经多不调，从未孕育。每以似续为念，服药调经，殊不如愿。迨至近年经行，则觉气自少腹上逆至咽，胸腹攻冲作痛，呕哕并行，头目晕眩，卧床不能起立，肢厥，身奇寒，但经后则如常人，渐呈面黄肌瘦而已。迩来延治，适值经行，诊脉细沉，症状同昔。审为经寒水冷气逆血亏，顾以经寒血亏，则四肢血少运行，卫阳不固故肢冷；水冷气逆，由于清阳不运，浊阴上逆，则水气不循行通道，故攻冲而痛；其经止而病已者，以水气暂安其位，非无病也。以言治法，则非温经调气不可，经温则血行而不滞，气行则水流而四布，有何泛逆攻冲之害。用当归芍药散（当归、川芎、芍药、茯苓、白术、泽泻）加炮姜、艾叶、香附等，以补血行水温经调气，三剂不少效。审其沉寒已久，亏损至极，虽前汤于证不谬，然不效者，其由温补之力未及乎？改疏镇水温经之真武汤，又加归芍以滋血，以提高疗效，二剂病犹昔。反复筹思，始得其理。盖其肾元虚损，脾土湿寒，气机阻滞，升降失调，故浊阴弥漫，清阳沉沦，乃一阴盛阳衰之证。前方虽然温经行水，而宽中降气之品，尚付阙如，其不效者以此。更拟当归汤，以参、芪补气，芎、归补血，桂枝止冲逆，蜀椒温下元，厚朴、半夏以宽中镇呕，虽无附子之回阳，而温中补虚之力实视前汤为大，其阳未亡，无须附子，其方证殊相符合也。二剂痛止气平，厥回呕止，头目不晕，可以起行。续进三帖，诸证悉瘥。后用人参养荣汤调补气血，加木香、砂仁宽中和胃，服至二十余剂，身健经和，期年育儿如愿。

【解读】

病史：谭秋香，女，25 岁。零陵城人。婚后月经不调，从未生育。总希望能有孕，延续香火，一直服药调经，总不能如愿。近几年来月经时，自觉有气自少腹上逆至咽喉，胸腹攻冲作痛，并有恶心呕吐，头晕，伴有视物旋转，只能卧床，不能起立，四肢厥逆，身体寒冷，但月经过后却如常人一样，但逐渐出现面黄肌瘦。找赵老诊治。

症见：面黄肌瘦，正值经期，自觉有气自少腹上逆至咽喉，胸腹攻冲作痛，伴有头晕，视物旋转，伴恶心呕吐，发作时如坐舟船不能起立，身体奇冷、四肢厥冷。脉细沉。

分析：经寒血亏，则血运不能达于四肢，卫阳不固，故肢冷；水冷（肾水寒）气逆，系由于清阳不运，浊阴上逆，水气不循常道运行，而见攻冲作痛；月经后其人如常，是水气暂时安在其位，并不是没有病。

辨证：经寒水冷，气逆血亏。

治法：补血行水，温经调气。

处方：当归芍药散（当归、川芎、芍药、茯苓、白术、泽泻）加炮姜、艾叶、香附等。3 剂。

二诊：未见一点效果。

分析：沉寒已久，亏损至极，可能是由于温补之力不够。

治法：镇水温经补血。

处方：真武汤（茯苓、白术、白芍、附子、生姜），加归。2 剂。

三诊：病情无任何变化。

分析：其肾元虚损，脾土湿寒，气机阻滞，升降失调，故浊阴弥漫，清阳沉沦，为阴盛阳衰之证。前方虽然温经行水，却缺乏宽中降气之品，故不效。

治法：补益气血，温中降逆止呕。

处方：当归汤（当归、川芎、党参、黄芪、桂枝、蜀椒、厚朴、半夏），以参、芪补气，芎、归补血，桂枝止冲逆，蜀椒温下元，厚朴、半夏以宽中镇呕。

结果：疼痛消失，气不上逆，四肢厥逆、呕吐、头晕、目眩皆消失，可以起床。再服三剂，诸症消失。

善后：人参养荣汤加木香、砂仁调补气血，宽中和胃，服至 20 余剂，身健经和，一年后如愿生子。

【讨论】

细读本案，患者初诊时表现为以气从少腹上冲咽喉，兼见头晕目眩为主症，有用桂枝加桂汤的机会吗？

桂枝加桂汤在仲景原文中《伤寒论》及《金匮要略》各出现1次，原文相同："烧针令其汗，针处被寒，核起而赤者，必发奔豚，气从少腹上冲心者，灸其核上各一壮，与桂枝加桂汤，更加桂二两也。"而奔豚病在《金匮要略·奔豚气脉证并治》篇中有详细说明："奔豚病，从少腹起，上冲咽喉，发作欲死，复还止。"与本病中患者表现极相似。关于本方，胡希恕老师提出辨证要点为：桂枝汤证出现气上冲者。而桂枝汤的方证，作者认为黄煌老师描述得更为精准："气上冲，腹中痛，自汗，发热，脉浮弱者。"此类患者的体形特点为消瘦。结合本患者发病后逐渐出现面黄肌瘦，身体冷，四肢厥冷、脉细沉的阴寒之象。作者妄自揣测，可考虑与桂枝加桂汤，考虑患者经行时出现，有血虚的因素，可在桂枝加桂汤的基础上加当归。

（**解读** 李瑜欣 **阅改** 苏巧珍）

2020年6月17日

83. 血 崩

温妇年五旬，新孀之下，儿媳不顺，因之情志不适，月经当断而反多，前后参差，时久始净。渐至夜间潮热，少腹隐痛，口干难寐，乃以经济困难，延未医治。讵知某夜大崩血下，迨明未止，神疲已极，自煎参汤服食。次日迎诊，按脉细微欲绝，面唇惨白，舌胖无苔，腹痛口燥，手足烦热，血尚淋漓未停，身常自汗等候。审值更年之期，经血应止，反致血崩大下，皆由冲任虚寒，邪犯胞宫，肝郁气滞，瘀留不行，一旦内外触引，故暴发而不可止遏。本证不仅寒盛血虚，且兼郁热，治当兼顾。若认大崩血虚，一味温补，殊难收指顾之效。因处以温经汤，虽曰温经，而实兼有祛瘀清热之品，是一方面众善俱备。如方中吴萸、丹桂入血散寒行瘀，归、芍、阿胶生新止血，人参、夏、草益气降逆，麦冬清除烦热，又加香附、降香之行气和血，则视原方周到而于证更切也。煎服一时许，腹中震动大鸣，旋下黑色血丝甚多，再进血崩即止，三进热退安眠，精神转佳，末用人参养荣汤、归脾汤善后调理。

【解读】

病史：温妇，年五旬，新近丧夫，儿媳不顺，情志不适。出现月经当断而反多，前后不定期，经期延长。逐渐出现夜间潮热，少腹隐痛，口干难寐，因经济困难，拖延未医治。不料某夜血大下，至天明未止，精神极度疲倦，自煎参汤服用。第二天请赵老诊治。

症见：月经淋漓，精神疲倦甚，面唇惨白，腹痛口燥，手足烦热，身自汗。舌胖无苔（此处应为“苔薄白”），脉细微欲绝。

分析：更年之期，经血应止，反致血崩，由于冲任虚寒，邪犯胞宫，肝郁气滞，瘀留不行，一旦内外触引，则暴发不止。

辨证：寒盛血虚，兼有郁热。

治法：散寒化瘀，行气和血，兼以清热。

处方：温经汤（吴萸、丹皮、肉桂入血散寒行瘀，归、芍、阿胶生新止血，人参、夏、草益气降逆，麦冬清除烦热，又加香附、降香之行气和血）。

效果：一进腹中震动大鸣，旋下黑色血丝甚多；二进血崩即止，三进热退安眠，精神转佳。

善后：人参养荣汤、归脾汤。

【讨论】

该案病史中有情志不顺的病因，按常规思路，治疗应以理气为主，但赵老在分析后却予温经汤散寒化瘀、和血清热，仅以香附理气，依据是什么？我们在临证中如何判断情志所致疾病治疗时应以理气为主，或理气为辅？

以此案的治疗经过来看，无疑是辨证准确，效如桴鼓。但患者发病前明确有气机郁滞的因素，出现夜间潮热、少腹隐痛、口干难寐似皆为气郁化热所致，至赵老诊治时，患者已出现血崩之象，且脉微细欲绝，又似教材所描述气随血脱、气血两虚之象，应以补益气血，固摄止血为法，但赵老的治疗却以养血散寒化瘀为法，兼以清热，予无任何行气之品的温经汤，仅以一味香附行气。个人观点如下：治疗时，应以当下患者的四诊为主，诊时患者有血崩之后的血虚之象，有瘀血阻滞所致的瘀热之象，赵老判断为胞宫虚寒、内外触引，推测发病时有受寒的因素，因此，予选养血散寒化瘀、兼清郁热的温经汤，少佐以理气药。

本案的启示：在临证中治疗，应主要考虑针对由病因引起的失调状态进行纠正，而不是针对病因治疗。譬如该案中患者就诊时气机郁滞之象并不显，因此，治疗上针对患者的寒盛血虚、兼有郁热之象进行治疗为主，仅以少许理气药为佐。

（**解读**　吴　瑜　**阅改**　苏巧珍）

2020 年 6 月 18 日

84.1 白带(一)

刘妇美娇，锦城人。产后不自节劳，时往水田工作，伛偻蹬立，湿热交蒸，因之气血内损，经血愆期。又值天旱成灾，抢救旱稻，仍复日夜桔槔(jié gāo)，倍常辛勤，渐至白带淋漓不尽，稠黏腥秽，身日孱弱，无如家务重，儿女多，犹未能少节劳。近且诸证蜂起，不耐杂作，始来就诊。证为少腹胀痛，白带如注，腥臭难闻，口干心烦，头晕腰痛，小便短赤，大便干燥等，断为湿热郁滞经血不畅之所致。处以八味带下汤：当归三钱，川芎、木通、陈皮各二钱，银花五钱，土茯苓八钱，大黄二钱，茯苓三钱，加桃仁三钱，红花二钱，香附二钱，麦冬三钱。

二剂带下增多，杂有零星瘀血，伊惊而来询。余曰："今若此，病以药力疏导，带多瘀行，显示瘀血下行经血流通，乃为病愈前奏。此时腹舒痛减，再剂带与血必自止，何惧为？"伊云："少腹已不痛，且思饮食。"欣然归去。又三剂果如所期。改服六味地黄汤(用生地)加归、芍、麦冬、香附以滋阴补血，半月痊愈。

【解读】

病史：刘美娇，女性，锦城人。因早年产后辛劳，经常去水田作业，湿热交蒸，以致气血内耗，经期推迟。此次发病，因过劳，湿热之上，又有气血不足，逐渐出现带下病。

症见：少腹胀痛，白带如注且腥臭稠黏，头晕，腰痛，口干心烦、小便短赤、大便干燥。

辨证：湿热郁滞，经血不畅。

治法：活血养血，清热祛湿。

处方：八味带下汤(当归 3 钱，川芎 2 钱，木通 2 钱，陈皮 2 钱，银花 5 钱，土茯苓 8 钱，大黄 2 钱，茯苓 3 钱)加桃仁 3 钱，红花 2 钱，香附 2 钱，麦冬 3 钱。5 剂。

结果：二剂后反而带下更多且有瘀血，患者害怕来询问，告知：病以药力疏导，故白带多、瘀血行，是病愈的前奏，腹痛减轻，再服则带下与血自会停止，不必紧张。患者诉腹已不痛，且饮食增多。返回后再服 3 剂，果然带下恢复正常及瘀血停止。

善后：六味地黄汤(用生地)加归、芍、麦冬、香附滋阴补血，历时半月痊愈。

【讨论】

患者服用 2 剂后出现带下增多，杂有零星瘀血，这种情况在临床工作中出现

时，我们该如何处理？究竟是邪气外出，还是病情加重？我们判断的标准是什么？

古人有句话“药不瞑眩，厥疾弗瘳”，但往往在我们的临证中，时有出现患者服药后症状似有加重的情况，此时，患者及其家属往往会惊慌，这时候往往是对医者的考验。因为确有一部分患者在治疗过程中会出现排泄物增多，或者大量吐痰，或呕吐，或大便下血、排脓性便或小便排出血块，或阴道出血、带下增多等情况，这可能是邪气或者体内的病理产物排出的一种反应（即瞑眩反应），也可能是病情加重或出现变证的情况，这时就需要医者有准确的判断，要求医者有判断的标准和依据，方可不致惊慌失措，导致错误的医疗决策。那判断的依据如何掌握，赵老在此处已给予了示范：此案中患者服药后虽说带下不减反多，且有零星瘀血，但腹痛减轻，说明此是病理产物排出，即排邪反应；反之如出现腹痛加重，则为病情加重，需及时更方。

提醒：有些患者可能会因为看似症状的突然加重，而停止治疗。因此，对患者服药后的反应，医者当有所预估，若把握确切，可提前告知患者，提高治疗的依从性。

（**解读** 胡丽娜 **阅改** 苏巧珍）

2020年6月19日

84.2 白带（二）

秦氏妇，家遭不造，忧郁于心，因而患白带，所谓肝郁伤脾也。曾治以傅氏完带汤（白术、山药、党参、白芍、车前子、苍术、甘草、陈皮、荆芥、柴胡），其效否不知云。十年后，吾悬壶零陵，业务颇不廉。某日一老妇相迎出诊，笑谓余曰：“吾即先生邻居之秦妇也，服药获愈，迄今未发。今客婿家，小女亦病带，闻先生名，故来相迎。”乃欣然同往，视其女面色惨白无华，极度贫血，按脉细弱，舌白润无苔，饮食无味，带下两年余，淋漓不止，液清不腥臭，月经或间月一行，量少色淡，近日午后有潮热，夜难入睡，身体日形虚弱现象。此为湿寒伤脾，脾气下陷，影响冲任，致使经行缓迟，累及带脉，因而白滑黏液由阴道而下。治宜补涩为主。张锡纯氏之青带汤，屡用辄效，今证情暗合，书方与服：生山药七钱，生龙骨、生牡蛎、海螵蛸、茜草各三钱，加白术、鹿角霜各四钱，柴胡二钱。

五剂带止，后服妇宝调经汤：阿胶（蒸兑）四钱，炒艾叶三钱，熟地（砂仁拌用）一两，香附、芍药各三钱，川芎、甘草各二钱，加白术、党参、炮姜各三钱。

十五剂而月经正常，期年育一男。

【解读】

病史：秦氏妇，家庭不幸，长期忧郁，患白带过多，判断为肝郁伤脾，予傅氏完带汤（白术、山药、党参、白芍、车前子、苍术、甘草、陈皮、荆芥、柴胡），并不知疗效如何。十年后，赵老于零陵开诊，遇一老妇请出诊，诉既往赵老曾治愈自己的白带过多，现女儿也有同样的问题，请赵老诊治。

症状：面色惨白无华，极度贫血，带下两年余，淋漓不止，液清不腥臭，饮食无味，月经或间月一行，量少色淡，近日午后有潮热，夜难入睡，身体日见消瘦（从“日形虚弱”推知），舌白润无苔（应为“薄白苔”），脉细弱。

辨证：湿寒伤脾，脾气下陷。

分析：湿寒伤脾，脾气下陷，影响冲任，致使经行缓迟，累及带脉，因而白滑黏液由阴道而下。

治法：治宜补涩为主。

处方：张锡纯氏之青带汤（生山药 7 钱，生龙骨 3 钱，生牡蛎 3 钱，海螵蛸 3 钱，茜草 3 钱）加白术 4 钱，鹿角霜 4 钱，柴胡 2 钱。

二诊：五剂带止。

处方：妇宝调经汤[阿胶 4 钱（蒸兑），炒艾叶 3 钱，熟地 1 两（砂仁拌用），香附 3 钱，芍药 3 钱，川芎 2 钱，甘草 2 钱]加白术 3 钱，党参 3 钱，炮姜 3 钱。

结果：十五剂而月经正常，一年后育一男孩。

【讨论】

本案患者表现以带下淋漓不止为主要症状，桂枝加龙骨牡蛎汤有使用机会吗？

初读本案，作者眼前浮起一瘦弱面白无血色的女性形象，主诉“带下淋漓不断”，脑海里浮现的第一首方即桂枝加龙骨牡蛎汤，桂枝加龙骨牡蛎汤出自《金匮要略·血痹虚劳病脉证并治》原文：“夫失精家，少腹弦急，阴头寒，目眩，发落，脉极虚芤迟，为清谷、亡血、失精。脉得诸芤动微紧，男子失精，女子梦交，桂枝加龙骨牡蛎汤主之”。全国名中医黄煌老师提出本方适用人群为：形体偏瘦，皮肤白皙湿润，脉浮大或芤，男子早泄、遗精，女子梦交、带下多等症。现代很多医家提出：女子带下过多等同于男子遗精。结合本患者情况，考虑患者有使用桂枝加龙骨牡蛎汤的指征，因此，作者妄自揣测，此案可用桂枝加龙骨牡蛎汤。

（**解读** 周嘉梅 **阅改** 苏巧珍）

2020 年 6 月 21 日

84.3 白带(三)

王氏妇，以体虚经错，三旬犹未育，时以为忧，肝气郁结，因之白带不绝，清稀无气味。今春来诊，脉细数而涩，食减身倦，月经三十八而始来，来则半月而方尽，其为胞冷经寒肝郁脾伤，由此概见。治宜温暖下元、调理肝脾为要，处傅氏完带汤加吴萸温经解郁。十剂而精神稍振，食欲增进，带则依然。脉象细数，舌苔滑润，腹有痛感，下肢畏寒特甚，数服温补药而尚有如是之证，其下元虚寒、胞宫清冷至于斯极。现惟温脾胃以健运化，暖元阳，消阴寒，改进桂附理中汤，力较前药为胜，五剂无变化。详审阴寒过盛，药力犹轻，于本方加重分量，计：附子八钱，党参、白术各一两，干姜、炙草各五钱，肉桂三钱，浓煎，日进二剂。二日后，证情视前进步，脉觉有力，腹不痛，恶寒大减，带下仍多。复于原方配用金匮白术散(白术二两，川芎五钱，蜀椒七钱，牡蛎一两半，研散)，每服六钱，一日两回，酒水送下。暖胞宫，燥脾湿，以大其用。接服一旬，带减大半，已不恶寒，一切改善。后以治带为主，仅用白术散(改汤)加艾叶、鹿角霜、芡实、椿皮等，大剂煎服，五日带尽。随进十全大补汤、养荣汤各十剂，调补气血，温暖冲任，以是体气健复，经期正常，次年育一儿，喜出望外。

【解读】

病史：王氏妇人，素体虚弱，月经不定期，30岁犹未生育，经常以此为忧，肝气郁结，因而出现白带淋漓不尽，清稀无气味。今春来诊。

症见：精神疲倦，白带不绝，清稀无气味，月经周期三十八天，经期达半月方尽，纳少，脉细数而涩。

辨证：胞冷经寒，肝郁脾伤。

治法：温暖下元，调理肝脾。

处方：傅氏完带汤(白术、山药、人参、白芍、车前子、苍术、甘草、陈皮、黑芥穗、柴胡)加吴茱萸10剂。

二诊：精神稍振，食欲转佳，白带无好转，腹有痛感，下肢畏寒特甚，舌苔滑润，脉象细数。

分析：下元虚寒、胞宫清冷甚而药力轻。

治法：温脾胃以健运化，暖元阳，消阴寒。

处方：桂附理中汤(肉桂、附子、党参、白术、干姜、甘草)5剂。

三诊：无变化。

分析：考虑阴寒过盛，药力犹轻。

处方：于上方加重分量(附子 8 钱，党参 1 两，白术 1 两，干姜 5 钱，炙草 5 钱，肉桂 3 钱)。4 剂，浓煎，日进 2 剂。

四诊：二日后，脉觉有力，腹不痛，恶寒大减，带下仍多。

治法：暖胞宫，燥脾湿。

处方：服上方同时加服金匮白术散(白术 2 两，川芎 5 钱，蜀椒 7 钱，牡蛎 1.5 两，研散)，每次 6 钱，一日 2 次，酒水送下。

五诊：接服 10 天，带减大半，已不恶寒，一切改善。以治带为主。

处方：白术散(改汤)加艾叶、鹿角霜、芡实、椿皮等，大剂煎服，五日带尽。

善后：随进十全大补汤、养荣汤各 10 剂，调补气血，温暖冲任，逐渐体气健复，经期正常，次年育一儿。

【讨论】

1. 此案一开始是否就可以使用白术散？如果单用白术散效果如何？

白术散出自《金匮要略·妇人妊娠病脉证并治第二十》篇，原文："妇人养胎，白术散主之。"清代医家尤在泾在《金匮要略心典》中指出："妊娠伤胎，有因湿热者，亦有因湿寒者，随人脏气之阴阳而各异也。当归散，正治湿热之剂；白术散，白术、牡蛎燥湿，川芎温血，蜀椒祛寒，则正治寒湿之剂也。仲景并列于此，其所以昭示后人者深矣。"明确指出，本方治疗妊娠寒湿所致的胎瘘不长。本案患者诊时"白带不绝，清稀无气味"，且腹部疼痛，下肢畏寒明显。由此可见，下焦胞宫寒湿之象明显，赵老先后予完带汤加吴茱萸、桂附理中，寒证退，但带下无明显好转，而予白术散后效显，说明白术散为严丝合缝的对证之方。分析对比这几个处方，皆为对证之方，但完带汤偏于健脾祛湿为主，尽管予加祛寒的吴茱萸，但吴茱萸以温肝散寒为主；而桂附理中为温肾健脾之方；唯有白术散为温暖下元胞宫，且散胞宫寒湿之方。因此，妄自揣测，此案中患者初诊时若予白术散，应会起到效宏力专之效。

2. 本案与前案皆为寒湿带下，为什么用方不同？

本案与案 84.2 皆为带下清稀无味的寒湿带下，前案用青带汤，本案却用白术散，说明除带下性质外，两方所主治之证还有不同。青带汤出自《医学衷中参西录》，原文："治妇女赤白带下。生山药(一两)、生龙骨(六钱，捣细)、生牡蛎(六钱，捣细)、海螵蛸(四钱，去净甲捣)、茜草(三钱)，单赤带，加白芍、苦参各二钱；单白带，加鹿角霜、白术各三钱"。前案患者为单白带，因此赵老予加用了白术、鹿角霜。本方中以山药为君，关于山药，张锡纯最善用，谓："山药色白入肺，味甘归脾，液浓益肾，能滋润血脉，固摄气化，宁嗽定喘，强志育神。"从其论中可以看出，张锡纯用山药来益肾润血增液，结合前案中"身体日形虚弱"的消瘦态，及本方中有凉血活血止血作用的茜草，考虑本方所治疗之患者寒湿中夹有阴虚有动血之象，患者白带中有赤色、多体瘦。而关于适用于白术散的人的形体，参照清代医家程林在《金匮要略直解》

中所云："白术主安胎为君，川芎主养胎为臣，蜀椒主温胎为佐，牡蛎主固胎为使，按瘦而多火者，宜用当归散；肥而有寒者，宜用白术散，不可混施也。"考虑白术散所治之寒湿带下的患者多形体偏肥。

（**解读** 黄飞霞 **阅改** 苏巧珍）
2020 年 6 月 22 日

84.4 白带(四)

王喜春，黄君妇也。夫妻和谐，多年未育，时以后嗣为念。某日，黄君与余同舟赴某处，谈及其妻下腹清冷、尤独阴内寒冷如冰，难以合欢，而且带下清稀，从无间止，然以事关房帏，隐秘莫深，知先生长者，将烦治之。后月余迎往其家。君妇体肥胖，脉细如丝，重按则无，带多腹冷，恶寒特甚，严冬重裘尤不足以御寒，不欲一刻离火，阳气之虚，由此见之。然推寻其病理，盖由冲任亏损，脾肾虚寒，气血不营经脉，脾湿不能运化，肾水失于蒸发，阴寒益盛，水湿结积，胞宫浸淫，冷如冰谷，所以痰湿下流而成白带，如此阴寒沉沦、阳气衰微之证，理合温补，为拟桂附理中汤加鹿龟二胶、补骨脂、巴戟、芦巴等药，大温元阳，培补脾肾，又早晚用甜酒冲送天生黄，每次三分，持续一月，畏寒大减，白带由稀转稠，量亦微少。知前方已效，嘱仍继进一月，同时配用当归生姜羊肉汤(羊肉一斤，当归二两，生姜一两，隔水清蒸)作饮食营养，两日一次，病状显著改进，下身不畏寒，带下减少，脉象虽细，可按而有神。嗣以阳回阴去，殊不必若前之峻温峻补，而以培养气血通调经脉为宜，换方人参养荣汤加龟胶、鹿胶，每日一剂，服至五十日而腹暖肢温，阴内无复有冷气鼓吹，带下全无。又继服一月，精神倍增，肌肉丰满，大异往昔气象，遂停药，翌冬又占弄璋之庆矣。

【解读】

病史：王喜春，黄君妻子。夫妻和谐，多年未育，经常以无子嗣为念。某日，黄君与余同舟赴某处，谈及其妻之苦。

症见：肥胖，下腹清冷尤其阴内寒冷如冰，带下清稀量多、从无间止，腹冷，恶寒甚、不欲一刻离火，严冬厚重的皮裘不足以御寒，脉细如丝，重按则无。

分析：冲任亏损，脾肾虚寒，气血不能荣养经脉，脾湿不能运化，肾水失于蒸发，阴寒益盛，水湿结积，胞宫浸淫，冰冷如冰谷，所以痰湿下流而成白带，此为阴寒沉沦、阳气衰微之证。

辨证：脾肾阳衰，寒湿下注。

治法：大温元阳，培补脾肾。

处方：桂附理中汤(肉桂、附子、党参、白术、干姜、甘草)加鹿龟二胶、补骨脂、巴戟天、葫芦巴等，早晚用甜酒冲送天生黄(硫黄提炼物)，每次三分，持续一个月。

二诊：畏寒大减，白带由稀转稠，量也略少。

处方：前方已效，上方继服一个月，同时配当归生姜羊肉汤(羊肉1斤、当归2两、生姜1两，隔水清蒸)作饮食营养，两日一次。

三诊：下身不畏寒，带下减少，脉象细。

治法：培养气血，通调经脉。

处方：人参养荣汤加龟胶、鹿胶培养气血、通调经脉，每日一剂。

四诊：服至五十日而腹暖肢温，阴内不再有冷气鼓吹，带下全无。

处方：继续服用一个月。

五诊：精神倍增，肌肉丰满，大异往昔气象，遂停药。

随访：成功怀孕，次年冬天喜得男孩。

【讨论】

该医案与前医案类似，一样的“白带不绝，清稀无气味”，一样的“胞冷经寒”，为什么前案用白术散？后案予桂附理中丸合补肾诸药？

本案与案84.3最大的不同是本案中患者“下腹清冷，尤独阴内寒冷如冰”“恶寒特甚，严冬重裘尤不足以御寒，不欲一刻离火”，从中可见患者阴寒之盛，而“脉细如丝，重按则无”提示患者阳气虚极，因此，本案与前案中皆为寒湿下注，皆有阳虚，但本案患者之阳虚较前案更严重，且由脾及肾，因此，赵老在本案的治疗中以补益脾肾为主，予选桂附理中丸合补肾诸药以加强补肾之元阳，达到先后天并补之效，通过治寒湿之源来起到祛寒湿的作用。而前案中患者以下焦寒湿为主要表现，阳虚之象较本案轻，赵老用白术散前的桂附理中丸起到了温中焦、暖元阳的作用，虚寒之象减之后再予白术散祛寒湿收到了效如桴鼓之力。

(**解读** 安　畅　**阅改** 苏巧珍)

2020年6月23日

85. 月　痨

少妇杨春桃，产育刚旬日，伤于房室，当时无异状，两月后发生咳嗽，气促无痰，口燥心烦，夜不安睡，少腹微疼，小便黄短，如此者数月，迭治未愈。近复五心潮热，午后面如桃花，颧赤犹显，夜热弥高，干咳增剧，迄昧爽始汗出热退，肢倦无力，切脉细数。查系肾水亏乏，火旺瘀凝之所致。然则水亏则不能涵木，水不济火则热盛，火热乘金则肺燥而干咳，任冲劳损则不免瘀滞而少腹疼，如此水亏火旺金燥瘀滞之证，大法以滋阴降火清金消瘀为主，凡丹栀逍遥散、清骨散、三物黄芩汤，皆为对证之方，逐次服食无效。忽睹验方集载有何琼楼君所传民间效方，叙述症状，与此微合，以其药味和平，因作试探性与服。方为：石菖蒲两半，水灯芯八钱，车前草、淡竹叶各六钱，茅根二两，随证加沙参、丹皮、贝母、骨皮、生地各三钱，水煎作三次服。

旬日后咳热均减，颇着卓效。后于原方随证加减，再旬痊愈。在服药期间，绝对禁忌房事及荤腥煎炒诸物。愈后宰老鸭一只，配丹参、茜草各四钱，隔锅清炖，放盐少许，食时去净汤上浮油，数次分食，以素久荤食，免伤脾胃，不妨多次蒸食，清补复元，其他参、芪、术、桂辛燥之品，概非所宜。以上所述亦何君经验有得之言，须遵循之。

【解读】

病史：少妇杨某，产后 10 天，房室所伤，当时无不适。2 个月后开始出现咳嗽气促，无痰，口燥，心烦失眠，少腹微痛，小便黄短，迁延数月，治无效。

症状：疲倦乏力，五心潮热，午后面如桃花，颧红甚，咳嗽气促，干咳无痰、夜间咳甚，口燥心烦，少腹隐痛，夜不安睡，夜间发热甚，至晨起睡醒始汗出热退，小便黄短，脉细数。

分析：水亏不能涵木，水不济火则热甚，火热乘金则肺燥，故干咳，冲任劳损则瘀滞致少腹痛。

辨证：水亏火旺，金燥瘀滞。

治法：滋阴降火，清金消瘀。

方药：先后给予丹栀逍遥散(丹皮、山栀、柴胡、芍药、当归、白术、茯苓、甘草、薄荷)、清骨散(银柴胡一钱五分，胡黄连、秦艽、鳖甲、地骨皮、青蒿、知母各一钱，甘草)、三物黄芩汤(黄芩、苦参各二两，干地黄四两)。

反应：无效。

二诊：忽睹《验方集》载有何琼楼君所传民间效方，叙述症状，与此微合，以其药味和平，因作试探性与服。

方药：石菖蒲 1.5 两，水灯芯 8 钱，车前草 6 钱，淡竹叶 6 钱，茅根 2 两，沙参 3 钱，丹皮 3 钱，贝母 3 钱，骨皮 3 钱，生地 3 钱。水煎分 3 次服。

调护措施：绝对禁忌房事及荤腥煎炒诸物。

结果：10 天后咳嗽及发热均减轻，原方加减，再 10 天，痊愈。

善后：食疗方：老鸭一只，丹参、茜草各 4 钱，隔锅清炖，放盐少许，食时去净汤上浮油，数次分食，以素久荤食，免伤脾胃，不妨多次蒸食，清补复元。不可予参、芪、术、桂辛燥之品。

【讨论】

首次予对证的三方逐次给予,为什么用之无效?

本案中赵老分析丝丝入扣,但先后三次处方,却效不佳。用此三方与最后起效之方对照分析,考虑无效原因如下:

逍遥散出自《太平惠民和剂局方》,原文:"治血虚劳倦,五心烦热,肢体疼痛,头目昏重,心悸颊赤,口燥咽干,发热盗汗,减食嗜卧,及血热相搏,月水不调,脐腹胀痛,寒热如疟,又疗室女血弱阴虚,荣卫不和,痰嗽潮热,肌体羸瘦,渐成骨蒸。"丹栀逍遥散在逍遥散的基础上加丹皮、山栀起清郁热兼以活血的作用。看原文似乎与本案重合度极高,但此方所治疗之证以肝血虚气郁而化热兼有瘀血为主,但从赵老的后来治疗经过来看,本案患者为心肺阴虚燥热,所以丹栀逍遥散无效。

清骨散出自明代王肯堂的《证治准绳》,原文"清骨散,专退骨蒸劳热",《医方集解》对此方的解释:"此少阳厥阴药也,地骨皮、黄连、知母之苦寒,能除阴分之热而平之于内,柴胡、青蒿、秦艽之辛寒,能除肝胆之热而散之于表,鳖阴类而甲属骨,能引诸药入骨而补阴,甘草甘平,能和诸药而退虚热。"从中可以看出,本方为阴虚内热而设,但此方所治阴虚内热以肝胆阴虚内热为主,非为心肺阴虚燥热而设,故无效。

三物黄芩汤出自《金匮要略·妇人产后病脉证并治》:"治妇人在草蓐,自发露得风,四肢苦烦热,头痛者与小柴胡汤,头不痛但烦者,此汤主之。"胡希恕提出此方的辨证要点是:"里热、血热见心烦、手足心热者",临证表现以血虚有热、四肢烦热剧甚为主,此热表现在手足四肢,与本案之心肺阴虚有热不同,故无效。

二诊时赵老述"忽睹《验方集》载有何琼楼君所传民间效方,叙述症状,与此微合,以其药味和平,因作试探性与服",从中可看出处方使用的初始学习,从模仿开始,模仿的着眼点或依据是患者的临证症状。

(**解读** 吕少华 **阅改** 苏巧珍)

2020 年 6 月 24 日

86.1 妇人缩阴证(一)

魏妇,45 岁,邮亭圩人。1958 年冬,天气严寒,日在田间劳作,汗出解衣,因而受寒。归家即觉不适,晚餐未竟便睡,极畏寒,夜半抖颤不已,双被不温,旋现肢厥,屈伸不利，少腹拘痛，恶心欲呕，约半时许，阴户出现收缩，拘紧内引，小便时出，汗出如洗，自觉阴户空洞，时有冷气冲出，不安之至。清晨，夫来迎诊，切脉细微，舌苔白润，身倦神疲，言食如常，余证若上述。据此辨认，病属虚寒，由于肝肾亏损，遽被贼风侵袭，气血寒凝，经络拘急，颇类三阴直中之象；又其证所患部位，与男子缩阴证同，治法谅亦无异。不过俗传妇人缩阴多指乳房缩入，至于阴户抽搐牵引则少见也。其治，当以温经祛寒为法，因投以当归四逆加吴茱萸生姜汤，祛风寒，温肝肾，经血得养，其病自已。该汤日进三大剂，遂告全安，未另服药。

【解读】

病史：魏某，女，45 岁。1958 年冬天，天气严寒，在田间劳作时汗出受寒，回家即觉不适，未吃完晚餐就卧床休息，极度畏寒，寒战，两床被子也不觉暖和，随即出现四肢厥冷，屈伸不利，少腹拘急疼痛，恶心欲呕，1 小时左右，阴户出现收缩，拘紧内引，时有小便不自主流出，汗出如洗，自觉阴户空洞，时有冷气冲出，极度不安。清晨，其夫迎请赵老诊治。

症状：身倦神疲，畏寒，寒战，汗出如洗，四肢厥冷，屈伸不利，少腹拘急疼痛，恶心欲呕，纳食正常，阴户收缩，拘紧内引，时有小便不自主流出，自觉阴户空洞，时有冷气冲出，舌苔白润，脉细微。

分析：肝肾亏损，被贼风侵袭，气血寒凝，经络拘急，颇类三阴直中之象，据其所患部位，与男子缩阴证相同，证属虚寒。

辨证：肝肾亏损，风寒内袭。

治法：祛风寒，温肝肾。

方药：当归四逆加吴茱萸生姜汤。3 剂。一日服尽。

结果：一日后病情痊愈，未再服药。

【讨论】

当归四逆汤及当归四逆加吴茱萸生姜汤现代医家大多用来治疗四肢厥冷的雷诺综合征，本案所见之证实属少见，临证时如何把握？

作者见识短浅，本案所见之证读此书第一次听说，确属少见，但万变不离其宗，仔细分析：阴户归厥阴经所属，拘急收引为厥阴虚寒所致，且患者表现为汗出、恶寒的太阳表虚桂枝汤证，又有阴户收缩、空洞、时有冷气冲出的厥阴经证，属太阳表虚与厥阴虚寒合病。

当归四逆加吴茱萸生姜汤出自《伤寒论》，原文："手足厥寒，脉微欲绝者，当归四逆汤主之；若其人内有久寒者，宜当归四逆加吴茱萸生姜汤。"关于本方方证，胡希恕指出当归四逆汤为治疗太阳太阴合病的外寒内饮证（此处之"内饮"作者并不认同，作者认为本方为内外皆寒，外寒重、内寒轻），而加吴茱萸生姜则治疗外内皆寒的心腹痛、呕逆、头痛等症，但具体内寒为何经，胡老并未指出。刘渡舟则指出此“内”寒为肝胃等脏器。联系本案，当归四逆汤加吴茱萸生姜汤实为切中本案病机的最佳处方。

因此，临证时我们能仔细准确分析患者病位归经及处方的归经主治，方证相应，即可起到桴鼓之效。

（**解读** 兰彩虹 **阅改** 苏巧珍）

2020 年 6 月 25 日

86.2 妇人缩阴证(二)

刘妇，年四旬余，邮亭圩北村人。素体虚弱，某日农作过劳，傍晚归途遇雨，衣履尽湿，归仅更衣，不甚介意。晚间又经房事，而风雨之夜，寒气砭骨，夜半时起如厕，未久，睡感寒甚，数被不温，少腹拘急绞痛，次第加剧，迨至天将明时，阴户遽现紧缩，自觉向腹中牵引，冷汗阵出，手足厥冷，头晕神困，不能起立，服药鲜效。其夫来迎治，脉象微细，舌润不渴，乃一阴寒证也。其夫且曰：“内子阴户收缩，成一杯大空洞形，时流清液，令人见而生畏。”吾曰：“病虽奇，治尚易，近村魏妇病与相若，曾一方即愈，毋用惊惧。”仍书与当归四逆加吴茱萸生姜汤，嘱一日服完二大剂，并用艾灸气海、关元十余炷，又锡壶盛开水时熨脐下。次日往视，已笑逐颜开，操作厨下，惟身觉略倦而已。

【解读】

病史：刘妇，40 余岁，素体虚弱，农作过劳，淋雨冒湿，晚间又经房事，半夜如厕不久，寒气砭骨，继而出现恶寒、少腹拘急绞痛，阴户紧缩。

症状：恶寒甚，数条被子仍觉冷，少腹拘急绞痛甚，阴户紧缩，自觉向腹中牵引，呈一大空杯状，时流清液，冷汗阵出，手足厥冷，头晕神困，不能起立，不渴，舌润，脉微细。

辨证：肝肾亏损，风寒内袭。

治法：祛寒缓急，温经通脉。

处方：(内服)当归四逆加吴茱萸生姜汤。1 日服 2 大剂。(外治)艾灸气海、关元十余炷，又锡壶盛开水时熨脐下。

结果：次日已笑逐颜开，操作厨下，唯身觉略倦而已。

【讨论】

1. 本案发病和症状与前案症状、处方皆一致，皆为寒邪直中厥阴，在时方中有暖肝煎也是同为治肝肾虚寒之方，本案可用暖肝煎吗？

暖肝煎出自《景岳全书》，原文“寒中厥阴，则少腹疼痛，宜四逆汤、归气饮、暖肝煎”，从中可看出，本方也为中寒厥阴而设。本书中具体指出：“暖肝煎，治肝肾阴寒，小腹疼痛，疝气等证。”组成：当归（二三钱）、枸杞（三钱）、茯苓（二钱）、小茴香（二钱）、肉桂（一二钱）、乌药（二钱）、沉香（一钱，或木香亦可）。从组成分析，本方温肝、散寒、行气并重，与本案病机符合，因此，个人观点，本案有机会使用，但疗效可能逊于当归四逆加吴茱萸生姜汤，因当归四逆加吴茱萸生姜汤中吴萸、细辛祛寒，即温通的力更强，而暖肝煎中小茴香、肉桂、乌药以温为主，祛寒的力量相对弱，所以疗效会下降，疗程会变长。虽然均能祛寒，但辛散温通的力度确实不如当归四逆加吴茱萸生姜汤。

2. 案中患者经治后次日已笑逐颜开，操作厨下，惟身觉略倦而已，下一阶段应如何善后？

关于此案的善后，个人认为“邪之所凑，其气必虚”，因此，患者平素应为肝气虚寒之人，因此，可予暖肝煎，以温肝阳，散余寒，后予八味肾气丸，理由是肝之虚寒，是由于肾之元阳不足，或说相火不足所致，而八味肾气丸温肾阳、益相火。通过益相火、温肾阳，补肝阳，可预防寒邪再次入侵肝之经络。

（**解读** 邱思婕 **阅改** 苏巧珍）

2020 年 6 月 26 日

86.3 妇人缩阴证(三)

邵湘莲，青年农妇也。夏月勤劳工作，赤日熏蒸，不免感受暑气，汗多体疲，夜间困于房事，时出小解，又为风邪所侵。翌晨颇感不适，傍午猝觉阴户左右抽搐，时作时止，至夜增剧。经住医院医治旬日，未曾少效，亦不识其病名。因来就诊，详述症治经过。诊脉洪大而虚，唇绛舌干，口渴心烦，身热尿黄，饮食知味，依此判断，属诸暑证。与魏、刘二妇之阴户伤寒收缩之因素不同，此不过阴户抽搐病伤于热，症较轻也。因思书载伤暑而复伤风，辄有暑风之发，今该妇先中于暑，又困房事，频频如厕，风邪乘之，或以扰动经脉，影响气血流行而致病。况阴户为肝肾两经经脉循行之区，肝主筋，肾主水，风袭则肝风动，房劳则肾水亏，水不涵木，血不营筋，故筋急而抽搐。治以清暑祛风为主，予碧玉散、鸡苏散合剂以清暑热，加羌活、香薷、蝉衣、钩藤以祛外邪，兼冲牵正散搜经络之风，另蒸参麦汤作茶饮扶持正气，寓有补正却邪之意。日进二帖，当晚搐止热清，奏效颇出想象。再以清暑益气汤加减调理，数日全安。

【解读】

病史：邵某，青年女性，夏月劳作，汗多神疲，夜间房事，时出小解，为风邪侵袭，次晨自觉不适，至中午则觉阴户左右抽搐，时作时止，至夜间逐渐加重，在医院住院10日，无效，来诊。

症状：唇绛舌干，口渴心烦，身热，会阴左右抽搐，纳可，尿黄。脉洪大而虚。

分析：此证与前两案不同，此证伤于热，有伤暑之后、又经房事及伤风的因素，扰动经脉，影响气血流行。阴户为肝肾两经循行之处，肝主筋、肾主水，风袭肝风动、房劳肾水亏，水不涵木、血不荣筋，筋急而抽。

辨证：暑热伤风。

治法：清暑祛风为主。

处方：予碧玉散（滑石、甘草、青黛）、鸡苏散（滑石、甘草、薄荷）合剂以清暑热，加羌活、香薷、蝉衣、钩藤以祛外邪，兼冲牵正散（僵蚕、白附子、全虫）搜经络之风，另蒸参麦汤作茶饮扶持正气，寓有补正祛邪之意。1日服2剂。

结果：当晚抽搐停止，热清，奏效之快颇出想象。

善后：再以清暑益气汤加减调理，数日全安。

【讨论】

案中赵老分析，患者阴户抽搐为“风袭则肝风动，房劳则肾水亏，水不涵木，血不营筋”所致，但在治疗时却未予任何滋阴养血之品，这是为何？

读此书，书中有数案所用之方药皆与病机分析不一致，似乎与我们所要求的“理法方药一致”颇为矛盾。仔细分析患者的四诊，唇绛舌干、口渴心烦、身热、尿黄皆为一派心经有热象，而尿黄又提示热象有欲从小便而出的趋势；而阴户又为厥阴肝经所过之处，阴户的抽搐为肝经动风之象；唯脉之虚大提示患者有阴虚之象。因此，四诊合参，结合赵老所用之处方，本案实属心经有热、肝热风动、兼有阴虚之证，因此，方中并未按“养阴熄风”之法治之，而是予清心肝之热，熄风为法，予鸡苏散合羌活、香薷清心经之热兼以祛暑，青黛、蝉衣、钩藤清肝热熄风，牵正散助熄风，佐以参麦汤养阴为辅，方证相应，起效迅速。

提示：本案再次提醒后学，在治疗时，应针对患者当下四诊合参之证为主，而不可纠结于病因治疗。

（**解读** 周嘉梅 **阅改** 苏巧珍）

2020年6月27日

87.1 产后瘀痛(一)

秦英,36岁。产后小腹隐痛,他无所苦,循俗食鸡吃酒以滋养。不三日,腹乍剧痛,有块拒按,医遵产后宜补不宜攻之说,以当归建中汤温补之,痛益甚。易医虽能认证,又不欲专攻逐,治以攻补两施,用生化汤痛不稍减。迎吾诊之,切脉沉而数,腹胀痛,小腹有块,舌苔黄,不思食,大便下稀黄水,小便短黄等候。患者且曰:"先日瘀止则腹痛。"以是知病由伤食而腹隐痛,后则瘀止而腹大痛,又以温补之故,瘀食胶结,久从热化,利于寒逐而不利于温下,讵可以产后畏攻而鼠首偾事乎?决然书予桃仁承气汤攻下之,一则清其积热,一则祛其瘀滞,连服二大剂,便血杂下,腹遂不痛,黄苔退,略思饮食,但腹块仍在。是时内热清而瘀未尽,不宜清逐,又宜温攻,且病久脉弱,微现虚象,改进生化汤加益母草、三棱、土鳖,酒水各半煎,另三七磨汁兑服,五剂瘀块消除。接进八珍汤大补气血,逐步康复。

【解读】

病史:秦某,女,36岁,新产后小腹隐痛,余无不适,遵循风俗食鸡吃酒以滋补,不出三日,恶露停止,腹剧痛,小腹部有块拒按。前医遵产后宜补不宜攻之说,予当归建中汤温补,腹痛加剧;更换医生,予生化汤攻补两施,腹痛没有缓解。请赵老诊治。

症状:腹胀痛,小腹部有块,拒按;不思食,大便下稀黄水,小便短少而色黄,舌苔黄,脉沉而数。

分析:起病之初由于伤食而腹部隐痛,后瘀血停止不排则腹大痛,因温补之故,致瘀血和食积胶结,日久则从热化,此时,应予寒下逐瘀而不可以温下。

治法:清积热、逐瘀血。

处方:桃仁承气汤。2剂。

二诊:药后大便解、积血排出,腹痛止,黄苔退,饮食较前有食欲,腹中结块仍在,脉弱。

分析:内热清、瘀未尽。

治法:温通攻下。

处方:生化汤加益母草、三棱、土鳖虫,酒水各半煎煮。另加三七磨汁兑服。5剂。

结果:药后瘀块消除。

善后:八珍汤大补气血。

【讨论】

1. 生化汤是经典的产后排瘀方，该案在赵老诊治前前医曾用生化汤不效，赵老首诊采用桃仁承气汤，次诊改生化汤加味，同治瘀血，为什么前医用不效，而赵老用有效？

生化汤出自《绛雪丹书》，原文："产后血气暴虚，欲补之，恐恶露停滞，欲攻之，又恐元气愈亏，惟行中带补，化旧生新为妙，医者每用四物汤，窃谓地黄微寒而滞血，芍药酸寒而无补，非产后之良剂也。惟生化汤之药，产下即服，消瘀块而生新血，正产小产俱宜，然须预备为要。"从原文知，本方为产后血虚排瘀之用。

本案患者为产后腹痛症，本为产后血虚瘀血内停所致，此时宜服生化汤，缘何患者予食补后致伤食、后又有恶露停止而致的瘀阻，因此，患者腹剧痛拒按，此时，活血化瘀的生化汤应为正治，但此案患者除恶露不排的瘀阻之外，尚有"不思食，大便下稀黄水、舌苔黄"的阳明腑实热证，案中未注明大便味道，依作者经验，此黄水必为臭秽之大便，结合小便及腹痛拒按，可判断此即所谓的"热结旁流"之症，因此，本患者为阳明腑实兼有瘀血内阻胞宫之证，单予生化汤则只有补血祛瘀之功，而无清阳明腑实之效，而桃仁承气汤则既可清阳明腑实和祛胞宫瘀血两者兼备，为的对之方，因此，首诊应予桃仁承气汤。二诊时患者大便通下、食欲恢复、腹痛止，但腹中结块仍在，此时，阳明腑实证已解，结合患者产后之血虚，此时，予生化汤养血活血祛瘀，方合此时的病机，因此，可起效。

2. 同是腑实瘀血，本案中首诊时赵老选桃仁承气汤，而未予选用仲景之桃核承气汤，为何？

桃仁承气汤出自《温病条辨》，原文："少腹坚满，小便自利，夜热昼凉，大便闭，脉沉实者，蓄血也，桃仁承气汤主之，甚则抵当汤"。组成：大黄（五钱）、芒硝（二钱）、桃仁（三钱）、当归（三钱）、芍药（三钱）、丹皮（三钱）。桃核承气汤出自《伤寒论》："太阳病不解，热结膀胱，其人如狂，血自下，下者愈……但少腹急结者，乃可攻之，宜桃核承气汤。"组成：桃仁五十个、大黄四两、甘草二两、芒硝二合、桂枝二两。原文中两方之主治皆为蓄血症，但又有不同：桃仁承气汤有"夜热昼凉"的阴血亏虚表现，而桃核承气则表现为热扰心神的"其人如狂"症状。再对比两方组成，除相同的大黄、芒硝、桃仁之通腑活血成分外，桃仁承气汤予当归、白芍、丹皮养血清热，而桃核承气汤予桂枝合桃仁起到通经活络之效，甘草合大黄、芒硝组成调胃承气起到清腑实而顾胃气的作用。因此，桃仁承气汤适宜于腑实瘀血兼有血虚内热之证；而桃核承气汤则适用于腑实内热瘀血之证。两者比较，桃仁承气汤更适合产后血虚之人，因此，赵老选此方更精准。

（**解读** 郭 硕 **阅改** 苏巧珍）

2020 年 6 月 28 日

87.2 产后瘀痛(二)

杨妇产后三日，恶露猝净，遂致少腹绞痛。医以病历多日，先处以生化汤，后用温经补虚之当归建中汤，痛均不减。越日迎吾以治，脉涩有力，小腹痛而拒按，无片刻停。查病由恶露未尽、瘀血积滞使然，乃实证非虚证也。治当祛瘀为急，不应畏攻妄补。生化汤固误，当归建中尤误，就证而言，莫若消瘀力强之折冲汤为切合。药为：赤芍、桃仁、红花、牛膝各三钱，归尾五钱，丹皮、玄胡各二钱，桂心、川芎各钱半，酒水各半煎服。

二时许，少腹痛益甚，病者认为药之误，遣人相询。吾晓之曰："药服而痛增，是逐瘀之力显，瘀下即不痛，今痛乃瘀将下之先兆，亟再进以续药力，何疑为？"后连进三剂，瘀血迭下甚多，痛解人安，未再服药，嘱以饮食营养。

【解读】

病史：杨某，女，产后 3 天，恶露突然干净，少腹绞痛。前医先予生化汤，后予温经补虚的当归建中汤，痛都不能缓解，请赵老诊治。

症状：小腹痛而拒按，呈持续性，脉涩有力。

分析：恶露未尽，瘀血积滞，此实证非虚证。急当祛瘀为先，不应害怕攻逐而妄事温补。生化汤已是误治，当归建中汤更是错上加错。

辨证：瘀血阻滞。

治法：活血逐瘀。

处方：折冲汤(赤芍 3 钱，桃仁 3 钱，红花 3 钱，牛膝 3 钱，归尾 5 钱，丹皮 2 钱，玄胡 2 钱，桂心 1.5 钱，川芎 1.5 钱)，酒水各半煎服。

结果：药后 4 小时左右，患者腹痛加剧，病者认为药物导致加重，询问赵老，赵老告知：服药痛增，是逐瘀所致，瘀血下即痛减，痛是将下瘀之兆，可再服药以增强药力。后患者遵嘱连进 3 剂，瘀血逐渐通下，痛解人安，未再服药，嘱饮食营养。

【讨论】

本案与案 87.1 均为瘀血实证，均为腹痛拒按，前者予桃仁承气汤，本案予折冲汤，依据是什么？为什么此案生化汤也不效？

本案也为产后恶露突然停止，瘀血所致少腹绞痛，患者与前案所不同之处在于，本案中患者无"不思食，大便下稀黄水"的腑实之证，而单以腹痛拒按的瘀血证为主，因此，不可选用桃仁承气汤。折冲汤实为折冲饮，出自宋代李师圣的《产论》，原文："病候曰：妊娠二三月下血块。治法曰：当剖视之，恐是伤产也。已知伤产，当与折冲饮可也，但下血块乃知非是伤产也。"组成：芍药、桃仁、桂枝各一钱，红花半钱，当归、芎劳、牛膝各八分，牡丹皮、延胡索各五分，甘草一分。从原文及组成分析，与生化汤比，同用归芎补血行血，本方活血之药品在生化汤中桃仁的基础上加赤芍、红花、丹皮加强了活血之力，并予牛膝引药下行，桂枝、延胡理气通络，因此，本方的活血逐瘀之力更强。如果说生化汤是产后助排瘀之药的话，此方则为瘀血凝滞胞宫致腹痛严重时所用之方。

（**解读** 陈丽纯 **阅改** 苏巧珍）

2020年6月30日

88. 产后类中风

刘妇凤英，产后数日，轻健如常。乃不时家务操作，儿女多，不免吵扰恼气。某夜血大下，凌晨始止。寻见口眼㖞斜，腰背反折，手足亦时搐搦，此由产后血虚，又经崩下，以致肝风内动，血不荣筋，故见类中风之证也。切脉细微无力，神衰而嗜睡，身发高热，舌白胖口不渴，是气血两虚，阴亏而阳无所附，外现发热之象，不可为外貌所惑，妄用清解，宜大补气血药中少佐风药，疏予当归补血汤加党参、钩藤、皂刺：黄芪二两，当归八钱，党参一两，钩藤三钱，皂刺一钱，水煎，日进二剂，外以牵正散酒调敷面部，又以白酒温搽全身，加被温覆。复诊，脉现有神，风象已无，身热亦退，改处八珍汤峻补气血，服二十剂而复原。

【解读】

病史：产妇刘凤英，产后数日，身体轻健如常，不时操持家务，儿女众多，不免吵扰恼气。某夜出现崩漏大出血，凌晨方止。随即出现口眼㖞斜、腰背反折、手足抽搐等类中风之证。

症见：神疲嗜睡，身发高热，口不渴，时有口眼㖞斜、腰背反折、手足抽搐，舌白胖，切脉细微无力。

分析：产后血虚，复又崩漏失血，致血亏严重血不荣筋，肝风内动而发病。气血两虚，阴亏阳无所附故发热，不可妄用清解。

辨证：气血两虚，虚风内动。

治法：大补气血，少佐祛风之品。

处方：当归补血汤加党参、钩藤、皂刺（黄芪2两，当归8钱，党参1两，钩藤

3 钱，皂刺 1 钱）。水煎，日进 2 剂。

外治法：牵正散酒调敷面部，又以白酒温搽全身，加被温覆。

二诊：脉现有神，风象已无，身热亦退。

治法：峻补气血。

处方：八珍汤。20 剂。

结果：恢复体健。

【讨论】

本案患者先有产后大出血，后出现高热及类似癫痫症状，临证中我们能做到赵老这样精准判断吗？是否会犯赵老所谓的“为外貌所惑，妄用清解”的错误？

读此医案，作为在现代医学分科的中医院工作的神经科的医生，心中暗自揣测，诊时患者高热、抽搐，我可能没有赵老的定力而用大补气血之品，一定会被患者高热神昏、抽搐所迷惑，犯赵老所谓的“为外貌所惑，妄用清解”的错误，而予羚羊钩藤汤之类的处方。但细研此案，患者口不渴，无热致津伤之象，舌白胖（考虑赵老言简意赅之义，应为舌淡胖苔薄白）、脉细微无力，结合患者发病前大失血的病因，患者血虚之象骤显，而并无羚角钩藤汤的实热肝风之象。此案提醒我们，临证时四诊合参、舌脉之象对辨患者虚实真假有非常重要的意义。

（**解读** 林朱贤 **阅改** 苏巧珍）

2020 年 7 月 1 日

89.1 麻疹内陷(一)

唐儿二岁，住邮亭圩枫木村。先为发热咳嗽，饮食行动皆如常，家人不以为意，未甚戒备。曾经循回医师唐君问诊，断为麻疹将发，当用荆芥、防风、大力、蝉衣、杏仁、薄荷、西河柳等表药，促其透发，并严嘱禁风忌口。次日往视，头项麻疹微现，咳嗽发热转加，心烦舌燥，引饮，又于前方加石膏、竹叶、连翘，再予辛凉升发。次日胸背上肢均现疹点，惟下肢未到，鲜红突起成朵，热亦不高，此为顺候。讵知其家心存姑息，欲减其吵扰，抱外四行，因而感冒风邪，迨至夜半，疹点全收，气喘肢厥，目直视，手足搐搦等危象毕呈。急足觅唐君，复邀余会诊，趋至审视，儿面虽青，按之尚红活，目不了了，似有薄白翳，鼻干齿燥，舌起红刺，纯一风热内陷肺气上窜之险证，殊不可为局部之厥象所惑。但深夜药不易得，为急救计，随将带有之六神丸，取十粒用水化开，二次灌下，暂时解毒强心。书方麻绒（即麻黄捣成绒）、杏仁、石膏、连翘、荆芥、钩藤、葶苈、紫背浮萍、蝉衣等升发清热涤痰止痉药，浓煎，调服无价散（即大粪煅炭）一钱，并用新絮温覆儿身，约四时许，儿得微汗，疹又隐隐现皮肤间，肢已温，气稍平，人事略清，不若前之躁烦，促进二煎，服如前法，迨黎明疹点齐出，且及手足，其他险象俱退。改予荆芥、连翘、大力、银花、木通清解之。不意某医来视，认为疹色鲜红，温度尚高，亟予退热，午后儿疹又隐，烦躁不安，但不似昨日之剧，其家慌乱，复邀诊，因儿疹出三日，正值疹发时期，其热虽炽，只合轻减其热，不宜尽退其热，热退则疹伏，伏则变象出，故中医以清解升发并举，不以退热为急务。今儿误于清解，疹又伏陷，故而险象环生，仍宜升发是议。拟处以荆芥、薄荷、大力、柴胡、生地、竹叶、红浮萍等，同进无价散，外用小鸡剖开，内放雄黄少许，乘热敷儿脐上，内外兼治，法尚周全。当晚疹又复出，人立安静，后以清金滋阴退热解毒诸品出入加减，遂得平复。

【解读】

病史：唐某，2岁。先起病时发热、咳嗽，余无不适，家人未予重视，未予生活顾护，曾就医，判断麻疹将发，予透疹发表药（荆芥、防风、大力、蝉衣、杏仁、薄荷、西河柳等）口服，并嘱禁受风及忌口。次日患者头项麻疹出，咳嗽、发热加重，且出现心烦舌燥，喜饮，又于前方加石膏、竹叶、连翘辛凉透发之品，次日患者胸背皆现鲜红突起成朵的疹点，热势亦有下降，下肢仍未见疹。此为麻疹顺证，家属未遵嘱禁风忌口，抱外四行，至夜间，疹点全收，气喘肢厥，目直视，手足抽搐。急足赵老会诊。

刻下症：面青，按之尚红活，疹点全收，气喘，肢厥，手足抽搐，目直视，目不了了，似有薄白翳，鼻干齿燥，舌起红刺。

辨证：风热内陷，肺气上窜。

治法：先予六神丸（珍珠、牛黄、麝香、冰片、蟾酥、雄黄）解毒强心。同时予升发清热，涤痰止痉。

处方：麻绒（即麻黄捣成绒）、杏仁、石膏、连翘、荆芥、钩藤、葶苈、紫背浮萍、蝉衣等浓煎，调服无价散（即大粪煅炭）一钱，并用新絮温覆（方中麻杏石甘汤宣肺开闭，清热解毒，钩藤凉肝熄风，配合连翘、荆芥、浮萍、蝉衣等清热透邪）。

疗效：约四时许，儿得微汗，疹又隐隐现皮肤间，肢已温，气稍平，人事略清，不若前之躁烦，再进二煎，服如前法，至黎明疹点齐出，且及手足，其他险象俱退。

二诊：改予荆芥、连翘、牛蒡、银花、木通清解之（麻疹治疗清热透邪贯穿其中）。

三诊：某医来看，认为疹色鲜红，仍有发热，急予退热（推为清热解毒之品），患儿再生变证，午后疹再次隐退，烦躁不安，但不似昨日之剧。

分析：因儿疹出三日，正值疹发时期，其热虽炽，应（疏风清热之品）轻减其热，不宜（清热解毒之品）尽退其热，热退则疹伏，伏则变象出，故中医以清解升发并举，不以退热为急务。今儿误于清解，疹又伏陷，故而险象环生，仍宜升发。

治法：清解升发。

处方：荆芥、薄荷、牛蒡子、柴胡、生地、竹叶、红浮萍等，同进无价散，外用小鸡剖开，内放雄黄少许，乘热敷儿脐上，内外兼治。

疗效：当晚疹又复出，人立安静。

善后：清金滋阴退热解毒诸品出入加减，遂得平复。

【讨论】

此患者在前医治疗过程中出现疹出、咳嗽发热加重的现象，经调整处方后疹出增多，临证中如何判断此为病情好转的顺证而不是病情加重的逆证？

自疫苗普及之后，小儿麻疹现已少见。此案是一个经典的麻疹治疗过程病例，很考验医生的定力，读此案，作者不停地问自己，如果自己是初诊医生，患者药后疹出、咳嗽、发热加重，自己会判断这是顺证吗？答案是否定的，在现今的医疗环境下，患者家属会因不懂专业知识而询问医生，如果医生对病势的发展做不到心中有数，极易慌乱而像后面的医生一样用清解之药，这将使疹毒内陷，病情进一步加重。因此，对麻疹一类特殊的病证，医者务必掌握患者的病变规律，做到心中有数，临证中多观察患者的神志、精神状况、疹出情况，与患者家属积极沟通，取得患者家属的理解和信任，治疗过程才能更顺畅。

（**解读**　叶譞斐　**阅改**　苏巧珍）

2020 年 7 月 2 日

89.2　麻疹内陷(二)

残冬严寒，麻疹盛行，小儿多半感染，往往以失治或误治而夭殇者，不知凡几。王儿四岁，体虚弱，亦被时毒传染，发热十余日，疹犹未现。医循例用辛凉药升发之，疹则始终隐隐停留肌腠之间，药愈投而形愈隐，甚且内陷不见其形，身热亦逐渐低减而至于无热，神困昏厥，险象日呈。迎吾治之，视儿面色青惨，气息低微，指纹沉晦难见，不语亦不食，合目昏睡，乃内虚而外寒闭束、疹陷难出之棘手危证。盖疹本借热发，而反以寒药抑制，转向内陷，演成如此危势，此由治病不知因时因人而异，误于麻宜寒凉之言也。儿体虚寒，外寒又盛，理应温补辛发。然在王琦《医林指月》瘖论载有温补治疹成例，可为今范，因用温补升提法。处以防风桂枝汤加归、芪、炮甲、红花等，正气充则足以抗毒，外寒散则陷疹得透，虽变法亦常法也。前药煎汤温服，被厚覆，二剂身温有汗，疹点隐约外露，再剂身热增高，面及上肢均现点，色鲜红，略咳嗽，口舌微干，指纹见红活，人事已清醒。现证转热化，则药宜辛凉，不合温燥，改予苏叶、荆芥、前胡、连翘、大力、花粉等。二剂疹遍全身。嗣后如期疹回，人极安和，进以养肺和胃解毒之沙参、石斛、麦冬、连翘、银花、谷芽诸品，服食数日而人安如常。

【解读】

病史：严寒季节，麻疹流行肆虐，小儿多半感染。4 岁儿童，素体虚弱，受时毒感染，发热十余日，疹仍未出。他医用辛凉药升发，斑疹隐隐，甚则不见，发热渐退，出现神困昏厥。请赵老诊治。

刻下症见：神困昏厥，合目昏睡，面色青惨，气息低微，不语亦不食，指纹沉晦难见。

分析：疹本借热发，患者素体虚寒，外寒又盛，本应温补辛温升发，反以寒（辛寒）药治之，疹毒无力外发，转向内陷，成如此危势。

辨证：素体虚寒，外寒闭束，疹毒内陷。

治法：温补辛发，升提透疹。

方药：防风桂枝汤（推测为桂枝防风汤，桂枝、防风、白芍、甘草）加当归、黄芪、炮山甲、红花。3 剂。水煎温服，被厚覆。

二诊：2 剂后身温有汗，疹点隐约外露，再服 1 剂身热增高，面及上肢均现点，色鲜红，略咳嗽，口舌微干，指纹见红活，神志转清。

分析：证转热化，不宜再予温燥。

治法：辛凉透疹。

方药：苏叶、荆芥、前胡、连翘、牛蒡子、花粉。2 剂，水煎服。

三诊：药后疹遍全身。随后如期疹回，人极安和。

辨证：气阴两虚。

治法：养肺和胃解毒。

方药：沙参、石斛、麦冬、连翘、银花、谷芽，水煎服。

转归：痊愈。

【讨论】

通过赵老两例麻疹的曲折治疗经历，学习麻疹之治法

本案与前案皆为麻疹内陷，一虚一实，一寒一热，赵老此两案为教科书式的示范作用。麻疹的发展有顺证与逆证之分，预后不同，对于幼龄、素体虚弱、冬季发病者往往病情较重。疹毒虽属阳邪，但具体到不同的患者，则要分证论治，不可一味地予辛凉升散之方。如此案中患者，素体虚寒，感麻疹之后，如患者之热证不显，不可轻予辛凉，否则易出现本案之阴寒疹毒内陷之证。而应予辛温升散之品，至疹透至全身、热发方为顺证。疹出之后，不可见疹色鲜红即予清热解毒，应予辛凉升散透疹，使疹毒继续外散后自然热退，否则易致如前案之疹毒内陷、热邪内闭之证，皆为逆证。临证医者不可不知。

（**解读** 刘文琛 **阅改** 苏巧珍）

2020年7月3日

90. 脾虚吐泻

王儿发热吐泻，治不及时，又误于药，因致抽搐。此由泻久伤脾，热久动风，即土虚木贼之故。果能补土祛风，即可言愈。无如医者误以镇惊丸药杂进，瘛疭转甚，病情岌岌可虞，始延余治。视儿指纹青浮，面色皖白无华，身热水泻，肢搐无力，土虚木克，证象显然，大法以补土泻木为治，处抑肝散。用柴、芍、钩藤平肝清热，苓、术补脾止泻，芎、归活血疏经，甘草和胃调中，一方而扼其要。日夜进三帖，当夜热退泻减，搐次渐少。复诊，指纹转淡黄，舌白润，小便清，能食少许，因搐泻未已，原方加党参再服三帖，搐止泻住，且走与诸兄姊嬉戏矣。改疏参苓白术散补脾健胃，数帖安平。

【解读】

病史：小儿王某，病初发热吐泻，治疗不当出现抽搐。赵老分析原因为久泻伤脾，热久生风，土虚木乘，此时治宜补土祛风。但前医认为患者出现抽搐，予以镇惊为法（推测多为平肝潜阳、清热熄风之品），致患者出现病情加重至瘛疭频发，遂转至赵老处就诊。

症见：面色皖白无华，身热，纳食不进（从后“能食少许”推测），水泻，肢体抽搐无力，指纹青浮。

辨证：泻久伤脾，热久动风，土虚木贼。

治法：补土泻木，清热熄风。

方药：抑肝散（柴胡、甘草、川芎、当归、炒白术、茯苓、钩藤）加白芍。一日内日夜连服3剂药。

分析：柴胡、白芍、钩藤平肝清热，茯苓、白术补脾止泻，川芎、当归活血疏经，甘草和中。

二诊：1日夜进3剂药后当夜间热退，泻减，抽搐减少但未停，可以进食少许，小便清，舌白润，指纹转淡黄。

处方:原方加党参。3 剂。

结果:抽搐止,泄泻消失,可正常玩耍。

善后:参苓白术散。数剂后正常。

【讨论】

赵老分析本案主要病机是土虚木贼,肝木乘脾,是否可使用逍遥散(汤)?

抑肝散出自《保婴撮要》,原文:“抑肝散,治肝经虚热发搐,或痰热咬牙,或惊悸寒热,或木乘土而呕吐痰涎,腹胀少食,睡卧不安。”组成:软柴胡、甘草(各五分),川芎(八分),当归、白术(炒)、茯苓、钩藤钩(各一钱)。本方与治疗肝郁脾虚之方逍遥丸的组成区别在于逍遥散之白芍易川芎,薄荷易钩藤,因此,其主治之证由肝郁脾虚转为脾虚兼有肝热动风之发搐、惊悸、睡卧不安等症状。本案中患者有纳食极少或拒食、水泻的脾虚证,又有发热、肢体抽搐无力的肝热风动证,非逍遥散之肝郁脾虚证,因此,不可使用逍遥散。

(**解读** 河文峰 **阅改** 苏巧珍)

2020 年 7 月 4 日

91. 风热发搐

曹儿,4 岁。先时壮热无汗,昏沉嗜睡,合目无语,面赤唇红,舌苔干燥,小便黄赤,大便泻,指纹青紫而浮,原为风热证也。不意医进辛温发散药,大汗出后,热不解,随呈手足瘛疭,疾劲有力,日数发,不时大呼,又认作寻常惊风,头身爆灯火十余处,以此外热顿退,而内热加炽,语妄搐剧,前医束手辞去,乃延余往。查为风热内闭,热甚动风,首误于辛燥伤津,再误于灯炷损阴,因而逼热内扰,肝火横逆,上犯心包,故神昏妄语,搐搦不休;又以其大便溏泻,证明热不在胃而在肝心。治宜清热熄风、宁心开窍诸法。因用:羚羊角钩藤汤加减:羚羊角五分(磨兑),生地三钱,钩藤二钱,菊花二钱,胆草六分,竹叶半钱,石菖半钱,另安宫牛黄丸一粒,分两次化送。并用三棱针刺两手少商、中冲出血,刺人中通窍。外以雄黄末少许填儿脐孔,再将雄鸡一只粪门对准儿脐,并使鸡安伏其上。经此治疗,该儿人事略清,搐搦减少。无何,身复发热,烦躁不宁,口渴呼饮,指纹则由青紫而转浮红,细审知非病变,乃系内热外透由荣转气之良好机转,疏予,清营汤而变通其用:犀角钱半,生地五钱,麦冬、连翘各三钱,栀仁三钱,石膏六钱,二剂后搐止,神清热退,诸证均减,可略进饮食。惟热久伤阴,精神困顿,不能起行,再进甘凉育阴之药,如:三甲复脉汤、玄麦六味地黄汤交替服食，一日两剂，加速恢复亏损之阴液，经一月而始健复。亦以见滋阴之不易见功，惟在患者耐心服药以待之。

【解读】

病史：曹某，男，4 岁。先起病时壮热无汗，昏沉嗜睡，合目无语，面赤唇红，舌苔干燥，小便黄赤，大便泻，指纹青紫而浮的热象（此热似气营两伤、热有入心包之势的清营汤证），前医误认为风寒袭表而予辛温发散药，药后患者大汗出，但热不解，并出现手足抽搐、疾劲有力，日发数次，不时大声呼叫。（此时患者已出现热盛伤阴动风之象，宜清热熄风为法），而医又认作寻常惊风，予头身爆灯火十余处，后患者外热退，而出现胡言乱语、抽搐的内热加剧之象，前医束手无策，遂请赵老诊治。

症见：嗜睡，面赤唇红，胡言乱语，手足抽搐疾劲有力、日发数次，小便黄赤，大便泻，舌苔干燥，指纹青紫而浮。

分析：患者本为风热之证，首诊时医者误用辛燥伤津，二诊时爆灯火再次伤阴，因而逼热内扰，肝火横逆，上犯心包，故神昏妄语，搐搦不休；大便溏泻，排除阳明胃热证明热在肝和心（此处提醒后学阳明胃热也可致神昏妄语、搐搦，鉴别点在大便是否秘结）。

辨证：风热内闭，热甚动风。

治法：清热熄风，宁心开窍。

处方：羚角钩藤汤加减。

中药：羚羊角 5 分（磨兑），生地 3 钱，钩藤 2 钱，菊花 2 钱，胆草 6 分，竹叶 0.5 钱，石菖蒲 0.5 钱。

另：安宫牛黄丸一粒，分两次化送。

外治法：三棱针刺两手少商、中冲出血，刺人中通窍。外以雄黄末少许填儿脐孔，再将雄鸡一只粪门对准儿脐，并使鸡安伏其上。

二诊：经上述治疗后，该儿人事略清，抽搐减少。不久，再次出现发热，烦躁不宁，口渴呼饮，指纹则由青紫而转浮红。

分析：从指纹推知此非病情加重，乃系内热外透由荣转气的佳象。

处方：清营汤加减。

中药：犀角 1.5 钱，生地 5 钱，麦冬 3 钱，连翘 3 钱，栀仁 3 钱，石膏 6 钱。2 剂。

三诊：2 剂后抽搐止，神清热退，诸症均减，可少进饮食，精神困顿，不能起行。

分析：热久伤阴所致。

治法：甘凉育阴。

处方：三甲复脉汤、玄麦六味地黄汤交替服食，一日两剂，加速恢复亏损之阴液。

结果：一个月后患者健复。

【讨论】

1. 此患者初起病时壮热无汗，昏沉嗜睡，合目无语，面赤唇红，舌苔干燥，小便黄赤，大便泻，指纹青紫而浮，赵老判断此为风热证，应用什么方？

此案应从温病辨证论治，案中患者初起病时，无肺卫表象，即表现为昏沉嗜睡、合目无语的热入心包之象，结合患者壮热、面赤唇红、舌苔干燥、小便黄赤的一派热象，考虑为热入心营，与《温热经纬》中陈平伯《外感温病篇》之"风温证，身大热，口大渴，目赤唇肿，气粗烦躁，舌绛齿板，痰咳，甚则神昏谵语，下利黄水"之描述极为相似，陈平伯分析此为"风湿热毒(个人观点应为风温热毒)，深入阳明营分，最为危候"。原文予"犀角、连翘、葛根、元参、赤芍、丹皮、麦冬、紫草、川贝、人中黄，解毒提斑"。作者观点认为，此方与吴鞠通之清营汤方义相似，因此，此时可予清营汤以清营透热转气。

2. 赵老接诊时通过详细分析提出患者为风热内闭、热甚动风所致，选羚角钩藤汤加减，为什么去方中桑叶、茯神、贝母、竹茹、芍药，而予加龙胆草、竹叶、石菖蒲？

羚角钩藤汤出自俞根初的《通俗伤寒论》，原文只提出："羚角钩藤汤，凉熄肝风法"。组成：羚角片(钱半先煎)、霜桑叶(二钱)、京川贝(四钱去心)、鲜生地(五钱)、双钩藤(三钱后入)、滁菊花(三钱)、茯神木(三钱)、生白芍(三钱)、生甘草(八分)、淡竹茹(五钱鲜刮与羚角先煎代水)。何秀山对本方的解释为："肝藏血而主筋。凡肝风上翔，症必头晕胀痛，耳鸣心悸，手足躁扰，甚则瘛疭，狂乱痉厥。……故以羚、藤、桑、菊熄风定痉为君，臣以川贝善治风痉，茯神木专平肝风，但火旺生风，风助火势，最易劫伤血液，尤必佐以芍、甘、鲜、地酸甘化阴，滋血液以缓肝急。使以竹茹，不过以竹之脉络通人之脉络耳。此为凉肝熄风，增液舒筋之良方"。作者妄自揣测赵老之意，为患者无痰热之象，故去方中桑叶、茯神、贝母、竹茹等祛痰之品，而予加用龙胆草清肝热，竹叶清心经之热，石菖蒲开窍。但作者亦认为，本案中予羚角钩藤汤原方亦可，因温病大家赵绍琴有相似病例予原方治疗成功的案例。

(**解读** 刘国辉 **阅改** 苏巧珍)

2020 年 7 月 6 日

92.1 慢惊风(一)

汤儿 5 岁。禀赋不厚，体弱多病。中秋节日，恣意食肉啖饼，家人不止戒。次日腹胀呕泻，医作伤食治，但以体虚难任克伐，进以消补兼用之太安丸（即保和丸加白术），改汤服，腹泻转剧，呕亦未止，乃父视为药误。易医，无如辨证未真，以证属虚，处温脾健胃之六君子汤，呕泻立止，认为效，续进数剂，因而腹胀如鼓，痛不可忍。后医又认为实证，不顾及患儿体质，贸然以大承气汤攻之，胀痛虽已，而腹泻不止矣。随见神疲气短，汗出肢厥，手足不时抽搦，缓而无力，显示种种之危象。其家遣价迎治，视儿面色清惨，息微目合，关纹隐微难见，抽搐乏力，启视其目，神光尚好，此乃关键之处，许其可治。即处人参四逆汤以救垂绝之阴阳，急煎频灌，四时尽二剂。夜半阳回、肢温搐停、汗收泻止，有时呻吟。次晨复诊，关纹清淡可见，神清能言，不能坐立，此由攻伐太过，元气斫伤，只应益气补脾，徐图恢复，师理中汤之意而易其分量：党参五钱，白术四钱，干姜一钱，炙草二钱，加黄芪、补骨脂各三钱，日服一剂。

历时半月，未易方而复常。按患儿体弱伤食，消补兼用原不误，服药而泻甚者，乃药攻积之力，积尽泻自止，又何疑，惜易医而进温补，固积增病，犯实实之戒；后医治虽合法，但于人不审体质，于证不分轻重，病轻而药重之，以致演成阴阳虚脱之危证，病虽获救，然亦险矣，辨证其可忽诸。

【解读】

病史：汤姓小儿，5 岁，先天禀赋不足，体弱多病。因节日贪食肉及饼，次日出现腹胀、呕吐、泄泻，前医认为伤食导致，考虑患者素体虚弱，不能耐受攻伐之品，予服用消补兼用的太安丸（保和丸加白术）改汤服后腹泻加重，呕吐未止。患者父亲更换医生就诊，判断为虚证，予六君子汤温脾健胃，呕泻立止，认为有效，继服后出现腹胀如鼓，腹痛不可忍，医生认为出现实证，予大承气汤攻之，腹胀痛消失，又出现腹泻不止，家属请赵老诊治。

症见：神疲，乏力，面色清惨，气息微弱，目合，汗出，肢厥，腹泻不止，手足抽搐缓而无力，关纹隐微难见。启视其目，神光尚好（正气尚存）。

分析：患者体弱伤食，太安丸用之无误（提醒虚人食积应攻补兼施），服药而泄泻加重，是积滞从大便而出，积滞消则泻自止。患者家属疑病情加重，更换医重进补，呕泻立止，但犯了实实之戒，致积食与气机阻滞；后来医生予大承气汤泄下，治法无误，但忽略了患者本虚之体质，病轻药重，因此药后腹胀消，但使本就虚之正气更虚，腹泻不能收摄而致阴阳虚脱。

辨证：泻下无度，损伤阴阳，阴阳虚脱。

治法：益气回阳救逆。

处方：人参四逆汤。即四逆汤加人参。急煎频灌，四时服尽二剂。夜半阳回，肢体转温，抽搐停止，汗出止，泻止，有时呻吟。

二诊：次晨复诊，关纹清淡可见，神清能言，不能坐立。

分析：攻伐太过，元气大伤。

治法：益气健脾。

处方：师理中汤之意，而更改分量（理中汤原方为各等分）：党参 5 钱，白术 4 钱，干姜 1 钱，炙草 2 钱，黄芪 3 钱，补骨脂 3 钱。日服一剂。

结果：守方半月后恢复正常。

【讨论】

1. 临证中如何判断药后腹泻是药误还是病邪排出之反应？

本案中患者初诊时医生予消补兼用之太安丸，赵老认为是对证之方，但由于服药后腹泻加重、呕吐未止，患者家属认为药误。这里面暴露了一个问题，医者对服药后可能出现的反应未与患者家属进行有效沟通，或者是医者对服药后的反应并不能准确预见，因此，在出现泄泻加重后患者家属即易医，因而出现了之后一系列变证。这就提醒我们每位后学在治疗过程中准确把握患者服药后的反应并告知患者家属，方可取得患者家属的积极配合。具体到此案，泄泻是否是积食排出还是病情加重，赵老在之前的医案中给出过具体标准，如此案患者药后泄泻加重，但腹胀减轻，则为药物起效，积食排尽则泄泻自止；相反，如腹胀加重，则为攻伐太重而补虚不足致病情加重。

2. 患者腹泻止后赵老分析元气大伤，予益气健脾为法，为何不用四君子汤，或参苓白术散，而用理中汤，却又不按理中汤的分量给药？

本案中患者二诊时腹泻减，赵老分析为元气大伤，予益气健脾为法，未予四君子汤，考虑患者之前攻伐伤阳气太过，先后天阳气皆受损，四逆加人参汤大剂回阳以回肾阳为主，而后天中焦脾阳尚未回复，因此，予理中汤加大健脾益气之药力，而予小量干姜恢复后天脾之阳气，并加黄芪益气，补骨脂补肾阳，恢复患者阴阳平衡。

（**解读** 张世葳 **阅改** 苏巧珍）

2020 年 7 月 7 日

92.2 慢惊风(二)

此吾师蔡仁山先生之验案也。有王香山者，家寒，子女多，次儿满三岁，病吐泻，初不以为意，病亟始求医，治又不如法，半日间，病转剧，吐如涌，泻如注，旋又搐搦（nuò），继则肢厥神昏，气如悬丝，认为不治，弃于地，待气绝葬之。时吾师出诊经其门，邻人不忍而代邀诊，先生欣然往，见儿僵卧地上，肢厥如冰，关纹不见，以手掐人中，不呻，又掐合谷，亦不呻，呼吸若有若无，抚心有微热，重手按其腹，儿目忽启，神光莹晶，切足三部脉亦不显。窃思该儿病虽沉笃，而神光未散，尚存易一线生机，有可为力之处，讵(jù)能坐视不救。师先以艾火灸气海、关元、天枢、阳强及两足三里诸穴，并儿脐满填食盐，切生姜薄片，戳细孔无数，置盐上，再放艾团烧之，以作急救处理。当处人参四逆汤：党参六钱，生附四钱，干姜三钱，炙草二钱，急火浓煎。陆续灌下，尚能咽，两时内服完二煎，无转变，接进二剂，约四时许，身肢转温，目能启视，不吐不泻，气虚不能言。师曰：病庆再生，已无顾虑，可接服黄芪理中汤三剂调理即愈。此吾随诊经历其证，故能亲切言之，时在三十年以前事也。

【解读】

病史：患儿，男，3岁，家贫寒，病吐泻，家长不以为意，病情加重才就医，治不得法，半天时间，病情恶化，吐如涌，泻如注，抽搐，继则肢厥神昏，气如悬丝，家长认为不治之症，弃于地，待气绝葬之。值蔡师路过，邻人不忍心，代邀诊。

诊时症见：吐泻不止，僵卧地上，肢厥如冰，以手掐人中、合谷，均不呻(疼痛反应消失，相当于现代医学之“昏迷”)，呼吸若有若无，抚摸前胸有微热，重按其腹，儿目忽启，神光莹晶，关纹不见(危候)，切足三部脉亦不显。

分析：病虽笃重，而神光未散(有神)，尚存易一线生机，有可救之机。

病机：阳气虚衰。

治法：以益气温阳，回阳救逆。

外治法：先以艾灸气海、关元、天枢、阳强及两足三里诸穴，并将食盐填满儿脐，切生姜薄片，戳细孔无数，置盐上，再放艾团烧之，以作急救处理。

处方：人参四逆汤(党参6钱，生附4钱，干姜3钱，炙草2钱)。急火浓煎。陆续灌下，尚能咽，两时内服完二煎，无改变，四时内再进2剂。

二诊：身肢转温，目能启视，不吐不泻，气虚不能言。

结果：接服黄芪理中汤三剂调理善后即愈。

【讨论】

1. 重视外治法。

赵老本书中多案皆用到外治法。本案与前案之慢惊风表现高度相似，不同之处在本案更重，阴阳离决之象更显(从后服药经过可以看出)，患者已出现神昏之象，随时有生命危险，因此，蔡师予人参四逆汤基础上加艾灸以加强回阳救逆之效，这里提示我们，临证中要重视外治法，关键时刻可起到挽欲脱之阳气、回阳救逆之效。

2. 本案与前案即使在现代医学看来，皆属随时有生命危险的危重证，赵老及其老师如何判断属可治之证？

中医望诊中，神、色、形、态，神占首位，《素问·移精变气论》指出：“得神者昌，失神者亡”，可见，是否有神是临证中医生判断预后转归的重要因素。如前案的“启视其目，神光尚好”，本案的“儿目忽启，神光莹晶”，皆提示患者神尚未散，因此，有可救之机。而对于“有神”及“无神”的判断标准以眼神为主。

（**解读** 姜洮洮 **阅改** 苏巧珍）

2020 年 7 月 8 日

93. 呕　吐

韦儿小春，病泄泻，利止则腹胀，食则更甚，且时作呕，因不敢食，后致饮水亦呕，口苦舌绛，苔微黄，却不渴，胸腹痞胀，指纹淡黄隐沉，身体极清瘦，大便如常，小便清利。盖由诸证观之，其先泄泻，脾胃早伤，气虚不化，寒湿积中，故食入则胸腹胀；舌绛口苦，由于肝胆之热，弥漫中焦，故水食入咽则呕吐，形成上热下寒扞格不通之证。若上热轻而下寒不虚，可用栀子干姜汤清热温中，交通上下。今则不仅上热盛，而下寒且虚，已非上方所宜。《伤寒论》曰：“伤寒本自寒下，医复吐下之，寒格更逆吐下，若食入口则吐，干姜黄连黄芩人参汤主之。”本证虽未经吐下，而久泻伤脾，其理正同。脾伤则清浊不分，阳格于上，阴沉于下，故用药上宜有分寸；如仅用寒药以治下，则必格拒不入，即入亦将引起上热之加剧，皆不利于病。核上述姜参芩连汤为上盛热、下虚寒之的剂，恰合于本证，用之何疑。其方芩、连之苦寒，以通热格，参、姜之温补，可复正气而逐阴邪，配合臻补泻变化之奇。然以胜复关系，分量略有变更，以寒重热轻，故尔如此。方：党参五钱，干姜三钱，黄芩钱半，黄连（姜汁炒）一钱，煎成缓缓服下。

先不受药，尽一剂后，药亦不呕，再剂可食饮。上焦余热未清，中焦虚寒尚盛，改进连理汤：黄连八分，党参五钱，白术（土炒）、干姜各二钱，炙草一钱。

三剂，遂得阴阳调协，上下沟通，不呕能食。后以六君子汤平调脾胃，食欲大佳，肌肉丰润，又健常活泼入学矣。

【解读】

病史：韦小春（学龄期儿童），病泄泻，泻止则腹胀，食后腹胀加重，且时有作呕，因此而不敢吃，后逐渐出现饮水亦呕。至赵老处就诊。

症见：身体极清瘦，胸腹痞胀，进食尤甚，甚至食入、饮水后即吐，伴有口苦，不渴，胸腹痞胀，大便如常，小便清利。舌绛苔微黄，指纹淡黄隐沉。

分析：病先泄泻，说明脾胃已伤，则气虚不化，寒湿阻滞中焦，故食入即胸腹胀；

舌绛口苦是肝胆之热，弥漫中焦，故水食入咽即呕。因此，形成上热下寒扞格不通之证。选方鉴别：栀子干姜汤适用于上焦热轻而下焦寒且不虚之证，本患者上焦热盛，下焦寒且虚，不宜此方；干姜黄连黄芩人参汤所治之证为误下、误吐后的脾虚清浊不分、阳格于上、阴沉于下的上盛热、下虚寒之证，本案虽未经吐下，久泻伤脾，与误下理同，如温热之品治脾虚寒，则必被上热格拒不入，且加重上热，不利于病。而干姜黄连黄芩人参汤正好与此患者病机符合，而予选用此方。根据患者的具体情况，寒重热轻，予略变分量。

辨证：上焦实热，下焦虚寒。

治法：清上温下。

处方：党参 5 钱，干姜 3 钱，黄芩 1.5 钱，黄连（姜汁炒）1 钱。2 剂，煎成缓缓服下。

二诊：诉始服时不受药（从后文推测为药后呕吐），1 剂后服药不再吐，2 剂服完可饮食，但上焦余热未清，中焦虚寒尚盛。

处方：连理汤。黄连 8 分，党参 5 钱，白术（土炒）2 钱，干姜 2 钱，炙草 1 钱，3 剂。

三诊：不呕能食。

善后：六君子汤。

【讨论】

经方中治上热下寒热的方子有很多，赵老在此案中鉴别了栀子干姜汤与干姜黄芩黄连人参汤，此两方与半夏泻心汤、甘草泻心汤、生姜泻心汤如何鉴别？本案中可予半夏泻心汤吗？

此案中患者先有泄泻，泻止后出现了腹胀，诊时患者突出表现为呕吐、胸腹痞胀，并无下利的情况，赵老分析此腹胀为脾虚寒湿阻滞所致，因此，判断本案患者之证为上热下寒。而仲景治疗寒热错杂、上热下寒的方子除了本案中提到的栀子干姜汤、干姜黄芩黄连人参汤，尚有大家耳熟能详的三泻心汤，这就需要我们在临证时仔细鉴别，方可做到精准选方，作者试对上述 5 个方子进行鉴别：

栀子干姜汤出自《伤寒论》："伤寒，医以丸药大下之，身热不去，微烦者，栀子干姜汤主之"。胡希恕提出本方辨证要点：身热微烦而呕逆或下利者。刘渡舟指出本方为伤寒误下而致太阳经之邪内陷胸中、脾阳受伤所致。结合赵老此案中分析，本方适用于上焦热轻而下焦寒且不虚之证。

干姜黄芩黄连人参汤出自《伤寒论》："伤寒，本自寒下，医复吐下之，寒格，更逆吐下，若食入口即吐，干姜黄连黄芩人参汤主之"。胡希恕指出本方辨证要点：胸中烦热、恶心呕吐而大便溏者。刘渡舟指出本方所主治之病机为里气虚，气机不利，脾胃升降失常而致寒热格拒，上热下寒，故吐利交作。从本案来看，本方所主治之证未必定见泄泻，但定有饮冷则不适加重。

半夏泻心汤仲景原文有两处，《伤寒论》："伤寒五六日，呕而发热者，柴胡汤证具，而以他药下之，柴胡证仍在者，复与柴胡汤。此虽已下之，不为逆，必蒸蒸而振，却发热汗出而解。若心下满而硬痛者，此为结胸也，大陷胸汤主之。但满而不痛者，此为痞，柴胡不中与之，宜半夏泻心汤"。《金匮要略·呕吐哕下利病脉证治第十七》："呕而肠鸣，心下痞者，半夏泻心汤主之"。胡希恕指出本方的辨证要点：上热下寒因见呕而肠鸣，心下痞硬者。刘渡舟教授与胡老看法相同，但其明确指出痞的位置局限于心下，而非腹部或胸部，病机为脾胃升降失常而气机痞塞夹痰的"痰气痞"。

生姜泻心汤出自《伤寒论》："伤寒，汗出解之后，胃中不和，心下痞硬，干噫食臭，胁下有水气，腹中雷鸣下利者，生姜泻心汤主之"。胡希恕指出本方辨证要点：心下痞满，干噫食臭、肠鸣下利者。此方为半夏泻心汤减干姜至 1 两加生姜 4 两组成，所主之证刘渡舟老师提出为"水气痞"或"饮气痞"，与半夏泻心汤不同的是，呕、痞、利中，其泻下更重，多为清稀的水样物。

甘草泻心汤，原文有两处，《伤寒论》："伤寒中风，医反下之，其人下利，日数十行，谷不化，腹中雷鸣，心下痞硬而满，干呕，心烦不得安。医见心下痞，谓病不尽，复下之，其痞益甚。此非结热，但以胃中虚，客气上逆，故使硬也。甘草泻心汤主之"。《金匮要略·百合狐惑阴阳毒病脉证治第三》："狐惑之为病，状如伤寒，默默欲眠，目不得闭，卧起不安。蚀于喉为惑，蚀于阴为狐，不欲饮食，恶闻食臭，其面目乍赤、乍黑、乍白，蚀于上部则声喝，甘草泻心汤主之"。胡希恕指出本方辨证要点：半夏泻心汤证中气更虚，或见口舌糜烂、肠鸣腹泻、前后阴溃疡者。本方为半夏泻心汤加甘草 1 两，从原文来看，病机上更强调中气亏虚，因此，予加甘草 1 两甘缓以加强诸药留中的作用。

综上，可以看出，半夏泻心汤 3 个类方皆强调中痞（即心下痞）之证，而该患者表现为心腹胀满，以上热下寒为主，无中痞之证，因此，不适用予三泻心汤，以干姜黄芩黄连人参汤更为适合。

（**解读** 陈务华 **阅改** 苏巧珍）

2020 年 7 月 9 日

94. 小儿热泻

黄儿 3 岁，夏月伤于饮食，寻患泄泻，心烦口渴，便利腥黄，小便赤短，病经旬日。医用胃苓汤治之，利稍减，渴加剧，声嘶不食，日多不少效，易余诊治。患儿僵卧不语，视目尚有神光，白珠微现红丝，舌质红，唇绛，苔干黄，口常作饮状，头额略热，腹肤热尤剧，呼之不应，现昏迷态，指纹青紫。正沉思间，值儿大便，下如黄水，腥秽难闻，乃憬然慧悟。盖由肠胃积热之为祟也，疏导之则愈。处葛根黄芩黄连甘草汤、小承气汤合剂，加花粉、前仁生津利尿。谓曰："服此泻增勿惊，药以逐积，故利多，积去则利止。"果一剂而利剧，再剂利寝减，三剂而愈。

【解读】

病史：黄姓患儿，3 岁，夏月伤于饮食，致泄泻，心烦口渴，大便泻下腥臭色黄，小便赤短，病经 10 日。前医予胃苓汤，泻下稍减，口渴加剧，声音嘶哑，不食，再服数日无进一步疗效，换赵老处诊治。

刻诊：患儿偃卧不语，昏迷态，呼之不应，视目尚有神光，白睛微现红丝，唇绛，口常作饮状，头额略热，腹部皮肤尤其热，大便如黄水，腥秽难闻，小便赤短。舌质红，苔干黄，指纹青紫。

辨证：肠胃积热。

治法：清泄胃肠积热。

处方：葛根黄芩黄连甘草汤、小承气汤合剂，加花粉、前仁。

嘱咐：服药后会腹泻增多，此为用药后排出积滞，积滞去除，则利自止。

结果：一剂而利剧，再剂泄泻减，昏睡减少，三剂而愈。

【讨论】

此案是典型的通因通用的代表医案，在临证中，我们应如何判断泻下属于积滞所致，应予通下法？

此案之治是通因通用之法的代表医案。此案患者前医犯了寒热不分的错误，患者表现为心烦口渴、便利腥黄、小便赤短的热泄之象，但前医用治疗寒湿泻的胃苓汤予燥湿利水之方，使患者出现病情加重。至赵老诊治时患者已热象十分明显，赵老及时予清泄肠胃积热、通利之方使患者转危为安。读至这里，作者在想，如果患者首诊在我这里，我能准确判断吗？会果断予承气类来泄下积滞吗？如果不能，我们要学习赵老判断积滞及应用泻下法的依据。案中患者舌红唇绛热象明显，但要判断清楚是热的部位，最主要的依据是"大便下如黄水，腥臭难闻"，这几个字体现了肠胃热证，细思之，食物在肠胃中腐熟之后的味道取决于肠胃的寒热，如食物在大自然中一样，在冰天雪地的环境里，食物腐烂、发臭很难，而在炎热的环境下，则易出现腐臭之味，因此，从大便的味道可判断下利的寒热属性。案中赵老正是据此判断患者肠胃有积热，应予清肠热通下的方法，予葛根芩连汤合小承气汤加味。

（**解读**　张泽梁　**阅改**　苏巧珍）

2020 年 7 月 10 日

95. 伤食吐泻

黄儿5岁，伤食吐泻，口渴尿少。医者不问病源，贸然进以温补药，企图止之，病反剧。后医又以水湿分利失常，治以五苓散，渴未减而吐利如故，因迎余治。诊视指纹淡红隐隐，心烦欲饮，水入则吐，食亦少进，舌苔黄白而腻，腹鸣下利，时呕，大便稀，淡黄有腥气，嗜睡不少动，病月余矣。综合判断，乃系肠热胃寒，食积湿困之象，既不可温，又不可凉，治宜寒温并用，处以半夏泻心汤。半夏降逆止呕，参姜益气温中，芩连清理肠热，枣草甘温和胃，枢转其间。增茯苓健脾利水，花粉生津止渴，以宏效果。服后吐泻均减，再剂病瘥。惟病久虚极，进以参苓白术散平调脾胃，十剂能行，又半月而乃健。

【解读】

病史：5岁儿童，饮食不当，出现呕吐，腹泻，口渴而尿少。他医予温补药止呕、止泻，吐泻反而加重。后又五苓散分利水湿，口渴无减轻，呕吐、腹泻如故，转诊赵老处。

刻诊：嗜睡基本不动，心烦欲饮，水入则吐，食亦少进，腹鸣下利，时呕，大便稀、淡黄有腥气。舌苔黄白而腻，诊视指纹淡红隐隐。

辨证：肠热胃寒，食积湿困。

治法：寒温并用。

方药：半夏泻心汤加味（半夏、人参、干姜、黄芩、黄连、大枣、炙甘草、茯苓、天花粉）。

方解：半夏降逆止呕，人参、干姜益气温中，黄芩、黄连清理肠热，大枣、甘草甘温和胃，枢转其间，加茯苓健脾利水，花粉生津止渴。

结果：药后呕吐、泄泻均减轻，2剂后吐泻均止。

善后：病久虚极，予参苓白术散10剂后可行走，再予15剂则完全康复。

【讨论】

该患者有五苓散证的吐泻、口渴、小便不利、水入则吐，为什么前医予五苓散无效？

五苓散出自《伤寒论》，涉及本方的条文有8条，可见本方适用范围较广，与本案相关的条文有以下3条：“中风发热，六七日不解而烦，有表里证，渴欲饮水，水入则吐者，名曰水逆，五苓散主之”。“本以下之，故心下痞，与泻心汤，痞不解。其人渴而口燥烦，小便不利者，五苓散主之”。“霍乱，头痛发热，身疼痛，热多欲饮水者，五苓散主之”。全国名中医黄煌对本方证总结为：为经典的通阳利水剂，适用于口渴、吐水、腹泻、汗出而小便不利为特征的疾病。适用病证如下：①以水样便泻为表现的疾病；②以吐水为表现的疾病；③以浮肿为表现的疾病；④以口渴多饮尿频为表现的疾病等。从中可以看出，患者以水液代谢为主要矛盾。按作者的经验，本方所主治之腹泻，大便应为清稀如水而不臭，而此患者大便“有腥气”，不符合五苓散证。而患者的心烦为上焦有热、大便略臭为肠道有积热的征象，同时有呕、利及食少进的痞证，符合半夏泻心汤证，予半夏泻心汤效佳。

（**解读** 吴 瑜 **阅改** 苏巧珍）

2020年7月11日

96. 小儿夜间发热

谢菊生之子秋光，年2岁。体健天真，聪明可爱。昨夜倏然高热，口不渴，人清醒，家人虑热极生风，致生它变，夜半延唐医治之，进以清热解肌剂，天明热退，白日嬉戏如常。至夜复热，间有妄语，医又认作风兼积滞，用青蒿、薄荷、连翘、神曲、焦楂之属，解热消食，病亦不退，此后夜热无少间，儿体则日呈虚象。今晨儿母携来就诊，指纹青滞，舌尖红无苔，夜热无汗，尿黄便和。但发热之前不恶寒，指纹青，既非外感伤风，则属受惊生热所致。乃母曰：“前夕儿从床坠地，次日即病，其以是欤？”如此则病因惊而发，惊则气血不和，影响经脉，因而发热，是热自内生，故非解表可治者，治宜安神和血则得之矣。处金匮桂枝茯苓丸而变通其用：桂枝钱半，丹皮二钱，桃仁二钱，茯神（辰砂拌）二钱，加龙骨、牡蛎各三钱。

午后服完一帖，当夜热大减，再剂热不复发，遂嬉笑如常矣。观此，则知发热之多端，不宜局限于清热解表之成法。

【解读】

病史：2岁男性幼儿，平素体健。前一晚从床上坠地，次日开始夜间突然高热，口不渴，人清醒，家人怕患者出现高热变证，请唐姓医生诊治，予清热解肌剂口服，天明热退，白日嬉戏如常。至夜间再次出现发热，间中有胡言乱语，医又认为动风兼有积滞，用青蒿、薄荷、连翘、神曲、焦山楂之类，解热消食，病情亦无好转，此后每日夜间均有发热，患儿体质日呈虚象。

症状：夜间发热，无恶寒，无汗，尿黄便和，指纹青滞，舌尖红无苔（应为薄白苔）。

分析：指纹青，发热，无恶寒，则非外感伤风，属受惊生热所致。

辨证：受惊后经脉气血不和，热自内生。

治法：安神和血。

处方：金匮桂枝茯苓丸。桂枝钱半，丹皮二钱，桃仁二钱，茯神（辰砂拌）二钱，龙骨三钱，牡蛎三钱。

效果：午后服完一剂，当夜热大减，再剂热不复发，遂嬉笑如常矣。

【讨论】

本案赵老判断患者属受惊生热，判断依据是什么？对我们的临证有什么启发？

作者非儿科医生，但细思此案，成年人也有可能有受伤后发热的情况，案中患者夜间发热、谵语，赵老先排除外感发热，再根据大便正常，排除阳明腑实的热证所致，结合患者指纹颜色，赵老判断为瘀血，追诉病史，患者家属诉发病前曾有从床上摔下史。因此，赵老辨为瘀血发热。予桂枝茯苓丸加味活血祛瘀安神，效佳。从本案中可以看出赵老对发热的辨证思路及鉴别，值得我们后辈认真学习。

（**解读** 陈务华 **阅改** 苏巧珍）

2020 年 7 月 13 日

97. 小儿痿证

张兴载，男，5 岁。今夏有非常之寒，感而发高热，旋为痉搐。医先与蝎、蚕、星、竺等祛风豁痰之药，搐得稍减，时止时作，因循月余未愈。更医，反其道而行之，则用柴、芍、归、地、参、术等平肝滋血益气健脾，痉得止，随又改进滋阴诸品，而痿躄骤发。遂惑于《内经》痿属五脏热生之说，或作肺热痿软而用二母二冬；或作肝热痿软而用清肝顺气饮；甚而认作水不胜火之肾热痿软应用坎离既济丸，一月间举棋不定，屡更治法，终未效也。今切脉细微，指纹清淡略沉，面皖白无华，神疲肢倦，味淡食少，舌白润而胖，僵卧不能起立，两足不知移，短气息微，腰以下冷如冰，喜被温覆，小便清长，大便如常。考查上述诸证，显属虚象。盖其先服风药而痉未已，改滋补而愈，若不妄事更弦，无的放矢，何至痿证之发，其犯虚者实之之误，至为昭然。幸儿体禀赋素厚，尚能经此戕贼，然亦危矣。据《素问·痿论》云："故阳明虚，则宗筋纵，带脉不引，故足痿不用也。"又："筋痿者，生于肝使内也。"《证治准绳》曰："肝肾损，骨痿不能起于床，筋弱不能收持，宜益精缓中。"详参各节，则本证属于脾胃肝肾之虚,当补而不当泻,是与脚气壅疾无力治异。疏用加味四筋丸与四君子汤合剂,补肝肾,调脾胃,初服二剂效不显,进至五剂,脚能伸缩,精神饮食亦渐佳。十剂而后,始能启行,再以归脾汤、养荣汤调理痊愈。

【解读】

病史:患儿 5 岁,因夏日感受非其时有其气之寒邪,出现发热、抽搐。用祛风豁痰药,抽搐减,时止时作,更医,予柴胡、白芍、当归、地黄、党参、白术等平肝滋血、益气健药,抽搐止,又改予滋阴药,出现痿躄。先后从肺热治予二母二冬、从肝热治予清肝顺气饮,从肾热治予坎离既济丸,屡更治法,终未效。

初诊:面皖白无华,神疲肢倦,僵卧不能起立,两足不知移,味淡食少,短气息微,腰以下冷如冰,喜被温覆,小便清长,大便如常。舌白润而胖,切脉细微,指纹清淡略沉。

辨证:痿证(脾胃肝肾虚证)。

治法:补肝肾,调脾胃。

处方:加味四筋丸与四君子汤合剂。

二诊:初服二剂效不显,进至五剂,脚能伸缩,十剂而后,始能启行。

善后:归脾汤、养荣汤,调理痊愈。

【讨论】

1. 患者为什么抽搐止后予滋阴之法善后会出现痿躄?

此案患者的变证出现在滋阴药之后,从本案的发病及治疗经过来看,患者初予祛风豁痰,有效,但效不佳,予更换医生后予补气养血平肝后抽搐得以缓解,用结果推原因,患者本为气血不足之体,而医者却予滋阴之药,对于无阴虚之人,则有阴盛伤阳之弊,因此,随之患者出现下焦脾肾阳气亏虚之证,而诸医又皆从热论治,予清热之品,雪上加霜,使虚寒之体更甚,加重了病情。提示:血虽属阴,却与阴不同,对血虚患者不可以滋阴之品治之。

2. 学习加味四筋丸

加味四筋丸出自《三因极一病证方论》,原文:“治肝肾脏虚,热淫于内,致筋骨痿弱,不自胜持。起居须人,足不任地,惊恐战掉,潮热时作,饮食无味,不生气力,诸虚不足”。组成:苁蓉(酒浸)、牛膝(酒浸)、天麻、木瓜干、鹿茸(燎去毛,切,酥炙)、熟地黄、菟丝子(酒浸通软,别研细)、五味子(酒浸,各等分)。从原文及方药组成可以看出,本方所主治之证为肝肾亏虚的痿证,与本案之证颇符,赵老结合患者食少肢倦等脾虚之象,予合用四君子汤健脾,起到了理想的疗效。

(**解读** 胡丽娜 **阅改** 苏巧珍)

2020 年 7 月 14 日

98.1 小儿口渴尿多(一)

刘小毛,男,3岁。先患吐泻,经服药一周后,吐泻全止。旋而烦渴,引饮不休,小便每小时10至15次不等。舌紫红无苔,指纹显露而深红,喜卧地下,午后有潮热,夜半汗出而解,食欲不振,尿清长,时作干呕,肌肉日形干瘦,睛光尚好,犹可自由行动,此为阴虚内热,治宜滋阴清燥法,处竹叶石膏汤加减。查《伤寒论》有说:"伤寒解后,虚羸少气,气逆欲吐者,竹叶石膏汤主之。"本方虽为病后津气两伤余热未尽之清补一法,但移以治肺胃之热,未尝不可。其方竹叶、麦冬清心肺之热,石膏原治烦渴引饮,与麦冬配用,效力尤巨,又人参改洋参则具强心生津作用,去半夏之辛燥,易花粉之清润,甘草和中,粳米益胃,实备有相辅相成之义。是以用之以清肺热,肺清则宣化,宣化则津生,津液四布,不专下注,则尿少而渴自止,自以清肺热为第一要着。因此,更知本病之适用竹叶石膏汤,乃依上法煎服。另以蚕茧、麦冬、山药水煎作茶饮。药进三剂,疗效显著,渴、尿均减,稍能进食,潮热止,汗不出,只余渴尿两证,势亦已衰。再四剂口不渴、尿亦趋正常,遂用参苓白术散调理收功。

【解读】

病史:刘小毛,男,3岁,患吐泻,经治疗后吐泻止(具体治法不详),出现烦渴引饮,尿频,求治于赵老。

初诊:心烦口渴,饮不解渴,小便频数清长,每小时10～15次不等,喜卧地下,午后有潮热,夜半汗出而解,纳呆,时作干呕,肌肉日形干瘦,睛光尚好,犹可自由行动。舌紫红无苔,指纹显露而深红。

辨证:阴虚内热。

治法:滋阴清燥。

处方:竹叶石膏汤主之(竹叶、麦冬、石膏、西洋参、天花粉、甘草、粳米)。7剂。

方解:《伤寒论》说:"伤寒解后,虚羸少气,气逆欲吐者,竹叶石膏汤主之。"本方虽为病后津气两伤余热未尽之清补一法,但移以治肺胃之热,未尝不可。其方竹叶、麦冬清心肺之热,石膏原治烦渴引饮,与麦冬配用,效力尤巨,又人参改洋参则具强心生津作用,去半夏之辛燥,易花粉之清润,甘草和中,粳米益胃,实备有相辅相成之义。是以用之以清肺热,肺清则宣化,宣化则津生,津液四布,不专下注,则尿少而渴自止,自以清肺热为第一要着。

茶饮:蚕茧、麦冬、山药水煎作茶饮。

二诊:进三剂,疗效显著,渴、尿均减,稍能进食,潮热止,汗不出,只余渴尿两证，势亦已衰。再四剂口不渴、尿亦趋正常。

善后：参苓白术散健脾补气。

【讨论】

此案中患者烦渴引饮、舌紫红、喜卧地皆为热象，但尿清长却不支持热象，结合患者小便频数，可以理解为下焦阳虚失于气化的五苓散证吗？临证如何鉴别？

本案中患者以烦渴引饮、小便频数为主诉来诊，结合患者的舌象及喜卧地、纳呆，赵老分析患者小便频数为肺热失于宣化，津液失于四布而下注，故尿多，但并未关注小便的清长性状，从后来的治疗经过及结果来看，经滋阴清燥治疗尿清长明显改善，推知尿清长非阳虚所致。这里提醒我们：小便频数而清长，除下焦阳虚，水液失于气化可致之外，肺失宣肃也会出现。结合此案，作者谨慎提出临证鉴别宜从兼证入手，如患者有舌红、心烦口渴喜饮、饮不解渴、汗出之象，结合形体，应考虑阴虚心肺有热，可予竹叶石膏汤；而五苓散所治小便不利可以同时见口渴，但无烦躁、舌红之象，反之以阳气亏虚的舌淡胖苔薄白为主。因此，舌象及形体等其他症状是很重要的鉴别因素。

（**解读** 周嘉梅 **阅改** 苏巧珍）

2020 年 7 月 15 日

98.2 小儿口渴尿多(二)

王女新琼，4 岁。病由吐泻而起，先失治理，后又治不适宜，延至一月而吐泻始已，无何尿多而渴，家人不以为意，儿致形销骨立，不能起行，奄奄床笫，又复多日，始来延治。按脉细微，指纹隐约不见，神志清明，睛光亦好，唇淡白，舌润无苔，语微神疲，口渴尿多，饮后即尿，尿后即饮，不可数计，肢冷恒喜被温，尿清长，无油脂，食可稀粥半盅，大便好。是病由于阴虚阳衰，不能蒸化津液，以故尿多渴饮；又因病久气虚，故神疲肢冷，已属阴阳两虚之极。所幸能食便好，脾胃机能健运，元气几微尚存，此为本病有转机之重大环节。此时滋阴扶阳均极重要，如阳回阴生，火能化水，津液四布，病则自已。因选用金匮肾气丸，借以蒸发肾水，升降阴阳。张景岳有云："阳气不化，则水精不布，水不得火，则有降无升，所以直入膀胱而饮一溲二，以故源泉不滋天壤枯涸者，是皆真阳不足，火亏于下之证也。"读此，可知阴阳气化之理，尤能深一层明确肾气丸之功用。其方附子、肉桂温阳，熟地、山药滋阴，丹皮清虚热，山茱涩精气，茯苓健脾升化，泽泻补肾清利，用以治小儿脾泻而成之阴亏阳微之口渴尿多证，殊符合王冰"益火之源，以消阴翳"之旨。将丸改作汤服，同时用蚕茧五钱，洋参钱半，山药一两，蒸作茶饮。服药四剂，渴、尿减半，至七剂则诸证悉已，后以五味异功散加补骨脂、益智、巴戟、枸杞等温补脾肾，调养一月而瘳。

【解读】

病史：4岁女童，吐泻经失治误治1个月后吐泻止，出现口渴尿多，初起家属未予重视，后逐渐出现形销骨立，不能起行，奄奄床第，方来以为诊。

刻诊：形体极度消瘦，不能起行，倦卧于床，神清，睛光尚好，语声低微，口渴尿多，饮后即尿，尿后即饮，不可数计，尿清长，无油脂，肢冷恒喜被温，食可稀粥半盅，大便好，唇淡白，舌润无苔，脉细微，指纹隐约不见。

分析：张景岳有云："阳气不化，则水精不布，水不得火，则有降无升，所以直入膀胱而饮一溲二，以故源泉不滋天壤枯涸者，是皆真阳不足，火亏于下之证也。"阴虚阳衰，不能蒸化津液，以故尿多渴饮；又因病久气虚，故神疲肢冷，已属阴阳两虚之极。所幸能食便好，脾胃机能健运，元气尚存，此为本病有转机之重大环节。

辨证：阴阳两虚。

治法：滋阴扶阳。

处方：金匮肾气丸，将丸改作汤服。

方解：附子、肉桂温阳，熟地、山药滋阴，丹皮清虚热，山茱涩精气，茯苓健脾升化，泽泻补肾清利，用以治小儿脾泻而成之阴亏阳微之口渴尿多证，符合王冰"益火之源，以消阴翳"之旨。

茶饮：蚕茧五钱，洋参钱半，山药一两，蒸作茶饮。

结果：服药四剂，渴尿减半，至七剂则诸症悉已。

善后：后以五味异功散加补骨脂、益智、巴戟、枸杞等温补脾肾，调养一个月而愈。

【讨论】

此患儿诊时的"尿多而渴""饮后即尿，尿后即饮"即古人所描述的"饮一溲一"，赵老更形容为"饮一溲二"，这种情况真武汤、苓桂术甘汤也有使用机会，赵老根据患者的情况选择了肾气丸，临证时如何鉴别？

肾气丸出自《金匮要略》，书中有5条提到了本方，其中4条与小便有关，分别如下：《金匮要略·血痹虚劳病脉证并治第六》："虚劳腰痛，少腹拘急，小便不利者，八味肾气丸主之。"《金匮要略·痰饮咳嗽病脉证并治第十二》："夫短气有微饮，当从小便去之，苓桂术甘汤主之；肾气丸亦主之。"《金匮要略·消渴小便不利淋病脉证并治第十三》："男子消渴，小便反多，以饮一斗，小便一斗，肾气丸主之。"《妇人杂病脉证并治》:“问曰:妇人病,饮食如故,烦热不得卧,而反倚息者,何也?师曰:此名转胞,不得溺也。以胞系了戾,故致此病,但利小便则愈,宜肾气丸主之。”可见肾气丸之证为肾气虚膀胱失于气化致小便异常,而膀胱气化恢复正常的标志是小便正常。结合原文及后世诸多医家医案,全国名中医黄煌指出本方方证为:消瘦乏力、少腹不仁或拘急,小便不利,腰痛,消渴,短气。分析本方组成,地黄量最大为8两,山药、山萸肉为4两,而茯苓、丹皮、泽泻皆为3两,温阳药桂枝、附子均为1两。作者的理解是本方是阴虚之上出现阳虚之证,有阴阳并补之功,实则以养肾阴为主,补肾阳为辅,因此,患者多有阴虚所致的形体消瘦,同时可能有水液潴留的水肿及阳虚的畏寒之证。如此案中患者先是吐泻久不愈致阴液大伤,随即出现肾阳虚失于气化的小便频数清长及怕冷喜温,与肾气丸主治之证相应,因此,予肾气丸很快见效。

苓桂术甘汤、真武汤所主治之证也可出现饮一溲二情况,但两方皆以阳虚饮停为主,无明显形体瘦削等阴虚之象,是临证鉴别的要点。

(**解读** 黄飞霞 **阅改** 苏巧珍)

2020年7月16日

99. 小儿疳积

刘春苟,男,3岁。病后失于调养,久未复常。其父母以儿多事忙,无暇顾护,饮食失时,冷暖不调,渐至消化不良,腹大肢瘠,因循数月,面黄肌瘦,腹胀如鼓,青筋暴露,发稀枯黄,尿浑便腥,喜食米炭泥土等物,年虽三岁,尚不能行,其先天之薄,身体之弱,从可知也。本证为饮食伤胃,影响脾不健运,五脏无精微之奉,经脉鲜血气之濡,故形羸发枯;其食滞中宫,郁久则热,热则化虫,故腹大而嗜异物。谚云:“疳为食之积,积即虫之生。”足证无疳不积,无积不虫;惟病久体弱,积不可攻,首当健其脾胃,待其生化恢复,气血稍裕,再而消积驱虫,比较安稳。又该儿厌服苦酸,则拟以甘平之品,如五味异功散加黄芪、山药、内金、谷虫、君肉之类,以补中益气为主,消积杀虫次之。共研细末,每次六钱,早晚用白糖开水调服,甘甜可口,儿喜服食,同时用消痞膏摊贴脐处。

每周刺两手四缝穴一次,半月后脾胃机能逐步健旺,气血渐充,乃始用攻逐之法。但仍照服原散,间日吞送千金方之紫丸五分,一周内不断溏泻积粪,间有死蛔,腹消十分之八,遂停丸不用,专服散末,仍贴膏药。另用参苓白术散加谷虫、内金、雷丸等研末和白糖成饼,供日常食用,又美食清补,不一月腹尽消,体复健,且可步行。

【解读】

病史:刘春苟,男,3 岁,病后失于调摄(具体不明),饮食失时,冷暖不调,渐至消化不良、腹大肌瘦数月来诊。

初诊:面黄肌瘦、发稀枯黄,腹胀如鼓,青筋暴露,肢体瘦削,尿浑便腥,喜食米炭泥土等物,尚不会行走。

分析:饮食伤胃,影响脾不健运,五脏无精微之养,经脉少血气之濡,故形羸发枯;食滞中宫,郁久则热,热则化虫,故腹大而嗜异物。谚云:"疳为食之积,积即虫之生。"足证无疳不积,无积不虫。考虑患者病久体弱,积不可攻,当先健其脾胃,待其生化恢复,气血稍充,再而消积驱虫,比较安稳。又该儿厌服苦酸,则拟以甘平之品。

辨证:脾胃虚损,食积生热化虫。

治法:补中益气为主,佐以消积杀虫。

处方:五味异功散加黄芪、山药、内金、谷虫、使君肉。共研细末,每次 6 钱,早晚白糖开水调服。外用消痞膏。每周刺四缝穴 1 次。

二诊:半月后脾胃机能逐步健旺,气血渐充(推测应该是胃纳好转、身体肌肉逐渐丰满)。

处方:首诊五味异功散,加隔日吞服紫丸[出自《千金方》:生赭石粉 15 克,赤石脂 15 克,巴豆(去皮心,炒至发黑)30 枚,杏仁(去皮尖,炒)50 枚]消积推虫除胀加强攻逐之力。

三诊:不断溏泻积粪(应为臭秽之品),间有死蛔,腹消十分之八,不宜继续峻下攻逐,停服紫丸(此处提醒我们攻逐之度不可求全效而伤正),继续服用五味异功散末及外贴消痞膏,并加参苓白术散加入谷虫、内金、雷丸等消积杀虫之品制成糖饼用以食疗,继续加强健运脾胃、兼顾杀虫消积之效。

结果:1 个月后腹胀完全缓解,肌肉充盛可步行。

【讨论】

临床中,我们常遇患者虚实夹杂的情况,什么时候应先补虚后泻实?什么时候应补虚泻实同用?什么时候应先泻后补?临证中如何把握?

此案是一个很好的虚实夹杂的案例,赵老在此案中对虚实的把握及治疗的次第给我们后学起了一个很好的示范作用。患者初诊时,"腹胀如鼓,青筋暴露,尿浑便腥"的虫积实象明显,同时,也有"面黄肌瘦,发稀枯黄,3 岁尚不能行"的气血亏虚之象,赵老选择补虚为主,消积杀虫为辅,予五味异功能加黄芪、山药健脾补气血,少予内金、谷虫、使君肉杀虫。二诊时患者气血渐充、饮食恢复的情况下,才予紫丸攻逐,但此时仍不忘予补虚。三诊时患者"腹消十分之八",积滞已去大半,此时停服攻法,以防攻之过度伤正,继续以健脾益气佐以消积杀虫为法。整个治疗过程很好地体现了标本虚实缓急的治疗原则，即对气血等正气亏虚严重的虚人，即使患者实证明显，也应先予补虚为主，待气血旺，再予峻下攻逐之法，而且攻逐不可求“攻邪务尽”，应以邪去十之八九为度，即予停止攻逐，转而以扶正为主，祛邪为辅。

（**解读** 安 畅 **阅改** 苏巧珍）

2020 年 7 月 17 日

100.1 小儿痫证(一)

秦儿 4 岁，大病瘥后，旋发痫证。但在未发前一日，预有潮热面赤，心烦不眠，不思饮食等景象。次日猝然昏仆，口吐涎沫，十余分钟乃已，一月数发，如营养良身体健则少发，时历四年矣。其父秦汉来询治，诊脉弦滑，舌尖微红，中心白润，胸膈不舒，近以体弱，病发日频，一月十余次不等。盖是病起于大病之后，体弱则多发，强则少发，可见病由虚致；面红潮热，脉弦，皆肝气不和，火势上炎之象；吐涎胸痞，此因水气泛散郁积痰涎而作祟；舌尖红，中白润，由于心经虚热及脾气不升之故。按证应以调肝涤痰理脾为前提，处以加味温胆汤兼吞磁朱丸、七日为一疗程。复诊，据云：“期内未发，惟某日有短时不适表现而已。”切脉渐和，饮食逐加，嘱再服原方一程。三诊，病仍未发，一切热象均退，乃改归芍六君子汤照吞磁朱丸，补气血，调脾胃，安心神，涤痰涎，以作善后处理。

【解读】

病史：男性幼儿，4 岁，大病瘥后，旋发痫证，一个月数发，体弱则频发，时历四年。

初诊：发前一日，先有潮热面赤，心烦不眠，不思饮食。次日发作时猝然昏仆，口吐涎沫，持续十余分钟才止，营养良身体健(推测为食纳好)则少发，体弱(应为食纳差)则多发，胸膈不舒，近 1 个月发作 10 余次。舌尖微红，中心白润，脉弦滑。

分析：病起于大病之后，体弱则多发，强则少发，可见病由虚致；面红潮热，脉弦，皆肝气不和，火势上炎之象；吐涎胸痞，此因水气泛散郁积痰涎而作祟；舌尖红，中白润，由于心经虚热及脾气不升之故。

辨证：心肝虚热，脾失健运。

治法：调肝涤痰理脾。

方药：加味温胆汤兼吞磁朱丸，煎服，7 剂。

二诊：服药期间未发，惟某日有短时不适表现，饮食逐渐增加，脉渐和。

处方：再服原方 7 剂。

三诊：未再发作，热象均退。

治法：益气健脾，涤痰安神。

方药：归芍六君子汤照吞磁朱丸。

【讨论】

患者发作前一日多潮热面赤，心烦不眠，在大多数医者的认知中，皆认为此症为肝阳上亢的天麻钩藤饮或羚角钩藤汤证，赵老此处判断为心肝虚热，脾失健运，予加味温胆汤合磁朱丸治疗，在临证时如何鉴别？

本案中患者每癫痫发作前有潮热面赤、心烦不眠、不思饮食的现象，这提示患者有热象，但此热所在脏腑仍需进一步鉴别，赵老依据患者脉弦提出本热在肝，属肝火上炎之象，但处方中并未予清肝之品，结合赵老后所处之方加味温胆汤吞磁朱丸，作者妄自揣测，患者同时有纳呆、胸闷、发作时吐涎沫之象，此热应为蕴于中上焦之痰邪郁而化热，痰热阻滞中上二焦，则纳呆、胸闷；痰热郁而化风，则出现癫痫发作。因此，予加味温胆汤化痰佐以清热，此方应为出自《彤园医书》："热吐者，因儿过食煎炒辛热物，或乳母贪食厚味，热积胃中，从乳传儿，俱令食入即吐，口渴饮冷，呕吐酸涎，身热唇红，小便短赤。治宜清热，主以加味温胆汤"。组成：竹茹、茯苓、陈皮、甘草、去心麦冬、姜制半夏、姜炒川连、面炒枳实、车前子、淡竹叶、灯心。合磁朱丸摄镇心安神，起到了理想的效果。而本案中患者无羚角钩藤汤证的面赤唇红、舌红赤甚则绛的热极动风证，而天麻钩藤饮为肝肾不足、肝阳偏亢而设，本案中患者无明确的肝阳偏亢，也无肝肾不足的表现，故此处的面赤潮热非肝阳上亢所致，不适合此两方。

（**解读**　刘文琛　**阅改**　苏巧珍）

2020 年 7 月 19 日

100.2　小儿痫证（二）

李儿春先，半岁时，曾患惊风，状甚险，经针灸服药获愈。居无何，发生痫证，猝然昏仆，手足搐搦，口吐涎沫，不半时而苏，人即如常，发无定时，迄今十年矣。上月至戚家，照例又发，时已较前为频，其父伴来就诊，诊毕谓曰："本证为胆肝气逆，痰涎内壅，逆阻心包，故神昏而痫作，治以降痰镇心为主。患者体尚健，脉弦滑而数，为痰涎内闭之象，犹可攻逐，以谋速效，惟所用效方药性剧烈，反应极大，间有呕吐及腹痛，但刹那即停，殊无可虑。彼以为然。即疏予效方：皂矾（煨红）一两，鱼胶（切断面炒）一两，铅粉（注意炒黄）一两，朱砂（水飞用）三钱。

共研细末，每早用陈酒浸服三钱，若现呕吐，亦可间日一服，半月可愈。当予成药末三两，嘱如上法服食，为十日量。据谓："药后曾吐痰涎两次，期内痫未发。"复给药末两半继服，每次减量为钱半，以资根除。翌年秋邂逅儿父于途，谓病半年未发，身体转强，足证该药之效云。

【解读】

本案为10岁儿童，既往在半岁时曾有惊风发作史，经针药（具体不详）治疗后痊愈。但不久，患者即开始反复发作猝然昏仆、口吐白沫、四肢抽搐的癫痫大发作，发作无定时，且发作次数逐渐频繁，由其父携来诊。诊时患者除脉弦滑而数外，无特殊表现。赵老根据患者发作时的表现及脉象情况判断证为肝胆气逆、痰涎内壅、逆阻心包而致，以降痰镇心为法，此处赵老提出"体尚健，脉弦滑而数，犹可攻逐"，潜在的含义提醒医者临证在用攻逐法时，需正气充足，如遇虚人，则慎攻逐。而针对烈性方药，医者必须做到对药后患者反应心中了然，与患者及其家属做好沟通，征得患者家属同意方可。赵老在与患者家属沟通后处以疏《普济应验良方》中的猪羊癫风方：方中皂矾解毒燥湿，《本草纲目》："绿矾，酸涌涩收，燥湿解毒，化涎之功……（煨红）既能入血分伐木，又能燥湿化涎。"铅粉坠痰消胀镇惊，《纲目》："治食复，劳复，坠痰消胀；治疥癣狐臭，黑须发。"朱砂镇惊安神。鱼胶即鱼鳔（鱼类用于调整下沉和上浮的器官，也叫鱼泡，内有气体）的干制品，富胶质，故名鱼胶，也称鱼肚、花胶，与燕窝、鱼翅齐名，是"八珍"之一，素有"海洋人参"之誉，《本草求原》中记载，鱼胶能"养筋脉、定手战"。个人理解，本药在此方中因其富含胶质，可起到保护胃肠黏膜的作用，减轻其他三味药的副作用。本方在临证时需注意，铅粉、朱砂皆含重金属，不可多服、久服。赵老在临证中也异常谨慎，嘱患者若现呕吐，则隔日服，结果，患者药后出现吐痰涎2次，未再发作癫痫。考虑此痰涎为作祟之痰，吐出后即不再发。起效后，予减量服用，前后服用40天，未再复发。

【讨论】

1. 临证时我们常遇到患者就诊时除主诉外无其他可参考的辨证依据，譬如此例患者表现为典型的癫痫大发作，余无可参考的辨证依据，临证该如何着手？

答：从案中看，本例患者除癫痫及脉弦滑而数外，确无症可依，仔细分析，从赵老描述患者"体尚健，脉弦滑而数"，推测该患者体质外形壮实，而脉象因其标准的缺乏不确定性非常大，但脉象的是否有力及浮沉则不同医者可相对统一。因此，作者认为，遇患者除主诉外，无症可依的情况时，可结合患者的形体及脉象的虚实对患者的主诉进行辨证。如此例患者发作时的口吐涎沫明确提示痰浊的存在，体尚健、脉弦滑而数则提示患者正气充足、虚证不显。此时，主症、患者的体型，甚则表情、脉象皆是辨证参考依据。

2. 赵老分析本患病机为肝胆气逆、痰涎内壅、逆阻心包，但治法却以降痰镇心为主，未提及平肝熄风，这是为何？

答：治疗上，赵老予降痰镇心为法，并未提及平肝熄风，与辨证似不符合，从用药分析，其所用铅粉、朱砂的重镇之性在坠痰的同时皆可平肝胆气逆，因此，治法应是降痰镇心、平肝降逆为法。

3. 重镇坠痰之方以礞石滚痰丸最广为医者所用，本案有用礞石滚痰丸的指征吗？

答：礞石滚痰丸出自《丹溪心法》，原方为治实痰老痰、怪证百病而设，由大黄、黄芩、礞石、沉香四味药组成，且大黄、黄芩量大，从组成分析，本方所主之证为痰热之证，而本案患者热证不明显，痰浊上逆之证明显，赵老之经验方以坠痰镇惊为主，更为合适。

（**解读**　兰彩虹　**阅改**　苏巧珍）

2020年7月20日